U0256808

中医理论与诊疗实践

ZHONGYI LILUN YU
ZHENLIAO SHIJIAN

主 编 郑 雅 于雁鸿 王燕琴 田洪义 朱珍琦 刘昊雯

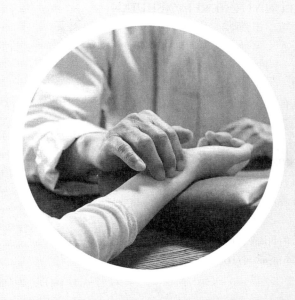

中国出版集团有限公司

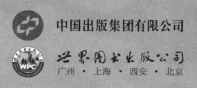
世界图书出版公司
广州 · 上海 · 西安 · 北京

图书在版编目（CIP）数据

中医理论与诊疗实践 / 郑雅等主编. -- 广州 : 世
界图书出版广东有限公司, 2024. 12. -- ISBN 978-7-
5232-1906-5

Ⅰ. R2
中国国家版本馆CIP数据核字第2025D1R939号

书　　名	中医理论与诊疗实践
	ZHONGYI LILUN YU ZHENLIAO SHIJIAN
主　　编	郑　雅　于雁鸿　王燕琴　田洪义　朱珍琦　刘昊雯
责任编辑	刘　旭
责任技编	刘上锦
装帧设计	品雅传媒
出版发行	世界图书出版有限公司　世界图书出版广东有限公司
地　　址	广州市海珠区新港西路大江冲25号
邮　　编	510300
电　　话	（020）84460408
网　　址	http://www.gdst.com.cn/
邮　　箱	wpc_gdst@163.com
经　　销	新华书店
印　　刷	广州市德佳彩色印刷有限公司
开　　本	889 mm × 1 194 mm　1/16
印　　张	10.25
字　　数	298千字
版　　次	2024年12月第1版　2024年12月第1次印刷
国际书号	ISBN 978-7-5232-1906-5
定　　价	138.00元

编　委　会

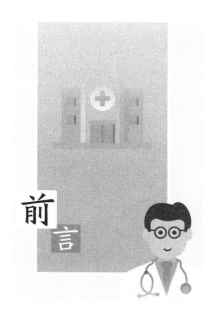

前言

中医学是以中医药理论与实践经验为主体，研究人类生命活动中健康与疾病转化规律及其预防、诊断、治疗、康复和保健的综合性科学。中医内科学则是以中医理论阐述疾病的病因病机、证候特征、辨证论治、预防、康复及调摄规律的一门临床学科。近年来，随着疾病谱的变化、老龄化社会的到来和健康观念的转变，以中医为代表的传统医学的理论思维和辨证论治方法越来越突显出来。如何在保持和充分发挥自身优势的前提下，有效利用现代科学技术的方法和手段，建立现代中医学的科学技术创新体系，提高医疗卫生保健的能力和水平，是现代中医学面临的挑战和机遇。

本书以中医临床实用为宗旨，基于临床实践和大量文献研究，在充分采集临床证据，吸收最新临床研究成果的基础上编辑而成。全书主要整理了部分常见疾病的病因病机、诊断和鉴别诊断、辨证论治等，范围涉及呼吸系统病证、循环系统病证、消化系统病证、泌尿系统病证、内分泌系统病证、神经系统病证、运动系统病证以及生殖系统病证等内容。本书可供从事中医临床工作的医务人员、研究人员、医学生在应用中医药防治疾病时参考、借鉴。

医学是不断发展的科学，其观念、方法、技术不断推陈出新，加上编者水平有限，本书或尚存不足之处，故恳请医学界同仁和广大读者指正，以便及时修订、不断完善，使本书在临床医疗工作中发挥更大的作用。

编 者

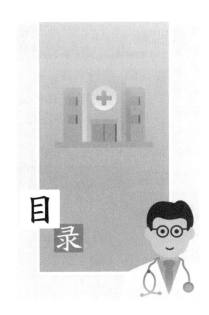

目录

第一章　中医诊法概述

第二章　呼吸系统病证

第三章　循环系统病证

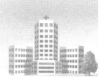

第一章

中医诊法概述

中医诊法以中医理论为指导，主要运用"四诊"的方法诊察疾病，探求病因、病位、病性及病势，辨别证候，对疾病作出诊断，为治疗提供依据。其中，"四诊"包括望、闻、问、切四种诊察方法。

人体是一个有机整体，皮、肉、脉、筋、骨、经络与脏腑息息相关；以脏腑为中心，以经络通联内外，外部的征象与内在的脏腑功能关系密切。因此，通过审察其外部征象，可以探求疾病的本质。疾病的发生，往往在机体外部发生某些微细的变化，通过望、闻、问、切四种诊察方法，全面收集临床上这些变化的资料，并加以综合分析，才能对病证作出准确判断，进而为辨证治疗打下基础。

第一节　望诊

望诊，是医生运用视觉观察患者的神色形态、局部表现，以及舌象、分泌物和排泄物色质的变化等来诊察病情的方法。望诊应在充足的光线下进行，以自然光线为佳。

一、全身望诊

全身望诊主要是望患者的精神、面色、形体、动态等，从而对病性的寒热虚实，以及病情的轻重缓急，形成总体的认识。

（一）望神

神，广义是指高度概括的人体生命活动的外在表现，狭义是指神志、意识、思维活动。望神即通过观察人体生命活动的整体表现来判断病情。

1. 得神：多见精力充沛，神志清楚，表情自然，言语正常，反应灵敏，面色明润含蓄，两目灵活明亮，呼吸顺畅，形体壮实，肌肉丰满等。

2. 少神：多见神气不足，精神倦怠，动作迟缓，气短懒言，反应迟钝，面色少华等。

3. 失神：多见神志昏迷，或烦躁狂乱，或精神萎靡；目睛呆滞或晦暗无光，转动迟钝；形体消瘦，或全身水肿；面色晦暗或鲜明外露；还可见到呼吸微弱，或喘促鼻扇，甚则猝然仆倒，目闭口开，手撒遗尿，或撮空理线，寻衣摸床等。

4. 假神：多见大病、久病、重病之人，精神萎靡，面色晦暗，声低气弱，懒言少食，病未好转却突然见精神转佳、两颊色红如妆、语声清亮、喋喋多言、思食索食等。也称"回光返照""残灯复明"。

（二）望色

望色是指通过观察皮肤色泽变化以了解病情的方法，能了解脏腑功能状态和气血盛衰、病邪的性质及邪气部位。

1. 常色：正常的面色与皮肤色，包括主色与客色。

（1）主色：终生不变的色泽。

（2）客色：受季节、气候、生活和工作环境、情绪及运动的因素影响所致气色的短暂性改变。

2. 病色：包括五色善恶与五色变化。五色善恶主要通过色泽变化反映出来，明润光泽而含蓄为善色；晦暗枯槁而显露为恶色。五色变化主要表现为青、赤、黄、黑、白五色变化，主要反映主病、病位、病邪性质和病机。

（1）青色：主寒证、痛证、惊风、血瘀。

（2）赤色：主热。

（3）黄色：主湿、虚、黄疸。

（4）黑色：主肾虚、水饮、瘀血。

（5）白色：主虚、寒、失血。

（三）望形体

形体指患者的外形和体质。

1. 胖瘦：主要反映阴阳气血的偏盛偏衰状态。

2. 水肿：面浮肢肿而腹胀为水肿证；腹胀大如裹水，脐突，腹部有青筋是臌胀之证。

3. 瘦瘪：大肉消瘦，肌肤干瘪，形肉已脱，为病情危重之恶病质。小儿发育迟缓，面黄肌瘦，或兼有胸廓畸形，前囟迟闭等，多为疳积之证。

（四）望动态

动态指患者的行、走、坐、卧、立等体态。

1. 动静：阳证、热证、实证者多以动为主；阴证、寒证、虚证者多以静为主。

2. 咳喘：呼吸气粗，咳嗽喘促，难以平卧，坐而仰首者，是肺有痰热、肺气上逆之实证；喘促气短，坐而俯首，动则喘甚，是肺虚或肾不纳气之证；身肿心悸，气短咳喘，喉中痰鸣，多为肾虚水泛、水气凌心射肺之证。

3. 抽搐：多为动风之象。手足拘挛，面颊牵动，伴有高热烦渴者，为热盛动风；伴有面色萎黄，精神萎靡者，为血虚动风；手指震颤蠕动者，多为肝肾阴虚，虚风内动。

4. 偏瘫：猝然昏仆，不省人事，偏侧手足麻木，运动不灵，口眼㖞斜者，为中风偏枯。

5. 痿痹：关节肿痛，屈伸不利，沉重麻木或疼痛者，多是痹证；四肢痿软无力，行动困难者，多是痿证。

二、局部望诊

局部望诊是对患者的某些局部进行细致的观察，从而了解病情的方法。

（一）望头面

头部过大过小均为异常，多由先天不足而致；囟门陷下或迟闭，多为先天不足或津伤髓虚；面肿者，或为水湿泛溢，或为风邪热毒；腮肿者，多为风温毒邪，郁阻少阳；口眼㖞斜者，或为风邪中络，或为风痰阻络，或为中风。

（二）望五官

1. 望眼：眼部内应五脏，可反映五脏的情况。其中目眦血络属心，白睛属肺，黑睛属肝，瞳子属肾，眼胞属脾。望眼主要包括望眼神、色泽、形态的变化以了解人体气血盛衰的变化。

2. 望耳：主要反映肾与肝胆情况。

3. 望鼻：主要反映肺与脾胃的情况。

4. 望口唇：主要反映脾胃的情况。

5. 望齿龈咽喉：主要反映肾与胃的情况。

（三）望躯体

见瘿瘤者，为肝气郁结，气结痰凝；见瘰疬者，为肺肾阴虚，虚火灼津，或感受风火时毒，瘀滞气血；项强者，为风寒外袭，经气不利，或为热极生风；鸡胸者，多为先天不足，或为后天失养；腹部深陷者，多为久病虚弱，或为新病津脱；腹壁青筋暴露者，多属肝郁血瘀。

（四）望皮肤

主要观察皮肤的外形变化及斑疹、痘疮、痈疽、疔疖等情况。

（五）望毛发

主要观察毛发的色泽、分布及有无脱落等情况。

三、望舌

舌诊对了解疾病本质，指导辨证论治有重要意义。

望舌时应注意光线充足，以自然光线为佳。患者应自然伸舌，不可太过用力。观察时应注意辨别染苔。正常舌象可概括为淡红舌，薄白苔。即舌质淡红明润，胖瘦适中，柔软灵活；舌苔薄白均匀，干湿适中，不黏不腻，揩之不去。

（一）望舌质

1. 望舌色

（1）淡白舌：舌色红少白多，色泽浅淡，多为阳气衰弱或气血不足，为血不盈舌，舌失所养而致。主虚证、寒证。

（2）红舌：舌色鲜红或正红，多由热邪炽盛，迫动血行，舌之血脉充盈所致。主热证。

（3）绛舌：舌色红深，甚于红舌。主邪热炽盛，主瘀。

（4）青紫舌：舌淡紫无红者为青舌，舌深绛而暗者是紫舌，二者常常并见。青舌主阴寒，瘀血；紫舌主气血壅滞，瘀血。

2. 望舌形

（1）老嫩：舌质粗糙，坚敛苍老，主实证或热证，多见于热病极期；舌浮胖娇嫩，或边有齿痕，主虚证或寒证，多见于疾病后期。

（2）胖瘦：舌体肥大肿胀为胖肿舌，舌体瘦小薄瘪为瘦瘪舌。

（3）芒刺：舌乳头增生、肥大高起，状如草莓星点，为热盛之象。

（4）裂纹：舌面有裂沟，深浅不一，浅如划痕，深如刀割，常见于舌面的前半部及舌尖侧，多因阴液耗伤。

（5）齿印：舌边有齿痕印记称为齿痕舌，多属气虚或脾虚。

（6）舌疮：以舌边或舌尖为多，形如粟粒，或为溃疡，局部红痛，多因心经热毒壅盛而成。

（7）舌下络脉：舌尖上卷，可见舌底两侧络脉，呈青紫色。若粗大迂曲，兼见舌有瘀斑、瘀点，多为有瘀血之象。

3. 望舌态

（1）痿软：舌体痿软无力，伸卷不灵，多为病情较重。

（2）强硬：舌体板硬强直，活动不利，言语不清，称舌强。

（3）震颤：舌体震颤抖动，不能自主，常因热极生风或虚风内动所致。

（4）㖞斜：舌体伸出时，舌尖向左或向右偏斜，多为风中经络，或风痰阻络而致。

（5）卷缩：舌体卷缩，不能伸出，多为危重之证。

（6）吐弄：舌体伸出久不回缩为吐舌，舌体反复伸出舐唇，旋即缩回为弄舌，为心脾经有热所致。

（7）麻痹：舌体麻木，转动不灵称舌麻痹，常见于血虚风动或肝风挟痰等症。

（8）舌纵：舌体伸出，难以收回称为舌纵，多属危重凶兆。

（二）望舌苔

1. 望苔质

（1）厚薄：透过舌苔能隐约见到舌质者为薄，不见舌质者为厚。苔质的厚薄可反映病邪的浅深和轻重。苔薄者多邪气在表，病轻邪浅；苔厚者多邪入脏腑，病较深重。由薄渐厚，为病势渐增；由厚变薄，为正气渐复。

（2）润燥：反映津液之存亡。苔润表示津液未伤；太过湿润，水滴欲出者为滑苔，主脾虚湿盛或阳虚水泛。苔燥多为津液耗伤，或热盛伤津，或阴液亏虚。舌质淡白，口干不渴，或渴不欲饮，多为阳虚不运，津不上承。

（3）腐腻：主要反映中焦湿浊及胃气的盛衰情况。颗粒粗大，苔厚而疏松，易于刮脱者，称为腐苔，多为实热蒸化脾胃湿浊所致；颗粒细小，状如豆腐渣，边缘致密而黏，中厚或糜点如渣，多为湿热或痰热所致；苔厚，刮之不脱者，称为腻苔，多为湿浊内蕴，阳气被遏所致。

2. 望苔色

（1）白苔：多主表证、寒证、湿证。

（2）黄苔：多主里证、热证。黄色越深，热邪越重。

（3）灰苔：多主痰湿、里证。

（4）黑苔：主里证，多见于病情较重者。苔黑干焦而舌红，多为实热内炽；苔黑燥裂，舌绛芒刺，为热极津枯；苔薄黑润滑，多为阳虚或寒盛。

3. 望苔形：舌苔布满全舌者为全苔，分布于局部者为偏苔，部分剥脱者为剥苔。全苔主痰湿阻滞；偏苔多属肝胆病证；苔剥多处而不规则称花剥苔，主胃阴不足；小儿苔剥，状如地图者，多见于虫积；舌苔光剥，舌质绛如镜面，为肝肾阴虚或热邪内陷。

四、望排出物

包括望排泄物和分泌物。如痰、涎、涕、唾，呕吐物，大小便等，通过观察性状、色泽、量的多少等辨别疾病的寒热虚实，脏腑的盛衰和邪气的性质。

五、望小儿指纹

望小儿指纹适用于3岁以内的小儿，与成人诊寸口脉具有相同的诊断意义。小儿指纹是手太阴肺经的分支，按部位可分为风、气、命三关。示指第一节为风关，第二节为气关，第三节为命关。正常指纹为红黄隐隐于示指风关之内。其临床意义可概括如下：纹色辨寒热，即红紫多为热证，青色主惊风或疼痛，淡白多为虚证；淡滞定虚实，即色浅淡者为虚证，色浓滞者为实证；浮沉分表里，即指纹浮显者多表证，指纹深沉者多为里证；三关测轻重，即指纹突破风关，显至气关，甚至显于命关，表明病情渐重，若直达指端称为"透关射甲"，为临床危象。

（郑　雅）

第二节　闻诊

闻诊是通过听声音和嗅气味来诊察疾病的方法。

一、听声音

（一）声音

实证和热证，声音重浊而粗、高亢洪亮、烦躁多言；虚证和寒证，声音轻清、细小低弱，静默懒言。

（二）语言

1. 谵语：神志不清，语无伦次，语意数变，声音高亢，多为热扰心神之实证。

2. 郑声：神志不清，声音细微，语多重复，时断时续，为心气大伤，精神散乱之虚证。

3. 独语：喃喃自语，喋喋不休，逢人则止，属心气不足之虚证，或痰气郁结清窍阻蔽所致。

4. 狂言：精神错乱，语无伦次，不避亲疏，多为痰火扰心。

5. 言謇：舌强语謇，言语不清，多为中风证。

（三）呼吸

1. 呼吸声：主要与肺肾病变有关。呼吸声高，气粗而促，多为实证和热证；呼吸声低，气微而慢，多为虚证和寒证。呼吸急促而气息微弱，为元气大伤的危重证候。

2. 气喘：呼吸急促，甚则鼻翼扇动，张口抬肩，难以平卧，多为肺有实邪或肺肾两虚所致。

3. 哮：呼吸时喉中有哮鸣音。哮证有冷热之别，多时发时止，反复难愈，多为缩痰内状，或外邪所诱发。

4. 上气：气促咳嗽，气逆呕呃。多为痰饮内停，或阴虚火旺，气道壅塞而致。

5. 太息：时发长吁短叹，以呼气为主；多为情志抑郁，肝不疏泄。

（四）咳嗽

有声无痰为咳，有痰无声为嗽，有痰有声为咳嗽。暴咳声哑为肺实；咳声低弱而少气，或久咳喑哑，多为虚证。

（五）呕吐

胃气上逆，有声有物自口而出为呕吐，有声无物为干呕，有物无声为吐。虚证或寒证，呕吐来势徐缓，呕声低微无力；实证或热证，呕吐来势较猛，呕声响亮有力。

（六）呃逆

气逆于上，自咽喉出，其声呃呃，不能自主，俗称"打呃"。虚寒者，呃声低沉而长，气弱无力；实热者，呃声频发，高亢而短，响而有力。

二、嗅气味

（一）口气

酸馊者是胃有宿食；臭秽者，是脾胃有热，或消化不良；腐臭者，可为牙疳或内痈。

（二）汗气

汗有腥膻味为湿热蕴蒸；腋下汗臭者，多为狐臭。

（三）痰涕气味

咳唾浊痰脓血，味腥臭者为肺痈；鼻流浊涕，黄稠有腥臭为肺热鼻渊。

（四）二便气味

大便酸臭为肠有积热；大便溏薄味腥为肠寒；失气奇臭为宿食积滞；小便臭秽黄赤为湿热；小便清长色白为虚寒。

（五）经带气味

白带气味臭秽，多为湿热；带下清稀腥臊多为虚寒。

（郑　雅）

第三节　问诊

问诊包括询问一般情况、主诉、既往史、个人生活史、家族史并围绕主诉重点询问现在证候等。

一、问寒热

1. 恶寒发热：恶寒与发热同时出现，多为外感病初期，是表证的特征。

2. 但寒不热：多为里寒证。新病畏寒为寒邪直中；久病畏寒为阳气虚衰。

3. 但热不寒：高热不退，为壮热，多为里热炽盛；按时发热，或按时热盛为潮热（日晡潮热者，为阳明腑实证；午后潮热，入夜加重，或骨蒸痨热者，为阴虚）。

4. 寒热往来：恶寒与发热交替而发，为正邪交争于半表半里，见于少阳病和疟疾。

二、问汗

主要诊察有否汗出，汗出部位、时间、性质、多少等。

1. 表证辨汗：表实无汗，多为外感风寒；表证有汗，为表虚证或表热证。

2. 里证辨汗：汗出不已，动则加重者为自汗，多因阳气虚损，卫阳不固；睡时汗出，醒则汗止为盗汗，为阴虚内热；身热大汗出，为里热炽盛，迫津外泄；汗热味咸，脉细数无力，为亡阴证；汗凉味淡，脉微欲绝者，为亡阳证。

3. 局部辨汗：头汗可因阳热或湿热；半身汗出者，多无汗部位为病侧，可因痰湿或风湿阻滞，或中风偏枯；手足心汗出甚者，多因脾胃湿热，或阴经郁热而致。

三、问疼痛

1. 疼痛的性质：新病疼痛，痛势剧烈，持续不解而拒按者为实证；久病疼痛，痛势较轻，时痛时止而喜按者为虚证。

2. 疼痛的部位

（1）头痛，痛连项背，病在太阳经；痛在前额或连及眉棱骨，病在阳明经；痛在两颞或太阳穴附近，为少阳经病；头痛而重，腹满自汗，为太阴经病；头痛连及脑齿，指甲微青，为少阴经病；痛在巅顶，牵引头角，气逆上冲，甚则作呕，为厥阴经病。

（2）胸痛多为心肺之病。常见于热邪壅肺，痰浊阻肺，气滞血瘀，肺阴不足及肺痨、肺痈、胸痹等症。

（3）胁痛，多与肝胆病关系密切，可见于肝郁气滞、肝胆湿热、肝胆火盛、瘀血阻络及水饮内停等病证。

（4）脘腹痛，其病多在脾胃。可因寒凝、热结、气滞、血瘀、食积、虫积、气虚、血虚、阳虚所致。喜暖为寒，喜凉为热，拒按为实，喜按为虚。

（5）腰痛，或为寒湿痹证，或为湿热阻络，或为瘀血阻络，或为肾虚所致。

（6）四肢痛，多见于痹证。疼痛游走者，为行痹；剧痛喜暖者，为寒痹；重着而痛者，为湿痹；红肿疼痛者，为热痹。足跟或胫膝酸痛为气血亏虚，经气不利常见。

四、问饮食口味

主要问食欲好坏、食量多少、口渴饮水、口味偏嗜、冷热喜恶、呕吐与否等情况，以判断胃气有无及脏腑虚实寒热。

五、问睡眠

主要问有无失眠与嗜睡。不易入睡，或睡而易醒不能再睡，或睡而不酣，易于惊醒，甚至彻夜不眠者为失眠，为阳不入阴，神不守舍所致。时时欲睡，眠而不醒，精神不振，头沉困倦者为嗜睡，多见于痰湿内盛、困阻清阳、阳虚阴盛或气血不足。

六、问二便

主要了解二便的次数、便量、性状、颜色、气味以及便时有无疼痛、出血等方面。

七、问其他

1. 问小儿　主要应了解出生前后的情况，及预防接种和传染病史、传染病接触史。小儿常见致病因素有易感外邪、易伤饮食、易受惊吓等。

2. 问妇女　应了解月经的初潮、月经周期、行经天数、经量、经色、经质、末次月经，或痛经、带下、妊娠、产育以及有无经闭或绝经年龄等情况。

（郑　雅）

第四节　切诊

一、脉诊的部位和方法

1. 部位：脉诊的常用部位是手腕部的寸口脉，其分为寸、关、尺三部。通常以腕后高骨为标记，其内侧为关，关前（腕侧）为寸，关后（肘侧）为尺。其临床意义大致为左手寸候心、关候肝胆，右手寸候肺、关候脾胃，两手尺候肾。

2. 方法：以中指定关位，示指切寸位，环指（无名指）切尺位。诊脉时用轻力切在皮肤上称为浮取或轻取；用力不轻不重称为中取；用重力切按筋骨间称为沉取或重取。诊脉时，医生的呼吸要自然均匀，以医生正常的一呼一吸的时间去计算患者的脉搏数。切脉的时间必须在 50 秒以上。

二、正常脉象

正常脉象特点：三部有脉，沉取不绝，一息四至（每分钟 70 ~ 80 次），不浮不沉，不大不小，从容和缓，流畅有力。临床所见斜飞脉、反关脉均为脉道位置的变异，不属于病脉。

三、常见病脉脉象及其主病

1. 浮脉

（1）脉象：轻取即得，重按反减；举之有余，按之稍弱而不空。

（2）主病：主表证，为卫阳与邪气交争，脉气鼓动于外而致。也见于虚证，多因精血亏损，阴不敛阳或气虚不能内守，脉气浮散于外而致。内伤里虚见浮脉，为虚象严重。

2. 洪脉

（1）脉象：脉形宽大，状如波涛，来盛去衰。

（2）主病：气分热盛。证属实证，乃邪热炽盛，正气抗邪有力，气盛血涌，脉道扩张而致。

3. 大脉

（1）脉象：脉体阔大，但无汹涌之势。

（2）主病：邪盛病进，又主正虚。根据脉之有力与无力，辨别邪正的盛衰。

4. 沉脉

（1）脉象：轻取不应，重按始得。

（2）主病：里证。里实证可见于气滞血瘀、积聚等，为邪气内郁，气血困阻，阳气被遏，不能浮应于外而致，多脉沉而有力，按之不衰。里虚证，为气血不足，阳气衰微，不能运行营气于脉外所致，多脉沉无力。

5. 弱脉

（1）脉象：轻取不应，重按应指细软无力。

（2）主病：气血不足，元气耗损。阳气衰微，气血鼓动无力而脉沉。阴血亏虚，脉道空豁而脉细无力。

6. 迟脉

（1）脉象：脉来缓慢，一息脉动不足四至。

（2）主病：寒证。脉迟无力，为阳气衰微的里虚寒证。脉迟有力，为里实寒证。

7. 缓脉

（1）脉象：一息四至，应指徐缓。

（2）主病：湿证。脾虚，亦可见正常人。

8. 结脉

（1）脉象：脉来缓中时止，止无定数。

（2）主病：主阴盛气结，寒痰瘀血，气血虚衰。实证者脉实有力，迟中有止，为实邪郁遏，被抑，脉气阻滞而致。虚证者脉虚无力，迟中有止，为气虚血衰，脉气不相顺接所致。

9. 数脉

（1）脉象：脉来急促，一息五至以上（每分钟90次以上）。

（2）主病：热证。若数而有力，多因邪热鼓动，气盛血涌，血行加速而致。数而无力，多因精血亏虚、虚阳外越、致血行加速、脉搏加快。

10. 促脉

（1）脉象：往来急促，数而时止，止无定数。

（2）主病：实证多为阳盛热实或邪实阻滞，见脉促有力。前者因阳热亢盛，迫动血行而脉数，热灼阴津，津血衰少，致急行血气不相接续，故脉有歇止，后者由气滞、血瘀、痰饮、食积等有形之邪阻闭气机，脉气不相接续而致。虚证多为脏气衰败，可见脉促无力，多因阴液亏耗，真元衰惫，气血不相接续而致。

11. 虚脉

（1）脉象：举之无力，按之空虚，应指软弱。

（2）主病：虚证，多见于气血两虚。因气虚则血行无力，血少则脉道空虚而致。

12. 细脉

（1）脉象：脉细如线，应指明显，按之不绝。

（2）主病：主气血两虚，诸虚劳损；又主伤寒、痛甚及湿证。虚证因营血亏虚，脉道不充，血运无力而致。实证因暴受寒冷或疼痛，则脉道拘急收缩，细而弦紧。湿邪阻遏脉道，则见脉象细缓。

13. 代脉

（1）脉象：脉来迟缓力弱，时发歇止，止有定数。

（2）主病：虚证多脉代而无力，良久不能自还，为脏气衰微，脉气不复所致。实证多脉代而有力，多为痹证、痛证、七情内伤、跌打损伤等邪气阻遏脉道，血行涩滞而致。

14. 实脉

（1）脉象：脉来坚实，三部有力，来去俱盛。

（2）主病：实证。乃邪气亢盛，正气不衰，正邪剧烈交争，气血涌盛，脉道坚满而致。若虚证见实脉，则为真气外越之险候。

15. 滑脉

（1）脉象：往来流利，应指圆滑，如盘走珠。

（2）主病：痰饮、食积、实热。为邪正交争，气血涌盛，脉行通畅所致。脉滑和缓者，可见于青壮年的常脉和妇人的孕脉。

16. 弦脉

（1）脉象：形直体长，如按琴弦。

（2）主病：肝胆病、诸痛、痰饮、疟疾。弦为肝脉，以上诸因致使肝失疏泄，气机失常，经脉拘急而致；老年人脉象多弦硬，为精血亏虚，脉失濡养而致。此外，春令平脉亦见弦象。

17. 紧脉

（1）脉象：脉来绷紧有力，屈曲不平，左右弹指，如牵绳转索。

（2）主病：寒证、痛证、宿食。乃邪气内扰，气机阻滞，脉道拘急紧张而致。

18. 濡脉

（1）脉象：浮而细软。

（2）主病：主诸虚，又主湿。

19. 涩脉

（1）脉象：脉细行迟，往来艰涩不畅，如轻刀刮竹。

（2）主病：气滞血瘀，伤精血少，痰食内停。

四、按诊

按诊是医生用手直接触摸或按压患者某些部位，以了解局部冷热、润燥、软硬、压痛、肿块或其他异常变化，从而推断疾病部位、性质和病情轻重等情况的一种诊病方法。

1. 按胸胁：主要了解心、肺、肝的病变。

2. 按虚里：虚里位于左乳下心尖搏动处，反映宗气的盛衰。

3. 按脘腹：主要检查有无压痛及包块。腹部疼痛，按之痛减，局部柔软者为虚证；按之痛剧，局部坚硬者为实证。

4. 按肌肤：主要了解寒热、润燥、肿胀等内容。肌肤灼热为热证，清冷为寒证。

5. 按手足：诊手足的冷暖，可判断阳气的盛衰。

6. 按俞穴：通过按压某些特定俞穴以判断脏腑的病变。

（郑　雅）

第二章 呼吸系统病证

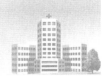

第一节　感冒

一、概述

　　感冒是由卫表不和引起，以鼻塞、流涕、喷嚏、咳嗽、头痛、恶寒、发热、全身不适等为主要临床表现的外感疾病。

　　感冒又有伤风、冒风、伤寒、冒寒、重伤风等名称。

　　"感冒"一词首见于宋代《仁斋直指方·诸风》，此后历代医家沿用此名。隋代《诸病源候论》所指的"时气病"之类，应包含有"时行感冒"。

　　《内经》认识到感冒主要是外感风邪所致。《素问·骨空论》："风从外入，令人振寒，汗出，头痛，身重，恶寒。"汉代《伤寒论》已经论述了寒邪所致感冒。《诸病源候论·风热候》指出"风热之气，先伤皮毛，乃入于肺也……其状使人恶风寒战，目欲脱，涕唾出……有青黄脓涕"，已经认识到风热病邪可引起感冒并较准确地描述其临床症候。清代不少医家已认识到本病与感受时行疫毒有关，《类证治裁·伤风》就有"时行感冒"之名。

　　汉代张仲景《伤寒论》所列桂枝汤、麻黄汤为感冒风寒轻重两类证候的治疗作了示范。

　　金元时期《丹溪心法·伤风》明确指出本病病位在肺，治疗"宜辛温或辛凉之剂散之"。明代《万病回春·伤寒附伤风》说："四时感冒风寒者宜解表也"。

　　清代《证治汇补·伤风》等对虚人感冒有了进一步认识，提出扶正祛邪的治疗原则。

二、病因病机

　　病机关键：卫表不和。

　　1. 外感风邪，时行疫毒：风邪或时行疫毒，从皮毛或口鼻侵犯人体，使卫表不和而发病。风邪虽为六淫之首，但在不同季节，往往随时气而入侵。临床上以冬、春两季发病率较高，故以夹寒、夹热为多见。疫毒指一种为害甚烈的异气，或称疫疠之气，是具有较强传染性的邪气，即指时行疫毒之邪。人感时行疫毒而病感冒则为时行感冒。由此可见，外感风邪是感冒的主要原因，但风邪多合时气或时行疫毒伤人为病。

　　2. 正气虚弱，卫表不和：人体感冒，除因邪气盛外，总是与人体的正气失调有关。由于正气素虚，或素有肺系疾病，不能调节肺卫而感受外邪。即使体质素健，若因生活起居不慎，如疲劳、饥饿而机体功能下降，或因汗出裹衣，或餐凉露宿、冒风沐雨，或气候变化时未及时加减衣服等，正气失调，腠理不密，邪气得以乘虚而入。

总之，风性轻扬，即"伤于风者，上先受之"。肺为脏腑之华盖，其位最高，开窍于鼻，职司呼吸，外主皮毛，其性娇气，不耐邪侵，故外邪从口鼻、皮毛入侵，肺卫首当其冲。感冒病位在肺卫，主要在卫表，其基本病机是外邪影响肺卫功能失调，导致卫表不和，肺失宣肃，尤以卫表不和为主要方面。

三、诊断和鉴别诊断

（一）诊断

1. 病史：四季皆有，以冬春季为多见，气候突然变化，有伤风受凉、淋雨冒风的经过，或时行感冒正流行之际；起病较急，病程较短，3～7天，普通感冒一般不传变。

2. 证候：典型的肺卫症状，初起鼻咽部痒而不适，鼻塞、流涕、喷嚏、语声重浊或声嘶、恶风、恶寒、头痛等，继而发热、咳嗽、咽痛、肢节酸重不适等。部分患者病及脾胃，而兼有胸闷、恶心、呕吐、食欲减退、大便稀溏等症。时行感冒呈流行性发病，多人同时发病，蔓延迅速，可有咽部充血、扁桃体肿大。

3. 理化检查：血常规、胸部 X 线检查。

（二）鉴别诊断

1. 风温：二者均有发热，风温感冒早期更与风热感冒相似。但感冒一般病情轻微，发热不高或不发热，病势少有传变，服解表药后多能汗出热退，病程较短，四时可发；而风温其病情较重，必有发热，甚至高热寒战，服解表药后热虽暂减，但旋即又起，多有传变，由卫而气，入营入血，甚则神昏、谵妄、惊厥等，有明显季节性。

2. 鼻渊：二者均可见鼻塞流涕，或伴头痛等症。但鼻渊多流浊涕，有腥臭味，眉额骨处胀痛、压痛明显，一般无恶寒发热，病程漫长，反复发作；而感冒一般多流清涕，并无腥臭味，寒热表证明显，头痛范围不限于前额或眉骨处，病程短，治疗后症状很快消失。

四、辨证论治

（一）辨证要点

1. 辨风寒感冒与风热感冒：感冒常以风邪夹寒、夹热而发病，因此，临床上应首先分清风寒、风热两证。二者均有恶寒、发热、鼻塞、流涕、头身疼痛等症。但风寒证多见恶寒重而发热轻，无汗，有时无汗恶寒，可伴高热、头身疼痛不适症状明显、鼻流清涕、口不渴、舌苔薄白、脉浮或浮紧；风热证发热重恶而寒轻、有汗、鼻流浊涕、口渴、舌苔薄黄、脉浮数。

2. 辨普通感冒与时行感冒：普通感冒呈散发性发病，肺卫症状明显，但病情较轻，全身症状不重，少有传变；时行感冒呈流行性发病，传染性强，肺系症状较轻而全身症状显著，症状较重，且可以发生传变，入里化热，合并他病。

3. 辨常人感冒与虚人感冒：普通人感冒后，症状较明显，但易康复。平素体虚之人感冒之后，缠绵不已，经久不愈或反复感冒。在临床上还应区分是气虚还是阴虚。气虚感冒，兼有倦怠乏力、气短懒言、身痛无汗，或恶寒甚、咳嗽无力、脉浮弱等症。阴虚感冒，兼有身微热、手足心发热、心烦口干、少汗、干咳少痰、舌红、脉细数等症。

（二）治疗原则

感冒，邪在肺卫，治疗当因势利导，从表而解，以解表达邪为原则。解表之法应根据所感外邪寒热暑湿的不同，而分别选用辛温、辛凉、清暑解表法。时行感冒的病邪以时行疫毒为主，解表达邪又很重视清热解毒。虚人感冒应扶正祛邪，不可专事发散，以免过汗伤正。病邪累及胃肠者，又应辅以化湿、和胃、理气等法治疗，照顾其兼证。

（三）分证论治

1. 风寒感冒

（1）证候：恶寒重、发热轻、无汗、头痛、肢节酸痛、鼻塞声重、时流清涕、喉痒、咳嗽、咳痰稀薄色白、舌苔薄白、脉浮或浮紧。

（2）病机：风寒外袭，肺气失宣，故咳嗽、咯痰清稀色白；肺气失宣，窍道不利，故鼻塞声重、流清涕、咽痒；风寒之邪外束肌表，卫阳被郁，故见恶寒发热、无汗；清阳不展，络脉失和，则头痛、肢节酸痛；寒为阴邪，故口不渴或喜热饮；苔薄白而润、脉浮紧，俱为表寒之象。

（3）治法：辛温解表，宣肺散寒。

（4）方药：荆防败毒散。

（5）加减：风寒重、恶寒明显，加麻黄、桂枝；头痛，加白芷；项背强痛，加葛根；风寒夹湿、身热不扬、身重苔腻、脉濡，用羌活胜湿汤加减；风寒兼气滞、胸闷呕恶，用香苏散加减。

2. 风热感冒

（1）证候：发热、微恶风寒，或有汗、鼻塞、喷嚏、流稠涕、头痛、咽喉疼痛、咳嗽痰稠、舌苔薄黄、脉浮数。

（2）病机：风热犯表，热郁肌腠，卫表不和，故身热、微恶风寒、汗出不畅；风热上扰，则见头胀痛；风热之邪熏蒸清道，则咽喉肿痛、咽燥口渴、鼻流黄涕；风热犯肺，肺失清肃，则咳嗽、痰黄黏稠；舌苔薄黄、脉浮数，为风热侵于肺卫之征。

（3）治法：辛凉解表，宣肺清热。

（4）方药：银翘散。

（5）加减：发热甚，加黄芩、石膏、大青叶；头痛重，加桑叶、菊花、蔓荆子；咽喉肿痛，加板蓝根、玄参；咳嗽痰黄，加黄芩、知母、浙贝母、杏仁、瓜蒌皮；口渴重，重用芦根，加花粉、知母。

时行感冒，呈流行性发生，寒战高热、全身酸痛、酸软无力，或有化热传变之势，重在清热解毒，方中加大青叶、板蓝根、重楼（蚤休）、贯众、生石膏等。

3. 暑湿感冒

（1）证候：发生于夏季，面垢身热汗出，但汗出不畅、身热不扬、身重倦怠、头昏重痛，或有鼻塞流涕、咳嗽痰黄、胸闷欲呕、小便短赤、舌苔黄腻、脉濡数。

（2）病机：夏季感冒，感受当令暑邪，暑多夹湿，每多湿热并重，暑湿伤表，卫表不和，故发热，汗出热不解；暑湿犯肺，肺气不清，窍道不利，故鼻塞流浊涕；暑邪夹湿上犯，则面垢、头昏重胀痛；暑热内扰，热盛津伤，则心烦口渴、小便短赤；暑湿阻滞，气机不展，故身重倦怠、胸闷泛恶；舌苔黄腻、脉濡数为暑热夹湿之象。

（3）治法：清暑祛湿解表。

（4）方药：新加香薷饮。

（5）加减：暑热偏盛，加黄连、青蒿、鲜荷叶、鲜芦根；湿困卫表，身重少汗恶风，加藿香、佩兰；小便短赤，加六一散、赤茯苓。

4．体虚感冒

（1）气虚感冒

①证候：素体气虚，易反复感冒，恶寒发热，但热势不高，又鼻塞流涕、头痛、汗出、倦怠乏力、气短、咳嗽咯痰无力、舌质淡苔薄白、脉浮无力。

②病机：老年人多病者，气虚则卫表不密，故恶风，易汗出；腠理不固，易受邪侵，风寒外袭，卫表不和，故恶寒发热、头痛鼻塞；气虚腠理不固，易受邪侵，故反复发作，稍有不慎即易感冒；肺气失宣，则咳嗽、咯痰无力；素体气虚体弱，故见倦怠无力、气短；舌质淡苔薄白、脉浮无力为气虚邪在卫表之征。

③治法：益气解表。

④方药：参苏饮。

⑤加减：表虚自汗，加黄芪、白术、防风；表证轻，气虚明显，用补中益气汤。

（2）阴虚感冒

①证候：微恶风寒，少汗、身热、手足心热、头昏心烦、口干、干咳少痰、鼻塞流涕、舌红少苔、脉细数。

②病机：由于素体阴虚，感受外邪后邪从热化，故见身热头痛、微恶风等证；阴虚生内热，故头晕心悸、手足心热；虚热迫津外泄，则盗汗；虚火上扰，心神不安，故心烦、失眠；肺阴不足，气失宣肃，故干咳少痰；阴虚津少，津不上承，故口干咽燥；舌红少苔、脉细数均为阴虚内热之象。

③治法：滋阴解表。

④方药：加减葳蕤汤。

⑤加减：阴伤明显，口渴心烦，加沙参、麦冬、黄连、天花粉。

（四）其他疗法

1．单验方

（1）生姜10 g，红糖适量，煎水服用。适用于风寒感冒轻证。

（2）蒲公英、大青叶各30 g，草河车15 g，薄荷5 g（或荆芥10 g），水煎服。适用于风热感冒热毒较重者。

（3）柴胡、炒黄芩、青蒿各15 g，大青叶30 g，水煎服。适用于感冒身热持续，或发热起伏不退者。

（4）贯众、紫苏、荆芥各10 g，甘草3 g，水煎顿服，连服3天。适用于预防冬春季节流行性感冒。

（5）藿香、佩兰各5 g，薄荷2 g，煎汤代茶口服。适用于预防夏季暑湿感冒。

2．中成药

（1）通宣理肺丸：每次1丸，每日2次口服。适用于风寒感冒。

（2）感冒退热冲剂：每次1~2袋，每日3次，开水冲饮。适用于风热感冒。

（3）银翘解毒片：每次4片，每日2~3次。适用于风热感冒。

（4）正柴胡饮冲剂：每次 1 袋，每日 3 次，开水冲服。适用于外感风寒初起。

（5）藿香正气软胶囊：每次 2～3 粒，每日 3 次口服。适用于外感风寒，内伤湿滞之头痛昏重、脘腹胀满、呕吐泄泻等症。也可用藿香正气的其他剂型。

（6）板蓝根冲剂：每次 1 包，每日 2～3 次口服。适用于风热感冒，发热、咽喉肿烂以及时行感冒。

（7）玉屏风滴丸：每次 1 袋，每日 3 次口服。适用于气虚易感冒患者。

3. 外治法

（1）刮痧：用边缘光滑的瓷汤匙蘸润滑油（花生油或麻油）刮颈背，颈自风池穴向下，骨从背脊两旁由上而下。刮时要用力均匀，不要太重，防止刮破皮肤，刮到出现紫色出血点为止。感冒周身酸痛者，可以均匀力量反复刮胸背、腋窝、腘窝处至皮肤出现红色斑点或紫色斑片。

（2）拔火罐：选大椎、身柱、大杼、肺俞，拔罐后留罐 15 分钟后起罐，或用闪罐法。适用于风寒感冒。

（3）刺络拔罐：选大椎、风门、身柱、肺俞，常规消毒后，用三棱针点刺，使其自然出血，待出血颜色转淡后，加火罐于穴位上，留罐 10 分钟后起罐，清洁局部并再次消毒针眼。适用于风热感冒。

（4）针灸

①主穴：列缺、合谷、大椎、太阳、风池。

配穴：风寒感冒者加风门、肺俞；风热感冒者加曲池、尺泽、鱼际；夹湿者加阴陵泉，夹暑者加委中；体虚感冒者加足三里；鼻塞流涕者加迎香；咽喉疼痛者加少商；全身酸楚者加身柱。

②耳针：选肺、内鼻、屏尖、额，用中强刺激，适用于感冒初期。咽痛加咽喉、扁桃体，毫针刺。

（于雁鸿）

第二节　咳嗽

一、概述

咳嗽是指以肺气不清，肺失宣肃而上逆，发出咳声或咳吐痰液为主要表现的一种病证。

历代将有声无痰称为咳，有痰无声称为嗽，有痰有声谓之咳嗽。临床上多为痰声并见，很难截然分开，故以咳嗽并称。

《黄帝内经》对咳嗽的成因、症状及证候分类、证候转归及治疗等问题已作了较系统的论述，阐述了气候变化、六气影响及肺可致咳嗽，如《素问·宣明五气》说："五气所病……肺为咳。"《素问·咳论》更是一篇论述咳嗽的专篇，指出"五脏六腑皆令人咳，非独肺也"，强调了肺脏受邪以及脏腑功能失调均能导致咳嗽的发生。它对咳嗽的症状按脏腑进行分类，分为肺咳、心咳、胃咳、膀胱咳等，并指出了证候转归和治疗原则。

汉代张仲景所著《伤寒论》《金匮要略》不仅拟出了不少治疗咳嗽行之有效的方药，还体现了对咳嗽进行辨证论治的思想。

隋代《诸病源候论·咳嗽候》在《黄帝内经》脏腑咳的基础上，又论述了风咳、寒咳等不同咳嗽的临床证候。唐宋时期，如《备急千金要方》《外台秘要》《太平惠民和剂局方》等收集了许多治疗咳嗽的方药。

明代《景岳全书》将咳嗽分为外感、内伤两类，《明医杂著》指出咳嗽"治法须分新久虚实"。至此，咳嗽的理论渐趋完善，切合临床实际。

二、病因病机

病机关键：肺气不清。

咳嗽分外感咳嗽与内伤咳嗽。外感咳嗽病因为外感六淫之邪；内伤咳嗽病因为饮食、情志等因素致脏腑功能失调，内生病邪。外感咳嗽与内伤咳嗽，均是病邪引起肺气不清，失于宣肃，迫气上逆而作咳。

1. 外感：由于气候突变或调摄失宜，外感六淫从口鼻或皮毛侵入，使肺气被束，肺失肃降，《河间六书·咳嗽论》谓"寒、暑、湿、燥、风、火六气，皆令人咳嗽"即是此意。风为六淫之首，其他外邪多随风邪侵袭人体，所以外感咳嗽常以风为先导，或夹寒，或夹热，或夹燥，其中尤以风邪夹寒者居多。《景岳全书·咳嗽》说："外感之嗽，必因风寒。"

2. 内伤：内伤病因包括饮食、情志及肺脏自病。饮食不当，嗜烟好酒，内生火热，熏灼肺胃，灼津生痰；或生冷不节，肥甘厚味，损伤脾胃，致痰浊内生，上干于肺，阻塞气道，致肺气上逆而作咳。情志刺激，肝失调达，气郁化火，气火循经上逆犯肺，致肺失肃降而作咳。肺脏自病者，常由肺系疾病日久，迁延不愈，耗气伤阴，肺不能主气，肃降无权而肺气上逆作咳；或肺气虚不能布津而成痰，肺阴虚而虚火灼津为痰，痰浊阻滞，肺气不降而上逆作咳。

《素问·咳论》说："五脏六腑皆令人咳，非独肺也。"说明咳嗽的病变脏腑不限于肺，凡脏腑功能失调影响及肺，皆可为咳嗽病证相关的病变脏腑。但是其他脏腑所致咳嗽皆须通过肺脏，肺为咳嗽的主脏。肺主气，咳嗽的基本病机是内外邪气干肺，肺气不清，肺失宣肃，肺气上逆迫于气道而为咳。

三、诊断和鉴别诊断

（一）诊断

1. 病史　有外感病史或脏腑失调表现。

2. 证候　以咳逆有声，或咳吐痰液为主要临床症状；听诊可闻及两肺野呼吸音增粗，或干湿啰音。

3. 理化检查　血常规、胸部 X 线、肺 CT 或肺功能检查。

（二）鉴别诊断

1. 哮病、喘证：二者共同点是均有咳嗽。哮病和喘证虽然也会兼见咳嗽，但各以哮、喘为其主要临床表现。哮病主要表现为喉中哮鸣有声，呼吸气促困难，甚则喘息不能平卧，发作与缓解均迅速；喘证主要表现为呼吸困难，甚至张口抬肩、鼻翼翕动、不能平卧。

2. 肺胀：有咳嗽症状。肺胀有久患咳、哮、喘等病证的病史，除咳嗽症状外，还有胸部膨满、喘逆上气、烦躁心慌，甚至颜面紫黯、肢体浮肿等症，病情缠绵，经久难愈。

3. 肺痨：有咳嗽症状。咳嗽是肺痨的主要症状之一，但肺痨尚有潮热、盗汗、身体消瘦等主要症状，具有传染性，X 线胸部检查有助鉴别诊断。

4. 肺癌：有咳嗽症状。肺癌常以咳嗽或咯血为主要症状，多发于 40 岁以上吸烟男性，咳嗽多为刺激性呛咳，病情发展迅速，呈恶病质，一般咳嗽病证不具有这些特点。肺部 X 线检查及痰细胞学、气管镜检查有助于确诊。

四、辨证论治

（一）辨证要点

1. 辨外感内伤：外感咳嗽，多为新病，起病急，病程短，常伴肺卫表证。内伤咳嗽，多为久病，常反复发作，病程长，可伴见他脏见证。

2. 辨证候虚实：外感咳嗽以风寒、风热、风燥为主，均属实证，而内伤咳嗽中的痰湿、痰热、肝火多为邪实正虚，阴津亏耗咳嗽则属虚证，或虚中夹实。另外，咳声响亮者多为实证，咳声低怯者多为虚证；脉有力者属实证，脉无力者属虚证。

（二）治疗原则

外感咳嗽，为邪气壅肺，多为实证，故以祛邪利肺为治疗原则，根据邪气为风寒、风热、风燥的不同，应分别采用疏风、散寒、清热、润燥治疗。内伤咳嗽，多属邪实正虚，故以祛邪扶正、标本兼顾为治疗原则，根据病邪为"痰"与"火"，祛邪分别采用祛痰、清火为治，正虚则以养阴或益气为宜，又应分清虚实主次处理。

咳嗽的治疗，除直接治肺外，还应从整体出发注意治脾、治肝、治肾等。外感咳嗽一般均忌敛涩留邪，当因势利导，肺气宣畅则咳嗽自止；内伤咳嗽应防宣散伤正，注意调理脏腑，顾护正气。咳嗽是人体祛邪外达的一种病理表现，治疗决不能单纯见咳止咳，必须按照不同的病因分别处理。

（三）分证论治

1. 外感咳嗽

（1）风寒袭肺

①证候：咳声重浊、气急、喉痒、咯痰稀薄色白，常伴鼻塞、流清涕、头痛、肢体酸楚、恶寒发热、无汗等表征，舌苔薄白，脉浮或浮紧。

②病机：风寒之邪外束肌表，内袭于肺，肺卫失宣，肺气闭郁，不得宣通，故咳嗽声重，气急咽痒；寒邪郁肺，气不布津，凝聚为痰，故痰白清稀；风寒束表，皮毛闭塞，卫阳被郁，故见鼻塞、流清涕、头痛、肢体酸楚、恶寒发热、无汗等风寒表证；舌苔薄白、脉浮或浮紧均为风寒袭肺之象。

③治法：疏风散寒，宣肺止咳。

④方药：三拗汤合止嗽散。

⑤加减：痒甚，加牛蒡子、蝉蜕；鼻塞声重，加辛夷花、苍耳子；夹痰湿、咳而痰黏、胸闷、苔腻，加半夏、茯苓、厚朴；表证明显，加防风、苏叶；表寒未解，里有郁热，热为寒遏，咳嗽音嘎，气急似喘，痰黏稠，口渴心烦，身热，加生石膏、桑白皮、黄芩。

（2）风热犯肺

①证候：咳嗽咳痰不爽，痰黄或稠黏，喉燥咽痛，常伴恶风身热、头痛肢楚、鼻流黄涕、口渴等表热证，舌苔薄黄，脉浮数或浮滑。

②病机：风热犯肺，肺失清肃而见咳嗽频剧，气粗或咳声嘶哑；肺热伤津，则见口渴、喉燥咽痛；肺热内郁，蒸液成痰，故咳痰不爽，痰黄或稠黏；风热犯表，卫表不和而见鼻流黄涕、头痛、汗出、四肢酸楚、恶风身热等表热证；舌苔薄黄、脉浮数或浮滑，均为风热犯肺之征。

③治法：疏风清热，宣肺止咳。

④方药：桑菊饮。

⑤加减：咳嗽甚，加前胡、瓜蒌、枇杷叶、浙贝；表热甚，加银花、荆芥、防风；咽喉疼痛，声音嘎哑，加射干、牛蒡子、山豆根、板蓝根；痰黄稠，肺热甚，加黄芩、知母、石膏；鼻衄或痰中带血，加白茅根、生地；咽燥口干，加沙参、麦冬；夏令暑湿，加六一散、鲜荷叶。

（3）风燥伤肺

①证候：喉痒干咳，无痰或痰少而黏连成丝，咳痰不爽，或痰中带有血丝，咽喉干痛、唇鼻干燥、口干，常伴鼻塞、头痛、微寒、身热等表证，舌质红干而少津，苔薄白或薄黄，脉浮。

②病机：风燥犯肺，肺失清肃故见干咳作呛；燥热灼津则咽喉口鼻干燥，痰黏不易咯吐；燥热伤肺，肺络受损，则痰中夹血。本病多发于秋季，乃燥邪与风热并见的温燥证，故见风燥外客、卫气不和的表证；舌质红干而少津、苔薄白或薄黄、脉浮，均为温燥伤肺的表现。

③治法：疏风清肺，润燥止咳。

④方药：桑杏汤。

⑤加减：表证较重，加薄荷、荆芥；津伤较甚，加麦冬、玉竹；肺热重，加生石膏、知母；痰中带血丝，加生地、白茅根。干咳而少痰或无痰，咽干鼻燥，兼有恶寒发热、头痛无汗、舌苔薄白而干，用杏苏散加减；恶寒甚、无汗，加荆芥、防风。

2. 内伤咳嗽

（1）痰湿蕴肺

①证候：咳嗽反复发作，尤以晨起咳甚，咳声重浊，痰多，痰黏腻或稠厚成块，色白或带灰色，胸闷气憋，痰出则咳缓、憋闷减轻，常伴体倦、脘痞、腹胀、大便时溏、舌苔白腻、脉濡滑。

②病机：痰湿蕴肺，肺失宣降，故咳嗽痰多，咳声重浊，痰黏腻或稠厚成块，色白或带灰色；晨间痰壅，故咳痰尤甚，痰出则咳缓、憋闷减轻；湿痰中阻，脾为湿困，故见胸闷、体倦、脘痞、腹胀、大便时溏等症；舌苔白腻、脉濡滑，为痰湿内盛之象。

③治法：燥湿化痰，理气止咳。

④方药：二陈汤合三子养亲汤。

⑤加减：肺气不宣，加桔梗、杏仁、枳壳；胸闷脘痞，加苍术、厚朴；寒痰较重，痰黏白如泡沫，怯寒背冷，加干姜、细辛；脾虚证候明显，加党参、白术；有表寒，加紫苏、荆芥、防风；病情平稳后可服六君子汤加减调理。

（2）痰热郁肺

①证候：咳嗽气息急促，或喉中有痰声，痰多稠黏或为黄痰，咳吐不爽，或痰有热腥味，或咳吐血痰，胸胁胀满，或咳引胸痛，面赤，或有身热，口干欲饮，舌苔薄黄腻，舌质红，脉滑数。

②病机：痰热壅阻肺气，肺失清肃，故咳嗽气息粗促，痰多稠黏或为黄痰，咳吐不爽；痰热郁蒸，则痰有腥味；热伤肺络，故咳吐血痰，胸胁胀满，或咳引胸痛；肺热内郁，则有身热，口干欲饮；舌苔薄黄腻、舌质红、脉滑数，均为痰热壅肺之征。

③治法：清热肃肺，化痰止咳。

④方药：清金化痰汤。

⑤加减：痰黄如脓或有热腥味，加鱼腥草、金荞麦根、象贝母、冬瓜仁等；便秘，加葶苈子、风化硝；咳痰不爽，加北沙参、麦冬、天花粉。

（3）肝火犯肺

①证候：上气咳逆阵作，咳时面赤，常感痰滞咽喉，咯之难出，量少质黏，或痰如絮状，咳引胸胁胀痛，咽干口苦，症状可随情绪波动而增减，舌红或舌边尖红，舌苔薄黄少津，脉弦数。

②病机：肝失调达，郁结化火，上逆侮肺，肺失宣肃以致气逆作咳，咳则连声；肝火上炎，故咳时面红，咽干口苦；木火刑金，炼液成痰，肺热津亏，则痰黏或痰如絮状，难以咳出；胁肋为肝经循行的区域，故咳引胸胁胀痛；舌红或舌边尖红、舌苔薄黄少津、脉弦数，皆为肝火肺热之征。

③治法：清肝泻火，化痰止咳。

④方药：黛蛤散合黄芩泻白散。

⑤加减：火旺，加山栀、丹皮；胸闷气逆，加葶苈子、瓜蒌、枳壳；咳引胁痛，加郁金、丝瓜络；痰黏难咯，加海浮石、浙贝母、冬瓜仁；咽燥口干，咳嗽日久不减，加北沙参、百合、麦冬、天花粉、诃子。

（4）肺阴亏耗

①证候：干咳，咳声短促，痰少黏白，或痰中带血丝，或声音逐渐嘶哑，口干咽燥，常伴有午后潮热、手足心热、夜寐盗汗、口干、舌质红少苔或舌上少津、脉细数。

②病机：肺阴不足，虚火内灼，肺失滋润，肃降无权，肺气上逆，则干咳，咳声短促；虚火灼津为痰，肺损络伤，故痰少黏白，或痰中带血丝；阴虚肺燥，津液不能濡润上承，则咳声逐渐嘶哑，口干咽燥；阴虚火旺，故午后潮热、手足心热、颧红、夜寐盗汗；阴精不能充养而致形瘦神疲；舌质红少苔或舌上少津、脉细数，为肺阴亏虚、阴虚内热之征。

③治法：滋阴润肺，化痰止咳。

④方药：沙参麦冬汤。

⑤加减：久热久咳，用桑白皮易桑叶，加地骨皮；咳剧，加川贝母、杏仁、百部；咳而气促，加五味子、诃子；咳吐黄痰，加海蛤粉、知母、瓜蒌、竹茹、黄芩；痰中带血，加山栀、丹皮、白茅根、白及、藕节；低热，潮热骨蒸，加功劳叶、银柴胡、青蒿、白薇；盗汗，加糯稻根须、浮小麦。

（四）其他疗法

1. 单验方

（1）川贝母 3 g，白梨 2 个，白冰糖适量，水煎服用。适用于燥热咳嗽。

（2）生梨 1 个，洗净连皮切碎，加冰糖炖水服；或用大生梨 1 个，切去盖，挖去心，加入川贝母 3 g，仍旧盖上，以竹签插定，放碗内隔水蒸 2 小时，喝汤吃梨，每日 1 个。适用于肺燥咳嗽，痰量少，咯痰不爽者。

（3）佛耳草、苏子、莱菔子各 6 g，煎服。适用于咳嗽痰浊壅盛证。

（4）桑白皮、枇杷叶各 12 g，煎服。适用于咳嗽痰热证。

（5）矮地茶 30 g，每日 1 次，服 20～30 天。适用于咳嗽肺热证。

2. 中成药

（1）二冬膏：每次 9～15 g，每日 2 次口服。适用于咳嗽阴虚证。

（2）二陈丸：每次 9～15 g，每日 2 次口服。适用于咳嗽痰湿停滞证。

（3）川贝枇杷糖浆：每次 10 mL，每日 3 次口服。适用于感冒、咳嗽风热犯肺，内郁化火证。

（4）止嗽定喘口服液：每次 10 mL，每日 2～3 次口服，儿童酌减。适用于咳嗽表寒里热证。

（5）蛇胆川贝散：每次 0.3～0.6 g，每日 2～3 次口服。适用于咳嗽肺热痰多证。

（6）蛇胆陈皮口服液：每次 10 mL，每日 2～3 次口服。适用于咳嗽痰热证。

（7）清肺消炎丸：1 袋，每日 2～3 次口服。适用于咳嗽痰热阻肺证。

3. 外治法

（1）石白散（熏洗法）：石菖蒲、麻黄、生姜、葱白、艾叶各适量。上药共研粗末，入锅内炒热后，用纱布包裹备用。取药袋趁热在胸背上，由上而下，反复热熨。凉后再炒用，每次热熨 10～15 分钟，每日 1 次。适用于咳嗽兼有喘促者。

（2）药蛋熨法：半夏、苍术、麻黄各 25 g，鸡蛋（连壳）1 枚。将药放入砂锅内，加清水适量（水超出药面 1 cm），入鸡蛋，以文火煎沸 15 分钟，待药性深入鸡蛋后取出鸡蛋备用。趁热取鸡蛋熨背部的心俞、肺俞及足部涌泉双侧穴位。蛋凉再入药液中煮之再熨，每次热熨 10～15 分钟，每日 1～2 次。适用于咳嗽肺气上逆证。

（于雁鸿）

第三节　肺痈

一、概述

肺痈是肺叶生疮，形成脓肿的一种病证，属内痈之一。其临床特征为发热、咳嗽、胸痛、咯吐腥臭脓血浊痰。

现代医学所指的多种原因引起的肺组织化脓症，如肺脓肿、化脓性肺炎、肺坏疽以及支气管扩张继发感染等疾病，均可参照本节辨证论治。其中，肺脓肿的临床表现与肺痈更为贴近。

二、病因病机

病机关键：热壅血瘀。

1. 感受外邪：多为风热外邪自口鼻或皮毛侵犯于肺所致，或因风寒袭肺，未得及时表散，内蕴不解，郁而化热。肺脏受邪热熏灼，肺气失于清肃，血热壅聚而成。

2. 痰热素盛：平素嗜酒太过或嗜食辛辣炙煿厚味，酿湿蒸痰化热，熏灼于肺；或肺脏宿有痰热，或他脏痰浊瘀结日久，上干于肺，形成肺痈。若宿有痰热蕴肺，复加外感风热，内外合邪，则更易引发本病。

3. 正气虚弱：劳累过度，正气虚弱，则卫外不固，外邪易乘虚侵袭，是致病的重要内因。

本病随着病情的发展，邪正的消长，表现为初期、成痈期、溃脓期、恢复期等不同阶段的演变过程。初期以风热（寒）之邪侵犯卫表，内郁于肺为主；成痈期为邪热壅肺，蒸液成痰，热伤血脉，血为之凝滞，热壅血瘀，蕴酿成痈；溃脓期为痰热与瘀血壅阻肺络，肉腐血败化脓，肺损络伤，脓疡溃破；恢复期则邪毒渐去，正气渐复，但肺阴仍有损伤。

三、诊断与鉴别诊断

（一）诊断

肺痈通常需要根据患者咳嗽、胸痛、发热、咯吐腥臭浊痰，甚则脓血相兼等临床表现，结合中医的望、闻、问、切四诊合参以及现代医学的辅助检查（如胸部 X 线或肺 CT 检查）进行诊断。肺痈发病多急，常突然寒战高热，咳嗽胸痛，咳吐黏浊痰，继则咳痰增多，咳脓痰或脓血相兼。随着脓血的大量排出，身热下降，症状减轻，病情好转，经数周逐渐恢复。若脓毒不净，则持续咳嗽，咳吐脓痰，低热盗汗，形体消瘦，则为转成慢性。

（二）鉴别诊断

肺痈应注意与下列病证作鉴别。

1. 风温：由于肺痈初期与风温极为类似，故应注意区别。风温起病多急，以发热、咳嗽、烦渴，或伴气急胸痛为特征，与肺痈初期颇难鉴别。但肺痈之振寒、咯吐浊痰明显，喉中有腥味。风温经正确及时治疗后，多在气分解除，如经一周后身热不退，或热退而复升，应进一步考虑肺痈之可能。

2. 痰饮：痰饮咳嗽可见有咳逆倚息、咳痰量多等症，易与肺痈相混。但痰饮咳嗽起病较缓，痰量虽多，然无腥臭脓痰，亦非痰血相兼，且痰饮咳嗽的热势不如肺痈亢盛。

3. 肺痿：肺痿、肺痈同属肺部疾患，症状也有相似之处，两者虽同为肺中有热，但肺痈为风热犯肺，热壅血瘀，肺叶生疮，病程短而发病急，形体多实，消瘦不甚，咳吐脓血腥臭，脉数实；肺痿为气阴亏损，虚热内灼，或肺气虚冷，以致肺叶痿弱不用，病程长而发病缓，形体多虚，肌肉消瘦，咳唾涎沫，脉数虚。两者一实一虚，显然有别。《金匮要略心典》载："肺痿、肺痈二证虽同，惟胸中痛，脉滑数，唾脓血，则肺痈所独也。比而论之，痿者萎也，如草木之萎而不荣，为津烁而肺焦也，痈者壅也，如土之壅物而不通，为热聚而肺痈也。故其脉有虚实不同，而其数则一也。"若肺痈久延不愈，误治失治，痰热壅结二焦，熏灼肺阴，可转成肺痿。《外科正宗》载："久嗽劳伤，咳吐痰血，寒热往来，形体消削，咯吐瘀脓，声哑咽痛，其候传为肺痿。"

4. 肺疽：《外科精义》载："其肺疮之候，口干喘满，咽燥而渴，甚则四肢微肿，咳嗽脓血，或腥臭浊沫，胸中隐隐微痛者，肺疽也。"即把肺痈亦称之为肺疽。因此，肺痈、肺疮、肺疽有时可视为一义。根据《中国医学大辞典》记载"肺疽：①此证生于紫宫、玉堂二穴，属仃脉之经，十日可刺，脓水黄白色者可治，如无脓或渐大旁攻，上硬下虚，自破流水不绝，咳唾引痛者，不治。②因饮酒或食辛热之物而吐血者之称。治详伤酒吐血条"，即把位于紫宫、玉堂穴之疮疡和伤酒或食辛热饮食物所致之吐血亦称之为肺疽，与称谓肺疽之肺痈，当不难区别。

四、辨证论治

（一）辨证要点

1. 掌握病性：本病为热毒瘀结于肺，成痈酿脓，故发病急、病程短，属于邪盛证实。临床以实热证候为主要表现。治疗以祛邪为总则，清热解毒，化瘀排脓为基本原则。

2. 辨别病期：根据病程的先后不同阶段和临床表现，辨证可分为初期、成痈期、溃脓期、恢复期，以作为分证的依据。初期应疏散风热，清肺散邪；成痈期当清肺解毒，化瘀消痈；溃脓期则应排脓解毒；恢复期以养阴益气清肺为治则。

（二）分证论治

1. 初期

（1）主症：恶寒、发热、咳嗽、胸痛、咳则痛甚，呼吸不利，咯白色黏沫痰，痰量日渐增多，口干鼻燥，舌苔薄黄或薄白；脉象浮数而滑。

（2）治法：疏风散热，宣肺化痰。

（3）方药：银翘散加减。金银花 18 g，连翘 15 g，芦根 20 g，竹叶 10 g，荆芥 10 g，薄荷 6 g（后下），瓜蒌仁 15 g，鱼腥草 30 g，甘草 6 g。水煎服。

头痛者，可加菊花、桑叶、蔓荆子等以疏风热、清头目；内热转甚者，可加石膏、炒黄芩以清肺热，或可加鱼腥草以加强清热解毒之力；咳甚痰多者，可加杏仁、桑白皮、冬瓜子、枇杷叶、贝母以化痰止咳；胸痛呼吸不利，可加瓜蒌皮、广郁金、桃仁以活血通络，化瘀止痛；喘甚者，可加用麻杏石甘汤以清肺平喘。

2. 成痈期

（1）主症：身热转甚，时时振寒，继则壮热不退，汗出烦躁，咳嗽气急，胸满作痛，转侧不利，咳吐黄稠脓痰，气味腥臭，口干咽燥；舌质红苔黄腻；脉滑数或洪数。

（2）治法：清热解毒，化瘀散结，泄肺逐痰。

（3）方药：苇茎汤合如金解毒散加减。苇茎 30 g，冬瓜仁 20 g，薏苡仁 20 g，桃仁 12 g，桔梗 12 g，黄芩 12 g，黄连 10 g，栀子 10 g，鱼腥草 30 g，红藤 30 g，蒲公英 20 g，瓜蒌仁 18 g，甘草 6 g。水煎服。

咳痰黄稠，酌配桑白皮、瓜蒌、射干、竹茹等清化之品；咳而喘满，咯痰稠浊量多，不得卧者，合葶苈大枣泻肺汤泄肺逐痰；咯脓浊痰，腥臭味严重者，可合用犀黄丸；胸痛甚者，可酌加三七、没药、郁金、赤芍药、丹参等活血散结，通络定痛；烦渴甚者，可加石膏、知母、天花粉清热保津；便秘者，可加大黄、枳实荡涤积热。

3. 溃脓期

（1）主症：咳吐大量脓痰，或如米粥，或痰血相兼，腥臭异常，有时咯血，胸中烦满而痛，甚则气喘不能平卧，有热面赤，烦渴喜饮；舌质红或绛，苔黄腻，脉象滑数或数实。

（2）治法：清热解毒，化瘀排脓。

（3）方药：加味桔梗汤加减。桔梗 15 g，薏苡仁 20 g，川贝母 12 g，金银花 18 g，白及 12 g，鱼腥草 30 g，野荞麦根 30 g，败酱草 20 g，黄芩 12 g，甘草 6 g。水煎服，每日 1 剂。若咯血者，可加仙鹤草 30 g、藕节炭 10 g、荆芥炭 10 g、三七末 3 g、紫珠草 30 g。伤津者，加沙参 15 g、麦冬 12 g、天花粉 18 g。气虚者，加黄芪 18 g。

4. 恢复期

（1）主症：身热渐退，咳嗽减轻，咯吐脓血痰日渐减少，臭味亦减，痰液转为清稀，食纳好转，精神渐振；或见胸胁隐痛，难以久卧，短气，自汗盗汗，低热，午后潮热，心烦，口燥咽干，面色不华，形体消瘦，精神萎靡；或见咳嗽，咯血脓血痰日久不净或痰液一度清稀而复转臭浊，病情时轻时重，迁延不愈；舌质红或淡红，苔黄或薄黄；脉细或细数无力。

（2）治法：益气养阴，润肺化痰，扶正托邪。

（3）方药：沙参麦冬汤加减。北沙参 18 g，麦冬 15 g，玉竹 15 g，天花粉 12 g，桑叶 12 g，桔梗 12 g，薏苡仁 18 g，冬瓜仁 20 g，百合 18 g，川贝母 10 g，甘草 6 g。水煎服。

若低热者，加青蒿 15 g，白薇、地骨皮各 12 g。咯痰腥臭脓浊者，加鱼腥草 30 g、败酱草 20 g。

（三）其他疗法

简验方：

1. 鲜薏苡根：适量、捣汁，温热服，一日 3 次，或加红枣煨服，可下臭痰浊脓。

2. 丝瓜水：丝瓜藤尖（取夏秋间正在生长的），折去一小段，以小瓶在断处接汁，一夜得汁若干，饮服。

3. 白及 30 g，生蛤壳 45 g，怀山药 30 g，共研细末，一日 2 次，每次 3 g，开水送服。

4. 白及 120 g，浙贝 30 g，百合 30 g，共研细末，早、晚各服 6 g。

前二方用于溃脓期，后二方用于恢复期。

五、预防

凡属肺虚或原有其他慢性疾患，肺卫不固，易感外邪者，当注意寒温适度，起居有节，以防受邪致病；并禁烟酒及辛辣炙焯食物，以免燥热伤肺。一旦发病，则当即早治疗，力求在未成脓前得到消散，或减轻病情。

肺痈患者，应做到安静卧床休息，每天观察记录体温、脉象的变化，咳嗽情况，咳痰的色、质、量、味，注意室温的调节，做好防寒保温。在溃脓后可根据肺部病位，予以体位引流；如见大量咯血，应警惕血块阻塞气道，或出现气随血脱的危症，当按"咯血"采取相应的调摄措施。

饮食宜清淡，多食蔬菜，忌油腻厚味。高热者可予半流质。多吃水果，如橘子、梨、枇杷、莱菔等，均有润肺生津化痰的作用。每天可用薏米煨粥食之，并取鲜芦根煎汤代茶。禁食一切辛辣刺激及海腥发物，如辣椒、葱、韭菜、黄鱼、鸭蛋、虾子、螃蟹等。吸烟、饮酒者一律均须戒除。

（于雁鸿）

第四节　肺痨

一、概述

肺痨是指以咳嗽、咯血、潮热、盗汗及身体逐渐消瘦为主要临床表现的一种具有传染性的慢性虚弱性肺系病证。病轻者诸证间作，重者则每多兼见。西医所称的肺结核可参考本节辨证论治。

二、病因病机

病机关键：正气虚弱，感染痨虫。

肺痨的致病因素主要有两个方面：外则痨虫传染，内伤则正气虚弱，两者多互为因果。痨虫蚀肺，肺阴耗损，可致阴虚火旺，或气阴两虚，甚则阴损及阳，其病理性质主要在于阴虚。

1. 感染痨虫：痨虫传染是形成本病的主要病因，因直接接触本病患者，导致痨虫入肺，侵蚀肺脏而发病。如探病、酒食、看护患者或与患者朝夕相处，都是导致感染的因素。

2. 正气虚弱：或由于先天禀赋不足，小儿发育不良，抗病能力低下，痨虫乘虚入侵。或因酒色过度，耗伤精血，元气受伤；或劳倦太过，忧思伤脾，脾虚肺弱，痨虫入侵而发病。或因大病、久病后身体虚弱，失于调治；或外感咳嗽，经久不愈；或胎产之后失于调养，气血不足等，皆易致痨虫入侵。还可因生活贫困，或厌食挑食，饮食营养不足，终致体虚不能抗邪而感染痨虫。

肺痨病机的特点以阴虚为主。肺喜润恶燥，痨虫蚀肺，肺体受损，首耗肺阴，而见肺阴亏损之候，继则肺肾同病，兼及心肝，导致阴虚火旺；或因肺脾同病，导致气阴两伤，甚则阴损及阳，而见阴阳两虚之候。

三、诊断与鉴别诊断

（一）诊断

1. 症状观察：长期咳嗽、咳痰、午后低热、夜间盗汗、体重减轻等症状提示可能存在肺痨。初期病人可能仅感疲劳乏力、干咳、食欲不振，形体逐渐消瘦。

2. 体格检查：通过听诊发现肺部异常声音或体征。

3. 影像学检查：胸部 X 光片或 CT 扫描显示肺部病变特征有助于诊断。

4. 痰液检查：痰液涂片找抗酸杆菌，连续多次阳性可确诊。

5. 结核菌素试验：皮内注射结核菌素后观察局部反应，强阳性反应支持诊断。

（二）鉴别诊断

1. 虚劳：肺痨与虚劳的共同点是都有正气虚表现。主要区别在于肺痨为痨虫侵袭所致，主要病变在肺，具有传染性，以阴虚火旺为其病机特点，以咳嗽、咯血、潮热、盗汗、消瘦为主要临床症状；而虚劳则由多种原因导致，病程较长，病势缠绵，一般不具有传染性，可出现五脏气、血、阴、阳亏虚的虚损症状，是多种慢性虚损证候的总称。

2. 肺痿：肺痨与肺痿两者病位均在肺，但肺痿是多种慢性肺部疾患所导致的肺叶痿弱不用。在临床上，肺痿是以咳吐浊唾涎沫为主要病证，而肺痨是以咳嗽、咯血、潮热、盗汗为特征。肺痨后期亦可致肺痿。

3. 肺胀：肺胀以咳嗽、咳痰、气喘、浮肿四大主要症状为特征，其中气喘不续症状最为显著，多由久咳、哮证等肺系疾病演变而成；而肺痨以咳嗽、咯血、潮热、盗汗、消瘦为主要临床症状。

四、辨证论治

（一）辨证要点

初期仅感疲劳乏力、干咳、食欲不振、形体逐渐消瘦。病重者可出现咳嗽、咯血、潮热、颧红、盗汗、形体明显消瘦等主要临床表现，且有与肺痨患者长期密切接触史。

（二）分证论治

肺痨的病变部位主要在肺，临床以肺阴亏损为多见，如进一步演变发展，则表现为阴虚火旺，或气阴耗伤，甚至阴阳两虚。病久多及脾肾，临床上以咳嗽、咯血、潮热、盗汗四大主要症状为特点。

肺痨的治疗当以补虚培元和治痨杀虫为原则，根据体质强弱分主次，尤需重视增强正气，以提高抗病能力。调补脏器重点在肺，同时注意补益脾肾。治疗大法应以滋阴为主，火旺者兼以降火，合并气虚、阳虚者，则当同时兼顾。杀虫主要是针对病因治疗，如《医学正传·劳极》指出"一则杀其虫，以绝其根本，一则补其虚，以复其真元"的两大治疗原则。

1. 肺阴亏损

（1）主症：干咳少痰，咳声短促，或痰中带血丝，血色鲜红，胸部隐痛，午后自觉手足心热，或盗汗，皮肤干灼，口干咽燥，苔薄，舌边尖红，脉细或兼数。

（2）证候分析：阴虚肺燥，肺失滋润，其气上逆，故咳；虚火灼津，故少痰；肺损络伤，则痰中带血，血色鲜红，胸部隐痛；阴虚内热，故午后手足心热，皮肤干灼；肺阴耗伤，则口干咽燥；苔薄质红、脉细数属阴虚之候。

（3）治法：滋阴润肺。

（4）方药：月华丸（《医学心悟》）。本方功能补虚杀虫，滋阴镇咳，化痰止血。方中沙参、麦冬、天冬、生地、熟地滋阴润肺；百部、獭肝、川贝润肺止嗽，兼能杀虫；桑叶、白菊花疏风清热，清肺止咳；阿胶、三七有止血和营之功；茯苓、山药健脾补气，以资气血生化之源。若咳频而痰少质黏者，可加甜杏仁与方中川贝共奏润肺化痰止咳之功，并可配合琼玉膏（《洪氏集验方》）以滋阴润肺；痰中带血丝较多者，加白及、小蓟、仙鹤草、白茅根等以和络止血；若低热不退者可酌配银柴胡、地骨皮、功劳叶、青蒿、胡黄连等以清热除蒸；若久咳不已、声音嘶哑者，可加诃子皮等以养肺利咽、开音止咳。

2. 虚火灼肺

（1）主症：呛咳气急，痰少质黏，或吐痰黄稠量多，咯血，血色鲜红，午后潮热，骨蒸，五心烦热，颧红，盗汗量多，心烦口渴，失眠，急躁易怒，或胸胁掣痛，男子遗精、女子月经不调，形体日渐消瘦，舌红而干、苔薄黄或剥，脉细数。

（2）证候分析：肺病及肾，肺肾阴伤，虚火内灼，炼津成痰，故呛咳气急，痰少质黏，或吐痰黄稠量多；虚火灼伤血络，则咯血，血色鲜红；肺病及肾，不能输津滋肾，致肾水亦亏，水亏火旺，故骨蒸、潮热、盗汗、五心烦热；肝肺络脉不和，故见胸胁掣痛；心肝火盛，则心烦失眠、易怒；肾阴亏虚，相火偏旺，扰动精室，则遗精；冲任失养，则月经不调；阴精耗伤以致形体日渐消瘦；舌红而干、苔薄黄而剥、脉细数均为阴虚燥热内盛之象。

（3）治法：滋阴降火。

（4）方药：百合固金汤（《医方集解》）合秦艽鳖甲散（《卫生宝鉴》）加减。百合固金汤能滋养肺肾，用于阴虚阳浮、肾虚肺燥之证。用百合、麦冬、玄参、生地、熟地滋阴润肺，止咳生津；当归活血养血；白芍柔润滋阴；桔梗、贝母、甘草清热化痰止咳；合鳖甲、知母滋阴清热；秦艽、柴胡、地骨皮、青蒿清热除蒸；另可加龟甲、阿胶、五味子、冬虫夏草滋养肺肾之阴，培其本元；百部、白及补肺止血，抗结核杀虫。若火旺较甚，热势明显者，酌加胡黄连、黄芩，苦寒泻火、坚阴清热；痰热蕴肺，咳嗽痰黄稠浊，酌加桑白皮、花粉、知母、马兜铃、鱼腥草等清化痰热；咯血较著者，加黑山栀、丹皮、紫珠草、大黄炭、地榆炭等凉血止血；血出紫黯成块，伴胸胁刺痛者，可酌加三七、茜草炭、蒲黄、郁金等化瘀和络止血；盗汗甚者可选乌梅、煅牡蛎、麻黄根、浮小麦等养阴止汗。

3. 气阴耗伤

（1）主症：咳嗽无力，气短声低，咳痰稀白量多，或痰中带血，午后潮热，伴有畏风寒，自汗、盗汗，纳少神疲，便溏，面色白，颧红，舌质淡、边有齿痕，苔薄，脉细弱而数。

（2）证候分析：肺脾同病，阴伤气耗，清肃失司，肺不主气而为咳，气不化津而成痰，肺虚络损，痰中带血；阴虚内热则午后潮热、盗汗、颧红；阴虚日久而致气虚，气虚不能卫外，故畏风，自汗；脾虚不健，则纳少神疲，便溏；舌质淡、边有齿痕，苔薄，脉细弱而数均为气阴两虚之候。

（3）治法：益气养阴。

（4）方药：保真汤（《十药神书》）加减。本方有补气养阴、兼清虚热的功能。药用人参、黄芪、白术、茯苓、大枣、炙甘草补肺益脾，培土生金；天冬、麦冬、五味子滋阴润肺止咳；熟地、生地、当归、白芍以育阴养荣，填补精血；地骨皮、银柴胡清退虚热；黄檗（即黄柏）、知母滋阴清热；陈皮、生姜运脾化痰。亦可加白及、百部以补肺杀虫。若夹有湿痰者，可加姜半夏、橘红、茯苓等燥湿化痰；咯血量多者可酌加蒲黄、仙鹤草、三七等，配合补气药，以补气摄血；咳嗽痰稀者，可加紫菀、款冬花、苏子温润止嗽；有骨蒸、盗汗等伤阴症状者，可加鳖甲、牡蛎、乌梅、地骨皮、银柴胡等补阴配阳，清热除蒸；如纳少腹胀、大便溏薄者，酌加扁豆、薏苡仁、莲子肉、山药等甘淡健脾。

4. 阴阳虚损

（1）主症：咳逆喘息，少气，咳痰色白有沫，或夹血丝，血色暗淡，潮热，盗汗，自汗，声嘶或失音，面浮肢肿，心慌，唇紫，形寒肢冷，或见五更泄泻，口舌生糜，大肉尽脱，男子滑精阳痿，女子经少、经闭，舌质光淡隐紫，少津，脉微细而数或虚大无力。

（2）证候分析：肺痨日久，阴伤及阳，出现阴阳两虚，肺、脾、肾三脏并损的证候。肺不主气，肾不纳气，故咳喘少气，咳痰色白；咳伤血络则痰中带血，血色暗淡；阴伤则潮热、盗汗；阴伤声道失润，金碎不鸣而声嘶；脾肾两虚则见浮肿、肾泄；病及于心，则心慌、唇紫；虚火上炎，则口舌生糜；卫虚则形寒自汗；精气衰竭，无以充养形体、资助冲任之化源，故女子经少、经闭，大肉尽脱；命门火衰，故男子滑精、阳痿；舌脉均为阴阳俱损之象。

（3）治法：滋阴补阳。

（4）方药：补天大造丸（《医学心悟》）加减。本方温养精气，培补阴阳。方中用人参、黄芪、白术、山药、茯苓以补肺脾之气；白芍、当归、枣仁、远志养血宁心；枸杞、熟地、龟甲培补阴精；鹿角、紫河车助真阳而填精髓。另可酌加麦冬、阿胶、五味子滋养肺肾。若肾虚气逆喘息者，配钟乳石、冬虫夏草、诃子、蛤蚧、五味子等摄纳肾气以定喘；心悸者加丹参、远志镇心安神；五更泄泻者配用煨肉豆蔻、山茱萸、补骨脂以补火暖土，并去地黄、阿胶等滋腻碍脾的药物。

（三）其他疗法

1. 针灸治疗

（1）基本处方：膏肓、肺俞、膻中、太溪、足三里。

膏肓穴有补肺滋阴功效；肺俞、膻中属前后配穴法，可补肺止咳；太溪补肾水以滋肺阴；足三里疗诸劳虚损。

（2）加减运用

①肺阴亏损证：加肾俞、复溜、三阴交以养阴润肺。诸穴针用补法，膏肓、肺俞可用灸法。

②虚火灼肺证：加尺泽、阴郄、孔最以滋阴清热、凉血止血。诸穴针用平补平泻法，膏肓、肺俞可用灸法。

③气阴耗伤证：加气海、三阴交以益气养阴。诸穴针用补法，膏肓、肺俞可用灸法。

④阴阳虚损证：加肾俞、脾俞、关元以填补精血、温补脾肾。诸穴针用补法，膏肓、肺俞可用灸法。

⑤胸痛：加内关以理气宽胸。诸穴针用平补平泻法。

⑥心烦失眠：加神门以养心安神。诸穴针用平补平泻法。

⑦急躁易怒：加太冲以疏肝理气。诸穴针用平补平泻法。

⑧面浮肢肿：加关元、阴陵泉以温肾健脾利水。诸穴针用平补平泻法，关元可用灸法。

2. 耳针疗法

取肺区敏感点、脾、肾、内分泌、神门，每次取双耳穴 2 ~ 3 穴，毫针刺法，留针 15 ~ 20 分钟，隔日 1 次，10 次为 1 个疗程。

3. 穴位敷贴法

（1）取穴：颈椎至腰椎旁膀胱经第一侧线。

（2）药物：五灵脂、白芥子各 15 g，甘草 6 g，大蒜 15 g。

（3）方法：五灵脂、白芥子研末，与大蒜同捣匀，入醋少量，摊纱布上，敷于颈椎至腰椎旁膀胱经第一侧线上，保持 1～2 小时，皮肤有灼热感则去之，7 日 1 次。

五、预防

　　肺痨是一种慢性传染性疾病，长期以来一直威胁着人类健康。结核病的传染源主要是痰涂片检查阳性的肺结核排菌患者，传染途径是经呼吸道传染。结核病传染的程度主要受结核患者的排菌量、咳嗽症状以及接触的密切程度等因素的影响。预防或减少发生结核病的措施，首先是不要受结核菌感染，不受结核菌感染就不会发生结核病。因此，及时发现和彻底治疗结核患者，消灭传染源，是控制结核病在人群中流行的最有效和最重要的方法。如能在人群中及时发现并彻底治疗传染源，则能保护健康人减少或免受结核菌的传染，从而使受结核菌感染的人群和发生结核病的人明显减少。

　　结核病患者，尤其是排菌患者应尽量减少出现在公共场所，避免对着他人咳嗽、打喷嚏，在患病期间最好不结婚、生育，以免把病菌传染给对方或加重病情，应待肺结核病情稳定后再结婚、生育。肺结核患者一旦确诊必须进行全程规律化疗，这种方法能治愈90%以上新发的肺结核患者。对长期与排菌患者密切接触且结核菌素试验呈强阳性人群也主张用异烟肼预防性化疗六个月。卡介苗接种是预防儿童粟粒型肺结核和结核性脑膜炎的有效方法，所以新生儿应该按计划免疫程序进行卡介苗接种，以提高对结核病的免疫能力。

　　要做好宣传工作，预防疾病的传播流行。痰是结核杆菌最集中的地方，对痰的处理是防止结核病传播的重要手段之一。最科学、简便的方法是结核病患者把痰吐在纸上，包好，然后烧掉；或在痰盒中装少量石灰，杀死结核菌。

　　做到"无病早防，有病即查，查出必治，治必彻底"，并且向广大群众进行防痨宣传，使广大群众掌结核病的防治知识。定期进行集体肺部检查，对新生儿接种卡介苗，是预防结核病发生的重要措施。

（于雁鸿）

第三章　循环系统病证

第一节　高血压

一、概述

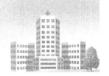

高血压是指以体循环动脉血压［收缩压和（或）舒张压］增高为主要特征（收缩压≥140 mmHg，舒张压≥90 mmHg），可伴有心、脑、肾等器官的功能或器质性损害的临床综合征。高血压可分为原发性高血压和继发性高血压，本章所言为原发性高血压，即高血压病。

本病属于中医学"眩晕""头痛"范畴，可由情志不遂、肝气上逆，或年老肝肾不足、水不涵木，或跌仆损伤瘀血内阻所致，主要与肝、肾相关，病程一般较长，病性多为虚实夹杂。

二、病因病机

本病属于本虚标实，本虚以气血阴亏为主，标实以风、痰、阳、火为主。本病虚者居多，由于阴虚则肝风内动，血少则脑失濡养，精亏则髓海空虚，均可导致眩晕（高血压）；此外，痰浊壅遏、火旺上蒙也能导致。《景岳全书·眩运篇》曰："眩运一证，虚者居其八九，而兼火兼痰者，不过十中之一二耳。"故张景岳语云："无虚不作眩。"

三、诊断

1. 西医诊断：未用降压药的情况下，收缩压≥140 mmHg 和（或）舒张压≥90 mmHg 诊断为高血压。收缩压≥140 mmHg 和舒张压＜90 mmHg 为单纯性收缩期高血压。既往有高血压病史，目前正在用抗高血压药，血压虽然低于 140/90 mmHg，亦应该诊断为高血压病。

2. 中医诊断：头痛、头晕（轻者闭目即止，重者如坐车船，甚则仆倒）、面红、目赤、急躁易怒、肢体麻木为主症，可伴恶心呕吐、耳鸣耳聋、汗出、面色苍白等。

3. 中医证候诊断

（1）肝火亢盛证：头胀头痛，眩晕耳鸣，面红目赤，急躁易怒，口苦口干，胁肋灼痛，失眠多梦，便秘溲赤，舌红苔黄，脉弦数。

（2）阴虚阳亢证：眩晕头痛，面赤烘热，腰膝酸软，耳鸣健忘，五心烦热，心悸失眠，咽干口燥，舌质红，苔薄白或少苔，脉弦数或弦劲有力。

（3）气阴两虚证：头晕目眩，神疲乏力，汗出气短，纳呆食少，五心烦热，心悸失眠，腰酸耳鸣，舌质淡红，苔薄或少或有裂纹，脉细数。

（4）阴阳两虚证：眩晕头痛，耳鸣如蝉，心悸气短，腰膝酸软，夜尿频多，失眠多梦，筋惕肉瞤，畏寒肢冷，舌胖嫩，苔白，脉沉细无力。

（5）痰湿壅盛证：眩晕头痛，头重如裹，胸闷腹胀，神疲倦卧，心悸失眠，口淡食少，呕吐痰涎，舌体胖大，苔白腻，脉滑或缓。

（6）瘀血阻络证：头晕头痛，痛如锥刺，固定不移，面色黧黑，肌肤甲错，口唇青紫，漱水不咽，月经失调，舌青紫有瘀斑，脉涩或细。

（7）湿热内蕴证：头晕头胀，胸闷气短，身热汗多，脘腹不舒，大便不畅，口苦口干，不欲饮水，舌体大，舌质红，苔薄黄腻。

四、治疗

治疗以补虚泻实为原则，依据风、火、痰、瘀的不同，分别采用熄风、降火、化痰、化瘀等治法泻其实，根据气血阴阳的偏衰补其虚。

（一）辨证论治

1. 肝火亢盛证

（1）治法：清泻肝火，平肝潜阳。

（2）方药：泻青丸（《小儿药证直诀》）或龙胆泻肝丸（《兰室秘藏》）加减。

①药用：龙胆草9 g，黄芩10 g，栀子6～10 g，生地黄10 g，柴胡10 g，当归15 g，生甘草6 g，酒大黄6 g。

②加减：肝郁失疏者，加麦芽15 g，茵陈15 g；血瘀者，加丹参15 g，三七粉（冲）3 g；失眠心悸者，加珍珠母30 g，酸枣仁30 g，远志10 g；兼阴分不足者加加玄参15 g，白芍15 g；头痛明显者加蔓荆子15 g；肝火旺可加培育牛黄0.3 g。

（3）中成药：清肝降压胶囊，清热平肝，补益肝肾。每次4粒，每日3次。

2. 阴虚阳亢证

（1）治法：滋阴平肝潜阳。

（2）方药：天麻钩藤饮（《杂病证治新义》）加减。

①药用：天麻10 g，钩藤10 g，菊花10 g，白蒺藜10 g，夏枯草10 g，生杜仲15 g，益母草30 g，茯苓15 g，牡丹皮12 g，生龙骨30 g，生牡蛎30 g，生地黄15 g，牛膝15 g。

②加减：头后部或颈部发紧者，加葛根30 g，川芎10 g；眠差者，加酸枣仁30 g，首乌藤30 g；耳鸣耳聋者，加石菖蒲15 g，远志10 g；头痛明显者，加羚羊角粉0.3 g。

（3）中成药：天麻钩藤冲剂，平肝熄风，清热活血，平补肝肾。每次1～2袋，每日3次。

3. 气阴两虚证

（1）治法：益气培元，滋阴降火。

（2）方药：生脉散（《医学启源》）加减。

①药用：太子参30 g，麦冬10 g，五味子10 g，熟地黄10 g，山药15 g，山茱萸10 g，茯苓15 g，天麻10 g，钩藤15 g，牛膝15 g。

②加减：气虚明显，浮肿便溏者加黄芪 30 g，炒白术 10 g；阴虚明显，口干烦热者加沙参 10 g，石斛 10 g；失眠者加酸枣仁 30 g，茯神 10 g；心悸怔忡者，加生龙骨 30 g，生牡蛎 30 g；头晕明显者加怀牛膝 20 g，玉米须 20 g。

（3）中成药：生脉胶囊，益气培元。口服，每次 4 粒，每日 3 次。

4. 阴阳两虚证

（1）治法：滋养肝肾，温补肾阳。

（2）方药：肾气丸（《金匮要略》）或济生肾气丸（《济生方》）加减。

①药用：熟地黄 15～20 g，山茱萸 15 g，山药 30 g，茯苓 15 g，牡丹皮 10 g，泽泻 15 g，钩藤 10 g，川芎 10 g，菊花 10 g，补骨脂 10 g，巴戟天 10 g，炮附子 6 g。

②加减：小便频数者，加益智仁 10 g，桑螵蛸 15 g；偏于阳虚，下肢浮肿，四肢凉者，加淫羊藿 10 g；偏于阴虚，烘热汗出者，去附子，加黄柏 10 g，知母 10 g；少寐多梦者，加炒酸枣仁 30 g，首乌藤 30 g。

（3）中成药：济生肾气丸，滋养肝肾。口服，每次 6 g，每日 3 次。

5. 痰湿壅盛证

（1）治法：化痰祛湿通络。

（2）方药：半夏白术天麻汤（《医学心悟》）合温胆汤（《备急千金要方》）加减。

①药用：半夏 9 g，橘红 10 g，茯苓 15 g，甘草 6 g，竹茹 10 g，枳壳 10 g，石菖蒲 15 g，远志 10 g，炒酸枣仁 30 g，白术 15 g，天麻 10 g。

②加减：血脂高者，加决明子 15 g，山楂 15 g；肢体麻木者，加桑枝 10 g，僵蚕 10 g。

（3）中成药：牛黄降压丸，清心化痰，镇静降压。每次 30 粒，每日 2～3 次。

6. 瘀血阻络证

（1）治法：活血化瘀。

（2）方药：血府逐瘀汤（《医林改错》）加减。

①药用：桃仁 10 g，红花 10 g，当归 10 g，白芍 15 g，川芎 10 g，生地黄 10 g，柴胡 10 g，枳壳 10 g，牛膝 15 g，桔梗 9 g。

②加减：兼有气虚者，加黄芪 30 g，党参 15 g；兼有气滞者，加香附 10 g，檀香 10 g；久病入络者，加水蛭 5 g，蜈蚣 2 条。

（3）中成药：松龄血脉康，平肝潜阳，镇心安神，活血化瘀。每次 2～6 粒，每日 3 次。

7. 湿热内蕴证

（1）治法：清热利湿，升清降浊。

（2）方药：菖蒲郁金汤（《温病全书》）加减。

①药用：石菖蒲 12 g，郁金 12 g，连翘 12 g，竹叶 6 g，牡丹皮 10 g，莲心 3 g，灯芯草 3 g，柴胡 10 g，黄芩 10 g，泽泻 15 g，陈皮 10 g，茯苓 15 g。

②加减：兼有胸闷者，加藿香梗 12 g，荷叶梗 12 g；兼有肢体麻木者，加豨莶草 20 g，木贼草 10 g。

（3）中成药：复方罗布麻片，平肝潜阳，化痰降浊。每次 2 粒，每日 3 次。

（二）病证结合治疗

根据病证结合的原则，在高血压治疗过程中，应坚持中西医结合治疗，发挥中药优势，改善临床症状，防止和延缓并发症的发生，减少不良反应，降低西药用量。

1. 治疗原则

治疗原则为最大限度降低心脑血管并发症的发生和总体死亡风险。高危和极高危患者在改善生活方式的同时立即开始药物治疗。中危患者在改善生活方式的同时，可以监测血压和其他危险因素 3 ~ 6 个月。如收缩压≥140 mmHg 或舒张压≥90 mmHg 则开始药物治疗；如收缩压 < 140 mmHg，舒张压 < 90 mmHg，可继续监测血压。低危患者可监测血压及其他危险因素 3 ~ 12 个月。如收缩压≥140 mmHg 或舒张压 > 90 mmHg，则开始药物治疗；如收缩压 < 140 mmHg 或舒张压 < 90 mmHg，可继续监测血压。

2. 常用药物

（1）血管紧张素转化酶抑制药（ACEI）：卡托普利 12.5 ~ 25 mg，每日 2 ~ 3 次；贝那普利 5 ~ 20 mg，每日 1 次；福辛普利 10 ~ 40 mg，每日 1 次；依那普利 5 ~ 40 mg，每日 1 ~ 2 次。

（2）利尿药：吲达帕胺 2.5 ~ 5.0 mg，每日 1 次；氢氯噻嗪 6.25 ~ 12.5 mg，每日 1 次；氨苯蝶啶 25 ~ 50 mg，每日 1 次。

（3）β受体阻断药：美托洛尔 25 ~ 50 mg，每日 2 次；比索洛尔 2.5 ~ 10 mg，每日 1 次；卡维地洛（该药尚兼有α受体阻断作用）12.5 ~ 25 mg，每日 1 次。

（4）钙拮抗药（钙通道阻滞药）：硝苯地平控释剂 30 ~ 90 mg，每日 1 次；硝苯地平缓释剂 10 ~ 30 mg，每日 2 次；氨氯地平 2.5 ~ 10 mg，每日 1 次；尼莫地平 20 ~ 40 mg，每日 3 次；非洛地平 2.5 ~ 20 mg，每日 1 次；缓释地尔硫䓬 60 ~ 180 mg，每日 1 次。

（5）血管紧张素Ⅱ受体拮抗药（ARB）：氯沙坦 25 ~ 100 mg，每日 1 次；缬沙坦 80 mg，每日 1 次；厄贝沙坦 150 mg，每日 1 次；替米沙坦 80 mg，每日 1 次。

（6）α受体阻断药：乌拉地尔 30 ~ 60 mg，每日 2 次；特拉唑嗪 0.5 ~ 6 mg，每日 1 次。

（7）复方制剂：降压 0 号 1 ~ 2 片，每日 1 次；复方罗布麻片 1 ~ 3 片，每日 3 次。

（三）高血压危象治疗

高血压危象是指原发性或继发性高血压在疾病发展过程中，由于某些诱因的作用，血压急剧升高，病情急剧恶化以及高血压引起的心脏、脑、肾等主要器官功能严重受损的并发症。

1. 高血压危象的类型：《中国高血压防治指南》（2024 年修订版）根据是否合并存在急性靶器官损害和是否需要立即降压治疗，将高血压危象分为高血压急症和次急症。

（1）高血压急症：指血压严重升高（ > 180/120 mmHg）并伴发进行性靶器官功能不全表现的并发症，需要立即降压治疗以阻止或减少靶器官进一步损害。高血压急症主要包括高血压脑病、颅内出血、急性心肌梗死、急性左心力衰竭伴肺水肿、不稳定性心绞痛、主动脉夹层动脉瘤。

（2）高血压次急症：指血压严重升高但不伴靶器官损害的并发症。

2. 高血压急症的治疗：这类病人应进入加强监护室，持续监测血压和尽快应用合适的降压药。降压目标是静脉输注降压药，1 h 内使平均动脉血压迅速下降但不超过 25%，在以后的 2 ~ 6 h 血压降至 160/（100 ~ 110） mmHg，在以后的 24 ~ 48 h 逐步降低血压达到正常水平。有些高血压急症患者用口服短效降压药可能有益，如卡托普利、拉贝洛尔、可乐定。急症常用降压药有硝普钠（静脉）、尼卡地平、乌拉地尔、二氮嗪、肼苯达嗪、拉贝洛尔、艾司洛尔、酚妥拉明等。常用治疗方法如下：

（1）硝普钠：12.5 ~ 50 μg/min 起始，血压降至 150/100 mmHg 时减慢滴速，每隔 5 ~ 10 min 测血压 1 次，直到血压为 130/80 mmHg 左右时，维持点滴至症状缓解。本药降压作用迅速，停药后作用在 3~5 min 消失。长时间或大剂量使用时应注意硫氰酸中毒。

（2）硝酸甘油：起始剂量为 20 μg/min，每隔 5~10 min 可增加 5 μg/min，最大剂量为 100~200 μg/min。

（3）乌拉地尔：首剂 12.5~25 mg 静脉注射，然后以 0.4~2 mg/min 静脉滴注维持。当静脉使用降压药物将血压满意控制时，应逐渐过渡到用口服降压药物替代静脉用药，并长期将血压控制在理想范围内。

（四）外治法

1. 足浴法：茺蔚子、钩藤、桑白皮各 50 g，共煎水浸泡双足 30 min；或邓铁涛足浴方（怀牛膝 30 g，川芎 30 g，天麻 10 g，钩藤 10 g，夏枯草 10 g，吴茱萸 10 g，肉桂 10 g）共煎水浸泡双足 30 min。

2. 穴位贴敷法：白芥子、甘遂、延胡索、细辛、丹参、钩藤、杜仲、罗布麻等量共研细末，鲜姜汁调和贴敷于肝俞、肾俞、涌泉、太冲、神阙、气海、关元等穴位。

3. 穴位埋线法：取曲池、足三里、心俞、太冲等穴位，每次埋 15~20 天，适用于本病阴阳失调者。

4. 耳针疗法：选皮质下、神门、心、肝、肾、交感、高血压点、降压沟等，每穴捻针半分钟，留针 30 分钟，每日 1 次。掀针埋藏，或王不留行子按压，每次选 2~3 穴，埋针 1~2 天，10 天为 1 个疗程。

5. 穴位注射：取太冲、曲池、肝肾、肾俞，以川芎嗪 10 mg 注射，每日 1 次。

6. 针灸疗法

（1）主穴：风池、曲池、足三里、太冲。

（2）加减：肝火亢盛加行间、太阳。阴虚阳亢加太溪、三阴交、神门。痰湿内盛加丰隆、内关。阴阳两虚加气海、关元（灸）。

五、疗效判定标准

1. 改善症状，提高生存质量。

2. 减少西药用量，减毒增效，提高降压平滑指数。

3. 保护心、脑、肾等器官，改善预后。

（王燕琴）

第二节　冠心病

一、概述

冠心病即冠状动脉性心脏病（CHD），包括冠状动脉粥样硬化使管腔狭窄或阻塞导致心肌缺血、缺氧而引起的心脏病（冠状动脉粥样硬化性心脏病）和冠状动脉痉挛（亦称缺血性心脏病）。心绞痛是冠状动脉供血不足，心肌急剧的、暂时的缺血与缺氧所引起的临床综合征，是冠心病最主要和最常见的类型。阵发性的前胸压榨性疼痛感觉是其特点，可放射至左上肢，持续数分钟，经休息或用硝酸酯制剂后可以缓解。劳累、情绪变化、饱食、受寒、血压升高等为心绞痛的常见诱因。

本病属于中医学"胸痹""心痛""厥心痛"等范畴。其病因多为年老肾虚、饮食不节、情志失调、寒邪侵袭、劳逸失度等，病位在心，与心、肝、脾、肾诸脏相关，多属本虚标实之证，常在心气、心阳、心阴不足或脏腑功能失调的基础上兼夹痰浊、气滞、血瘀、寒凝等病变，产生不通则痛或不荣则痛的表现。

二、病因病机

冠心病（胸痹）发生的主要原因是胸阳不足，即张仲景在《金匮要略·胸痹心痛短气病脉证治九》中说的"阳微阴弦，即胸痹而痛，所以然者，责其极虚也"。喻昌在《医门法律》中说："胸痹总因阳虚，故阴得乘之。"由此可见，阳虚是本病的发病关键。由于素体阳虚，胸阳不足，复感寒邪，阴乘阳位；或饮食失常、过食肥甘生冷、饮酒过度，损伤脾胃，使痰湿蕴结，犯扰胸阳，气失宣通，络脉瘀塞，而成胸痹。

胸痹证的主症是胸痛彻背、喘息短气、咳吐痰沫等。《金匮要略·胸痹心痛短气病脉证治》曰："胸痹之病，喘息咳唾，胸背痛，短气""胸痹不得卧，心痛彻背"。

三、诊断

1. 西医诊断

参照国际心脏病学会和协会及世界卫生组织临床命名标准化联合专题组的报告《缺血性心脏病的命名及诊断标准》和中国《慢性稳定性心绞痛诊断与治疗指南》等标准诊断：①心绞痛的症状和体征。②心肌缺血的客观依据：发作时 ST－T 的缺血型改变；心电图运动试验阳性；心肌灌注显影试验提示心肌缺血性改变；冠状动脉造影提示有狭窄。

具备上述第①项和第②项中任何一条者可诊断为心绞痛。

2. 中医诊断

参照《中医病证疗效诊断标准》（中华人民共和国中医药行业标准）中胸痹心痛诊断依据诊断：左侧胸膺或膻中处突发憋闷而痛，疼痛性质为灼痛、绞痛、刺痛或隐痛、含糊不清的不适感等，疼痛常可窜及肩背、前臂、咽喉、胃脘部等，甚者可经手少阴、手厥阴经循行部位窜至中指或小指，常兼心悸。突然发病，时作时止，反复发作。持续时间短暂，一般几秒至数十分钟，经休息或服药后可迅速缓解。多见于中年以上者，常因情志波动、气候变化、多饮暴食、劳累过度等而诱发。亦有无明显诱因或安静时发病者。

心电图应列为本病必备的常规检查，必要时做动态心电图、心电图运动试验。若休息时心电图显示明显心肌缺血，心电图运动试验阳性，有助于本病的诊断。

3. 中医证候诊断

（1）心气虚损证：隐痛阵作，气短乏力，神疲自汗。面色少华，纳差脘胀。苔薄白质淡，脉沉细或代或促。

（2）心阴不足证：隐痛胸闷，忧思多虑，口干梦多，眩晕耳鸣，惊惕不宁，多梦不寐，苔净或少苔或苔薄黄，舌质红，脉细数或代促。

（3）气阴两虚证：隐痛阵作，气短乏力，五心烦热，汗多口干，舌红少苔或舌淡薄黄，脉细数或结代。

（4）心阳不振证：闷痛时作，畏寒肢冷，面白无华，肢体肿胀，汗出少尿，舌质淡胖苔薄白，脉沉细弱或沉迟或结代。

（5）痰浊闭塞证：闷痛痞满，时缓时急，口黏乏味，纳呆脘胀，头重呕恶，肢体倦怠，苔腻或黄或白滑，脉滑或数。

（6）心血瘀阻证：刺痛定处，疼痛部位固定不移，多在午后，夜间发作或加重，面晦唇青，怔忡不宁，爪甲发青，舌质紫黯或见紫斑或舌下脉络紫胀。

（7）寒凝心脉证：心胸痛，遇寒痛甚，甚则心痛彻背，背痛彻心，手足逆冷，畏寒喜热，舌质淡或质青，苔白滑，脉沉迟或沉紧。

（8）气滞血瘀证：胸痛时作，痛无定处，时欲太息，遇情志不遂时诱发或加重，胸胁胀满，善太息，急躁，唇舌紫暗，脉弦涩。

四、治疗

发作期治疗，"急则治其标，缓则治其本"。发作时选用速效救心丸，每次含服 5～10 丸；麝香保心丸，每次含服 1～2 粒或吞服。也可配合川芎嗪针、丹参针、生脉针，静脉滴注。

缓解期治疗，依据辨证结果，选用治法方药。

（一）辨证论治

1. 心气虚损证

（1）治法：补益心气。

（2）方药：归脾汤（《正体类要》）加减或保元汤（《博爱心鉴》）加减。

①药用：西洋参 10 g，生黄芪 30 g，炙甘草 6 g，炒酸枣仁 30 g，木香 6 g，龙眼肉 10 g，桂枝 9 g，炒白术 12 g，茯苓 15 g，当归 12 g，远志 9 g，陈皮 10 g。

②加减：兼唇舌紫暗者，加丹参 12 g，当归 12 g；兼心烦失眠者，加柏子仁 12 g，麦冬 15 g；兼口苦心烦，口舌生疮者，加黄连 6 g，竹叶 6 g。

（3）中成药：人参归脾丸，补益心脾，每次 9 g，每日 3 次。

2. 心阴不足证

（1）治法：滋养心阴。

（2）方药：天王补心丹（《校注妇人良方》）加减。

①药用：丹参 15 g，太子参 15 g，茯苓 30 g，五味子 6 g，麦冬 12 g，天冬 10 g，生地黄 12 g，玄参 15 g，远志 9 g，炒酸枣仁 30 g，柏子仁 12 g，桔梗 12 g。

②加减：兼唇舌紫暗，胸痛固定者，加桃仁 12 g，红花 12 g；兼心烦、失眠者，加炒栀子 10 g，淡豆豉 12 g；兼气短、气喘、乏力，动则加重者，加生黄芪 30 g，西洋参 10 g。

（3）中成药：天王补心丹，滋阴养血，补心安神，每次 9 g，每日 3 次。

3. 气阴两虚证

（1）治法：益气养阴。

（2）方药：生脉散（《备急千金要方》）加减。

①药用：麦冬 15 g，五味子 12 g，炙甘草 6 g，西洋参（另煎兑服）10 g，白芍 12 g，茯苓 30 g，生地黄 15 g，阿胶（烊化）12 g，玄参 12 g。

②加减：兼唇舌紫暗、胸痛甚者，加丹参 15 g，桃仁 12 g，三七粉（冲）3 g；兼心烦、失眠者，

加酸枣仁 30 g，柏子仁 12 g；兼气短、乏力、动则加重者，加生黄芪 30 g，山药 15 g。

（3）中成药：生脉饮，益气养阴，每次 10 mL，每日 3 次。

4. 心阳不振证

（1）治法：温阳宣痹。

（2）方药：瓜蒌薤白白酒汤（《金匮要略》）合右归饮（《景岳全书》）加减。

①药用：制附子（先煎）12 g，熟地黄 12 g，山药 12 g，红参（另煎兑服）6 g，枸杞子 12 g，山茱萸 12 g，杜仲 12 g，瓜蒌 12 g，薤白 6 g，当归 12 g。

②加减：兼大汗出、脉微欲绝者，加生龙骨（先煎）30 g，山茱萸 15 g，生牡蛎（先煎）30 g；兼胸痛遇寒加剧者，加高良姜 12 g，肉桂 3 g，细辛 3 g；兼胸胁胀痛、善太息者，加郁金 12 g，延胡索 12 g；兼尿少、浮肿者，加茯苓 30 g，泽泻 15 g。

（3）中成药：麝香保心丸，芳香温通，益气强心。每次 1~2 粒，含服或吞服，每日 3 次。

5. 痰浊闭塞证

（1）治法：化痰宣痹。

（2）方药：瓜蒌薤白半夏汤（《金匮要略》）合温胆汤（《备急千金要方》）加减。

①药用：瓜蒌 12 g，薤白 12 g，法半夏 9 g，陈皮 9 g，茯苓 30 g，枳实 10 g，石菖蒲 10 g，竹茹 12 g，白术 12 g。

②加减：兼气虚者，加生黄芪 30 g，山药 15 g；兼痰黏稠、色黄、苔黄腻者，加黄连 6 g，胆南星 6 g，竹沥 10 g；兼舌暗紫或有瘀斑者，加全蝎 4.5 g，桃仁 12 g，红花 12 g。

（3）中成药：速效救心丸，益气活血，化痰通络，每次含服 4~6 粒，每日 2 次或必要时即刻含服。

6. 心血瘀阻证

（1）治法：活血化瘀。

（2）方药：桃红四物汤（《医宗金鉴》）合（或）丹参饮（《时方歌括》）加减。

①药用：桃仁 12 g，红花 12 g，当归 12 g，白芍 15 g，川芎 10 g，生地黄 12 g，丹参 15 g，砂仁 6 g，白术 12 g。

②加减：兼胸痛剧烈者，加炙水蛭 4.5 g，全蝎 4.5 g；兼胸闷胀痛、善太息者，加延胡索 12 g，枳壳 12 g，郁金 12 g；兼胸痛遇寒加重，脉沉细或沉迟，加细辛 3 g，干姜 6 g。

（3）中成药：复方丹参滴丸，活血化瘀，理气止痛。每次 10 粒，每日 3 次。

7. 寒凝心脉证

（1）治法：温通心阳，散寒止痛。

（2）方药：当归四逆汤（《伤寒论》）合瓜蒌薤白白酒汤（《金匮要略》）加减。

①药用：桂枝 10 g，当归 12 g，芍药 9 g，细辛 3 g，沉香 10 g，干姜 6 g，薤白 10 g，瓜蒌 12 g。

②加减：兼唇舌紫暗、脉涩者，加檀香 12 g，红花 12 g；兼苔白厚腻、脉滑者，加石菖蒲 12 g，胆南星 6 g，莱菔子 15 g；兼气短气喘、动则加重者，加红参 6 g，炙黄芪 30 g。

（3）中成药：麝香保心丸，芳香温通，益气强心。每次 1~2 粒，含服或吞服，每日 3 次。

8. 气滞血瘀证

（1）治法：理气活血，通络止痛。

（2）方药：血府逐瘀汤（《医林改错》）加减。

①药用：柴胡 10 g，枳壳 12 g，香附 12 g，赤芍药 12 g，川芎 12 g，桃仁 12 g，红花 12 g，当归 12 g，生地黄 12 g，川牛膝 15 g，桔梗 12 g。

②加减：兼苔腻者，加苍术 12 g，瓜蒌 12 g；兼心烦易怒、口干、舌红苔黄、脉数者，加栀子 6 g，黄连 6 g；兼便秘者，加当归 12 g，枳实 12 g，生大黄（后下）6 g。

（3）中成药：血府逐瘀口服液，活血化瘀，行气止痛。每次服 10 mL，每日 3 次。

（二）病证结合治疗

1. 药物治疗

（1）发作时的治疗：立即安静休息，硝酸甘油含片舌下含化或硝酸甘油注射液、硝酸异山梨酯注射液注射。

（2）缓解时的治疗：硝酸酯类药物有硝酸甘油片、硝酸甘油皮肤贴片、二硝酸异山梨酯片、5－单硝酸异山梨酯片、硝酸甘油注射液等。

①钙拮抗药：硝苯地平片、地尔硫䓬片、维拉帕米片、尼卡地平片、尼群地平片、苯磺酸氨氯地平片等。

②β 受体阻断药：普萘洛尔、阿替洛尔、美托洛尔、比索洛尔等。禁用于冠状动脉痉挛发作者或伴有周围血管疾病者。

③抗血小板药物：阿司匹林、氯吡格雷等。

④调脂药物：他汀类药如辛伐他汀、普伐他汀、洛伐他汀、阿托伐他汀、氟伐他汀等。贝特类药如非诺贝特等。

⑤血管紧张素转换酶抑制药类药物：卡托普利、贝那普利、雷米普利、赖诺普利、福辛普利等。

⑥调节心肌代谢类药物：曲美他嗪等。

⑦抗凝药物：肝素、低分子肝素、华法林等。

⑧溶栓药物：尿激酶、链激酶、组织纤溶酶原激活药等。

2. 经皮冠状动脉介入（PCI）治疗：经皮穿刺冠状动脉腔内成形术加冠状动脉腔内支架置入术，用于药物治疗不能控制的心绞痛患者。

3. 冠状动脉旁路移植术：用于内科治疗无效或不宜 PCI 治疗者。

辨证与辨病相结合治疗冠心病心绞痛时，应根据病人的不同情况在辨证的基础上灵活组方遣药。如对于不稳定性心绞痛的患者，可加用三七；PTCA（经皮冠状动脉腔内成形术）再狭窄患者，伍用地龙行气活血，通络止痛；急性心肌梗死多合用左归饮；兼有湿热瘀阻，则选方"当归拈痛汤"常能取得显著疗效。在用活血化瘀法的同时，不能忽视痰浊湿阻，可用沉香、瓜蒌、半夏等，方药多佐用二陈汤、温胆汤等。可加用人参、黄芪、甘草等；素体阴虚者，可将方中人参改为南北沙参。女子多用当归、赤芍、川芎等养血活血。而男性多合并有肾虚，临证在活血止痛的基础上加用熟地黄、山药、山茱萸等。老年人心力衰竭则加入淫羊藿补肾壮阳。

（三）针灸疗法

1. 辨证分型：气滞血瘀、心阴亏虚、心阳不振、痰湿中阻、寒凝心脉。

2. 取穴：内关、心俞、膻中、通里、足三里、间使。

3. 手法：每次选用 4～5 穴，轮流使用，连续治疗 10 次后可停针数日，再行治疗。对心阳不振、寒凝心脉者可加灸法。

4. 加减：气滞血瘀配膈俞、阴郄；心阴亏虚配阴郄、太溪、三阴交；心阳不振配命门（灸）、巨阙；痰浊中阻配中脘、丰隆；寒凝心脉配关元（灸）、气海（灸）。

（四）外治法

1. 穴位敷贴

（1）心绞痛宁膏：每次 2 帖，贴敷于心前区，24 小时更换 1 次。

（2）麝香心绞痛膏：外敷于心前区痛处与心俞穴。

（3）补气活血软膏：将软膏贴于胸骨左缘及左第 2 肋间下 6 cm×6 cm 范围，每次 5 g，每日 2 次，15 天为 1 个疗程。

2. 耳针：可选心、皮质下、交感区等穴埋针或埋豆；自行按压刺激，亦可达到缓解疼痛的目的。

3. 按摩：以拇指或手掌按揉心俞、膈俞、厥阴俞、内关、间使、三阴交、心前区阿是穴，每次 10 分钟。

五、疗效判定标准

1. 有效：速效，5 分钟内止痛；中长效，心绞痛分级降低 1 级以上。

2. 显效

中医证候疗效判定：硝酸酯类药物用量降低一半及以上；休息时心电图为正常心电图，或 ST 段下降治疗后回升 0.05mV 以上。

（田洪义）

第三节 心律失常

一、概述

心律失常是指心脏起搏和传导功能紊乱而发生的心脏节律、频率或激动顺序异常，主要表现为心动过速、心动过缓、心律不齐和停搏。心律失常主要分为快速性心律失常和缓慢性心律失常两大类。心律失常的临床表现取决于节律和频率异常于血流动力学的影响，轻者出现心慌、心悸和运动耐量降低，重者可诱发或加重心功能不全，若出现心脏骤停可引起晕厥或心脏性猝死。

本病属于中医学"心悸""怔忡"等范畴，亦见于有关脉律失常（数、疾、迟缓、促、涩、代、结）等病篇中。主要病因为外邪侵袭、七情刺激、饮食不节、体质虚弱等，其病位在心，但与其他脏腑密切相关。心失所养、心脉瘀阻、脏腑功能失调是基本病机，心悸、怔忡、脉律失常是其共同表现。

二、病因病机

本病由于正气不足，外感时疫病毒，邪乘虚侵入人体，心血亏虚，心肌失养而发病。平素心虚胆怯，卒受外惊，或卒感疫邪，以致心惊神摇，不能自主，则心悸不已。《素问·举痛论》曰："惊则心无所依，神无所归，虑无所定，故气乱矣。"或心血不足，阴液亏损而致心悸。《丹溪心法》曰："怔忡者心虚，怔忡无时，血少者多。"或阳气不振，心气衰弱，或瘀血阻滞，心络闭塞，而致心悸。《伤寒明理论》曰："其气虚者，由阴气虚弱，心下空虚，内动而为悸也。"

本病一般有感冒发热等病史，语云："感冒为万病之源"，病初有发热，咽痛咽干，继之心悸失眠，自汗或盗汗，胸闷气短，胸背疼痛，腰酸乏力；检查有不同程度的心界扩大，心电图可见心肌缺血或心肌损伤、期外收缩、心动过速等。

三、诊断

1. 西医诊断：参考 2020 年《室性心律失常中国专家共识》《室上性快速心律失常治疗指南》。

（1）病史：涉及与心律失常相关症状及发作特点的病史。

（2）体格检查：心率及心律的改变，心音强度、有无杂音及附加音，心率和脉搏的关系，血压高低等。

（3）心电生理检查：发作期的心电图诊断、动态心电图、食管电生理检查、心腔电生理检查符合心律失常改变。

2. 中医诊断：参考中华中医药学会发布《中医内科常见病诊疗指南中医病证部分》。自觉心中跳动，惊慌不安，不能自主，可见结脉、代脉、促脉等脉象。常有情志刺激、惊恐、紧张、劳倦、烟酒、咖啡、浓茶等诱发因素。

3. 中医证候诊断

（1）心气不足证：心悸短气，疲倦乏力，头晕自汗，动则加剧，舌质淡红，舌苔薄白，脉虚无力或兼促、涩或结代。

（2）心神不宁证：心悸怔忡，善恐易惊，少受惊吓即坐立不安，失眠多梦，梦中惊醒，舌淡苔白，脉虚数或时有结涩。

（3）阴虚火旺证：心悸不宁，心烦易怒，失眠多梦，或有低热，或五心烦热，口舌干燥，小便黄短，大便干结，舌红少津，脉细数或促、涩。

（4）心血不足证：心悸眩晕，乏力，面色无华，唇色淡白，舌淡，脉细或结代。

（5）气阴两虚证：心悸怔忡，虚烦多梦，或自汗盗汗，或五心烦热，舌淡苔薄白，脉虚数或促、涩，结代。

（6）心脉瘀阻证：心悸不安，胸闷不舒，心前区刺痛，入夜尤甚，或见唇甲青紫，舌质紫暗或瘀斑、瘀点，脉涩或结代。

（7）痰扰心脉证：心悸胸闷，眩晕恶心，头重身倦，痰多咳嗽，舌苔浊腻，脉弦滑或涩、结代。

（8）心阳不足证：心悸不安，胸闷气短，面色苍白，畏寒肢冷，乏力气短，舌淡苔白，脉虚微或兼迟缓，或涩、结代。

（9）心阳虚脱证：心悸气短，四肢厥冷，冷汗淋漓，面色苍白，表情淡漠，脉疾数微弱欲绝，或怪乱，或促、涩而无力。

四、治疗

（一）辨证论治

1. 心气不足证

（1）治法：益气复脉。

（2）方药：益气复脉汤（验方）加减。人参 10 g，黄芪 25 g，麦冬 15 g，五味子 10 g，炙甘草

12 g, 当归 15 g, 熟地黄 15 g。兼有血瘀加丹参、三七；兼有脾虚加木香、砂仁；睡卧不安加茯苓、合欢皮。

2. 心神不宁证

（1）治法：养心安神，镇惊定悸。

（2）方药：安神复脉汤（验方）。磁石（先煎）30 g, 龙齿（先煎）30 g, 琥珀（冲服）1.5 g, 茯神 15 g, 石菖蒲 12 g, 人参 6 g, 远志 10 g, 柏子仁 12 g, 炙甘草 12 g, 麦冬 15 g。兼有自汗加黄芪、煅牡蛎；胃肠不适便溏者去磁石、远志、柏子仁，加益智仁、藿香。

3. 阴虚火旺证

（1）治法：清心复脉。

（2）方药：清心复脉汤（验方）。珍珠末（冲服）0.3 g, 生地黄 18 g, 酸枣仁 18 g, 当归 6 g, 麦冬 15 g, 柏子仁 12 g, 莲心 2 g, 苦参 12 g, 龙齿（先煎）30 g, 甘草 6 g。心气虚弱，疲倦乏力者加西洋参或太子参，心火炽盛者去当归加黄连。

4. 心血不足证

（1）治法：养血复脉。

（2）方药：养血复脉汤（验方）。当归 12 g, 熟地黄 15 g, 黄芪 20 g, 人参 6 g, 阿胶（烊化）10 g, 远志 10 g, 柏子仁 10 g, 酸枣仁 15 g, 木香（后下）10 g, 炙甘草 12 g。阴虚重者去当归加西洋参，熟地黄改生地黄，加麦冬、五味子；兼心虚胆怯者加生龙齿、珍珠末。

5. 气阴两虚证

（1）治法：益气养阴复脉。

（2）方药：生脉散（《备急千金要方》）。人参 10 g, 麦冬 15 g, 五味子 10 g。气虚甚者加黄芪；阴虚有热者加天冬、生地黄、黄连、莲心、苦参；肾阴不足者加龟甲、鳖甲；兼心脉瘀阻者加丹参、三七。

6. 心脉瘀阻证

（1）治法：活血复脉。

（2）方药：活血复脉汤（验方）。桃仁 12 g, 红花 12 g, 赤芍 12 g, 生地黄 18 g, 香附 12 g, 丹参 20 g, 当归 12 g, 延胡索 12 g, 三七粉 3 g, 佛手 12 g, 甘草 9 g。兼气虚者去香附、青皮，加党参、黄芪；兼阳虚者去青皮、生地黄、红花，加淫羊藿、熟附子、肉桂。若因瘀致虚，宜与补益方药联合应用，或在原方中减桃仁、红花、赤芍等，加黄芪、川芎、山茱萸等药。

7. 痰扰心脉证

（1）治法：涤痰复脉。

（2）方药：涤痰复脉汤（验方）。法半夏 15 g, 陈皮 10 g, 佛手 12 g, 胆南星 12 g, 党参 18 g, 茯苓 15 g, 石菖蒲 12 g, 甘草 6 g。气虚者加党参、黄芪；化热者加黄连、竹茹、枳实。

8. 心阳不足证

（1）治法：温阳复脉。

（2）方药：温阳复脉汤（验方）。熟附子（先煎）15 g, 干姜 10 g, 炙麻黄 9 g, 细辛 6 g, 炙甘草 12 g。气虚加人参、黄芪；血瘀加降香、当归、川芎；痰阻心脉加瓜蒌皮、薤白、法半夏、石菖蒲；兼阳虚水泛加茯苓皮、猪苓、泽泻、桂枝。

9. 心阳虚脱证

（1）治法：回阳固脱复脉。

（2）方药：固脱复脉汤（验方）。人参 20 g，熟附子（先煎）15 g，干姜 10 g，肉桂 3 g，黄芪 30 g，麦冬 15 g，五味子 10 g，煅龙骨（先煎）30 g，煅牡蛎（先煎）30 g，炙甘草 30 g。

（二）病证结合治疗

1. 药物治疗：根据心律失常的不同类型可以选择不同药理作用的抗心律失常中药和西药，以达到病证结合治疗心律失常的目的。

（1）抗快速心律失常药物：主要作用于心脏期前收缩、心动过速和心脏扑动或颤动的治疗。主按 Vaughan – Williams 分为 I 类（钠离子通道阻断药，I a 类包括奎尼丁、普鲁卡因胺、双异丙吡胺等，I b 类包括利多卡因、苯妥英钠、美西律，I c 类包括普罗帕酮、恩卡尼、氟卡尼等）、II 类（β 受体阻断药，代表药物美托洛尔、普萘洛尔）、III 类（钾离子通道阻断药，代表药物胺碘酮）、IV 类（钙拮抗药，代表药物维拉帕米、地尔硫草等）及其他（腺苷、洋地黄类）药物。

中药如苦参、莲心、缬草、当归、石菖蒲、山豆根、甘松、三七、延胡索、地龙、卫茅等有阻滞心肌细胞膜钠离子通道的药理作用；生脉散、葶苈子、北五加皮、蟾酥等能抑制心肌细胞膜 $Na^+ – K^+ –$ ATP 酶；佛手、淫羊藿、葛根能阻断 β 受体；拮抗钙通道药如粉防己、川芎、藁本、羌活、独活、红花、赤芍、丹参、茵陈、五味子；延长动作电位时程药物如黄杨木、延胡索、黄连、木防己等。

（2）抗缓慢性心律失常药物：包括 M – 胆碱受体阻断药（代表药物阿托品）、β 肾上腺素受体兴奋药（代表药物肾上腺素、异丙肾上腺素）以及其他药物（糖皮质激素、氨茶碱、烟酰胺、硝苯地平、甲状腺素等）。

在西药的基础上可选用兴奋 β 受体的中药，如麻黄、附子、细辛、吴茱萸、椒目、丁香等。

（3）病因治疗：病毒性心肌炎、心肌病所导致的心律失常，选用黄芪、淫羊藿或苦参、虎杖、射干等来清除病毒；冠心病所致心律失常，选用丹参、田七疏通心脉改善血供。

2. 非药物治疗

（1）电复律：适用于心室扑动或颤动；药物治疗无效，有明显血流动力学障碍的室性或室上性心动过速；病因得到控制，药物不能复律的心房扑动或颤动。

下列情况禁忌使用电复律：心腔内附壁血栓或 3 个月内发生过栓塞事件；心动过缓 – 心动过速综合征（又称快 – 慢综合征）、完全性房室传导阻滞、洋地黄中毒、电解质紊乱、风湿活动等导致的快速性心律失常。心室扑动或颤动紧急电复律无禁忌证。

（2）导管射频消融：适用于预激综合征合并阵发性房颤、房室折返性心动过速；房室折返性心动过速、房速、典型房扑和特发性室性心动过速反复发作者；非典型房扑发作频繁、心室率不易控制者；非瓣膜病性房颤药物治疗无效者。导管射频消融可引起多种并发症，目前用于治疗快速性心律失常疗效较好。

（3）外科手术治疗：较少采用。

（三）外治法

1. 耳针

（1）选耳穴的心、神门、交感点。用 5 分毫针刺入，留针 30 分钟，每次行针 10 分钟，中等刺激，适用室上性心动过速及室性心动过速。反复发作者可用耳穴埋针或耳穴压药，每 3 日更换 1 次。

（2）选耳穴：内分泌、心、神门、交感点、皮质下。用王不留行子贴压于耳穴上，每日按压 2～3 次，每次 15 分钟，10 次为 1 个疗程，治疗缓慢性心律失常。

2. 按摩

（1）取心俞、膈俞、至阳穴，采用点、按、揉等手法进行刺激，由轻至重，每日 1 次，每次 15 分钟，10 次为 1 个疗程，治疗缓慢性心律失常。

（2）病人仰卧，医生以拇指端顺时针按压左神藏穴或灵墟穴，治疗阵发性室上性心动过速。

（四）针灸疗法

1. 取穴内关、神门、郄门、厥阴俞、膻中，采用平补平泻法，留针 10～15 分钟，适用于各种期前收缩。

2. 独取膻中，用平补平泻法，留针 10～15 分钟，适用于阵发性心动过速。

3. 针刺双侧内关，新发病及年轻体力尚强者重刺激，留针 3～5 分钟；对久病体虚者用补法轻刺激，留针 10～15 分钟，适用于各种期前收缩。

五、疗效判定标准

1. 改善症状：按照中医证候积分量表进行积分评价。

2. 提高生活质量：基于患者报告结局的 PRO 量表及生活质量量表（SF－36 健康调查简表）评分进行评价。

3. 消除抗心律失常药物的不良反应，缩短治疗周期。

（朱珍琦）

第四节　心力衰竭

一、概述

心力衰竭（简称心衰）是由心脏结构或功能异常导致的一种临床综合征，是心血管疾病的严重阶段。由于各种原因的初始心肌损害（如心肌梗死、心肌炎、心肌病、血流动力负荷过重等）引起心室充盈和射血能力受损，导致心室泵血功能降低，患者主要表现为呼吸困难、疲乏和液体潴留。心力衰竭根据发生速度分为急性心力衰竭和慢性心力衰竭。

本病属于中医学"心力衰竭""心悸""怔忡""水肿""喘咳""痰饮""心痹"等范畴，发病病因有先天不足、外邪入侵、情志内伤及年老体衰等，此外，劳倦、饮食不节、妊娠、分娩等，皆可诱发或加重气血阴阳脏腑功能失调而加重心的损害。以上各种病因均可导致心之气血阴阳受损，脏腑功能失调，血脉通行受阻，水湿瘀血内停发而为病。本病的病机较复杂，病位在心，五脏俱损，虚实夹杂，标本并见。

二、病因病机

心脏与肺、脾、肾等脏腑相互依存，共同维持人体的生命活动。若心肺功能失调，则气血运行不畅，易导致心衰。例如，心阳虚衰会导致心脏收缩无力，不能将津液输送至心脏，从而引起心脉失养，进而出现心衰。此外，脾主运化，肾主水液代谢，若脾肾功能失调，水湿内停，也可加重心衰症状。长期情志不舒，如忧思过度、惊恐伤肾等，可导致气机紊乱，气血运行失常，进而引发心衰。情志因素与心脏功能密切相关，不良的情绪状态会影响心脏的正常运行。过食肥甘厚味会损伤脾胃的运化功能，导致水湿内停；饮食过咸则可能损伤肾阳，影响水液代谢，从而引发心衰。这些饮食习惯都会加重心脏的负担，导致心脏功能下降。过度劳累或长期从事重体力劳动会耗伤气血，损伤心脾，致使心脾功能失调。这种情况下，气血生化无源，心失所养，最终可能引发心衰。外邪如风寒、湿热等侵入人体，可导致气血运行不畅，从而引发心力衰竭。患者常出现恶寒、发热、咳嗽等症状，这是外邪侵袭的表现。

心气是推动血液运行的动力。当心气不足时，血液运行无力，可能导致心血瘀阻和心脏功能下降。心血瘀阻是心衰的重要病理环节。心血瘀阻表现为心脉不畅、心血运行受阻，这会进一步加重心脏的负担。心衰患者往往伴有水湿内停的症状，如水肿、腹水等。这是由于心脾肾功能失调导致水液代谢失常所引起的。阳气是人体生命活动的原动力。若阳气不足，心脏则难以维持正常的血液循环，从而引发心力衰竭。阳气虚衰表现为畏寒肢冷、神疲乏力等症状，会进一步影响心脏功能，从而加重心衰症状。

三、诊断

（一）西医诊断

参考中华医学会心血管病学分会 2024 年发布的《中国心力衰竭诊断和治疗指南》。

1. 主要条件：①阵发性夜间呼吸困难或端坐呼吸。②颈静脉怒张。③肺部啰音。④心脏扩大。⑤急性肺水肿。⑥第三心音奔马律。⑦静脉压增高 >1.57 kPa（16 cm H_2O）。⑧循环时间 >25 秒。⑨肝颈静脉反流征阳性。

2. 次要条件：①踝部水肿。②夜间咳嗽活动后呼吸困难。③肝大。④胸腔积液。⑤肺活量降低到最大肺活量的 1/3。⑥心动过速。⑦治疗后 5 天内体重减轻超过 4.5 kg。

同时存在 2 个主项或 1 个主项加 2 个次项，即可诊断为心力衰竭。

超声心动图指标为：①收缩功能，以收缩末及舒张末的容量差计算射血分数（EF 值），虽不够精确，但方便实用。正常 EF 值 >50%，运动时至少增加 5%。②舒张功能，目前大多采用多普勒超声心动图二尖瓣血流频谱间接测定心室舒张功能，心动周期中舒张早期心室充盈速度最大值为 E 峰，舒张晚期心室充盈最大值为 A 峰，E/A 为两者之比值。正常人 E/A 值不应小于 1.2，中青年应更大。舒张功能不全时，E 峰下降，A 峰增高，E/A 比值降低。

（二）中医诊断

1. 以胸闷气喘、心悸、水肿为主症。

2. 早期表现为劳累后气短心悸，或夜间突发喘咳惊悸、端坐后缓解。随着病情发展心悸频发，动则喘甚，或端坐呼吸，不能平卧，水肿以下肢为甚，甚则全身水肿；常伴乏力、腹胀等。

3. 多有心悸、胸痹、真心痛、心痹、心瘅等病史。

（三）中医证候诊断

参照《慢性心力衰竭中医诊疗专家共识》和《慢性心力衰竭中西医结合诊疗专家共识》。

1. 慢性稳定期

（1）心气阴虚证：心悸、气短、倦怠乏力，面色苍白，动辄汗出，自汗或盗汗，头晕，面颧暗红，夜寐不安，口干，舌质红或淡红，苔薄白，脉细数无力或结或代。

（2）气虚血瘀证：心悸、气短，面色晦暗，口唇青紫，颈静脉怒张，胸胁满闷，胁下痞块，或痰中带血，舌有紫斑、瘀点，脉细涩或结或代。

（3）心肾阳虚证：喘息，气短，咳逆倚息不得卧，畏寒肢冷，尿少，浮肿。唇青舌暗，舌苔薄白或白滑，脉沉、弱、细、结代或促。

（4）心肺气虚证：喘息，憋闷，动则加剧，心悸气短，疲倦乏力，自汗出。舌质淡，舌苔薄白，脉象沉、弱或结代。

（5）阴阳两虚证：咳逆，气喘，气短，乏力，心悸怔忡，口干舌燥，失眠盗汗，五心烦热，下肢水肿，舌质淡或红，舌苔薄，脉细弱、细数或结代。

2. 急性加重期

（1）阳虚水泛证：喘促气急，痰涎上涌，咳嗽，吐粉红色泡沫样痰，口唇青紫，汗出肢冷，烦躁不安，舌质暗红，苔白腻，脉细促。

（2）血瘀水停证：喘息气急，动则加剧，心悸怔忡，口唇发绀，两颧暗红，肌肤甲错，胁胀或有痞块，舌质暗红或有瘀斑，舌下脉络纡曲，舌苔薄腻或白腻，脉涩或结代。

（3）痰饮阻肺证：喘憋不得平卧，咳吐稀痰或如泡沫色白，心悸气短，胁胀，脘腹痞满，尿少、水肿。舌质淡，舌苔白腻或白滑，脉沉或弦滑。

（4）阳气虚脱证：喘息、气急，呼多吸少，不得平卧，烦躁不安，甚则谵妄，面色苍白或灰暗，汗出如油，四肢厥逆，舌质紫暗，舌苔少，脉虚数或微弱欲绝。

四、治疗

（一）辨证论治

1. 慢性稳定期

（1）心气阴虚证

1）治法：益气养阴。

2）方药：生脉散（《备急千金要方》）加减。

①生脉散：黄芪30 g，太子参30 g，麦冬15 g，五味子10 g，山茱萸20 g，丹参20 g，红花10 g，酸枣仁30 g，炙甘草10 g，茯苓15 g，酸枣仁30 g。

②加减：自汗者加浮小麦30 g，麻黄根15 g，煅龙骨30 g，煅牡蛎30 g；以盗汗为主者，加地骨皮15 g，生地黄15 g，桑叶15 g；若心悸早搏频作，加苦参15 g；若头晕明显，加沙苑子15 g，白蒺藜15 g，天麻12 g。

3）中成药：生脉饮口服液，每次10 mL，每日3次；滋心阴口服液，每次10 mL，每日3次；心元胶囊，每次4粒，每日3次。可应用生脉注射液、参麦注射液等。

（2）气虚血瘀证

1）治法：益气活血。

2）方药：补阳还五汤（《医林改错》）加减。

①补阳还五汤：生黄芪 30 g，川芎 10 g，桃仁 12 g，地龙 12 g，三棱 10 g，莪术 10 g，红花 10 g，炙甘草 10 g，当归 15 g，白芍 10 g，枳壳 10 g，桔梗 8 g，赤芍 10 g。

②加减：若胁下痞块坚硬，加生牡蛎 30 g，花粉 30 g，鳖甲 18 g；兼有黄疸，加茵陈 15 g，附子 10 g。

3）中成药：诺迪康胶囊，每次 1 粒，每日 3 次；益心舒胶囊，每次 4 粒，每日 3 次；血府逐瘀口服液，每次 10 mL，每日 3 次。可选用黄芪注射液、丹红注射液、丹参酮注射液等。

（3）心肾阳虚证

1）治法：温补心肾。

2）方药：参附汤（《妇人良方》）合金匮肾气丸（《金匮要略》）加减。

①药物：人参 18 g，炮附子 6 g，肉桂 5 g，生地黄 15 g，茯苓 15 g，山药 15 g，山茱萸 10 g，泽泻 10 g，牡丹皮 10 g。

②加减：水肿甚者，加葶苈子 15 ~ 30 g，车前子 30 g；胸胁疼痛者，加延胡索 10 g，醋三棱 10 g。

3）中成药：右归丸，每次 1 丸，每日 3 次；金匮肾气丸，每次 30 粒，每日 3 次。可选用参附注射液等。

（4）心肺气虚证

1）治法：补益心肺，固表平喘。

2）方药：保元汤（《博爱心鉴》）加减。

①保元汤：黄芪 20 g，党参 20 g，肉桂 5 g，生甘草 6 g，生姜 3 g，白术 10 g，茯苓 20 g，远志 10 g。

②加减：畏寒肢冷者加桂枝 6 ~ 10 g，炮附子 6 g；口唇发绀、胸胁疼痛者加丹参 15 g，川楝子 6 g，延胡索 10 g；气虚自汗者加防风 10 g、白术 15 g 益气固表；兼血瘀者加红花 10 g、赤芍 10 g 活血祛瘀。

3）中成药：补心气口服液，每次 10 mL，每日 3 次；心通口服液，每次 10 mL，每日 3 次。可选用黄芪注射液、参麦注射液等。

（5）阴阳两虚证

1）治法：温阳滋阴。

2）方药：济生肾气丸（《济生方》）合生脉散（《备急千金要方》）加减。

①药物：人参 10 g，麦冬 15 g，五味子 9 g，熟地黄 15 g，山药 30 g，山茱萸 10 g，泽泻 10 g，茯苓 20 g，牡丹皮 10 g，肉桂 5 g，炮附子（先煎）5 g，川牛膝 15 g，车前子（包煎）15 g。

②加减：咳逆倚息不得卧者，加葶苈子 15 g，大枣 7 枚；咳嗽、咯痰者，可加桑白皮 10 g，浙贝母 10 g；兼血瘀水停者加丹参 30 g，泽兰 15 g，益母草 30 g，活血利水。

3）中成药：右归丸，每次 1 丸，每日 3 次。

2. 急性加重期

（1）阳虚水泛证

1）治法：温阳利水，泻肺平喘。

2）方药：真武汤（《伤寒论》）合葶苈大枣泻肺汤（《金匮要略》）。熟附子 15 g，白术 15 g，白芍 15 g，猪苓 30 g，茯苓 30 g，车前子 30 g，泽泻 30 g，葶苈子 30 g，炙甘草 6 g，地龙 12 g，桃仁 12 g，煅龙骨 30 g，煅牡蛎 30 g。

3）中成药：芪苈强心胶囊，每次 4 粒，每日 3 次。可选用参附注射液等。

（2）血瘀水停证

1）治法：活血化瘀，利水平喘。

2）方药：膈下逐瘀汤（《医林改错》）加减。

①膈下逐瘀汤：当归 10 g，川芎 12 g，桃仁 9 g，红花 9 g，赤芍 12 g，延胡索 10 g，桂枝 10 g，茯苓 15 g，泽泻 10 g。

②加减：血瘀日久、积块坚实者，加三棱 10 g，莪术 10 g；气虚甚者，加太子参 20 g，生黄芪 30 g；兼肢寒怕冷者加附子 6～10 g，桂枝 10 g，通阳利水。

3）中成药：血府逐瘀口服液，每次 10 mL，每日 3 次；麝香保心丸，每次 1～2 丸，每日 3 次；心宝丸，每次 1～5 粒，每日 3 次；芪苈强心胶囊，每次 4 粒，每日 3 次。

（3）痰饮阻肺证

1）治法：温补肺肾，化痰利水。

2）方药：真武汤（《伤寒论》）合苓桂术甘汤（《金匮要略》）加减。

①药物：炮附子 6 g，肉桂 5 g，干姜 5 g，白术 10 g，茯苓 15 g，泽泻 10 g，车前子 30 g，炙甘草 10 g。

②加减：痰蕴化热可加生石膏 20 g，法半夏 9 g，黄芩 10 g；咯血或粉红色泡沫样痰，加三七粉 3 g 冲服；兼大便不通者加杏仁 10 g，桃仁 10 g，瓜蒌仁 30 g，肉苁蓉 15 g，润肠通便或加大黄 6～10 g 祛瘀通便。

3）中成药：醒脑静注射液、痰热清注射液。

（4）阳气虚脱证

1）治法：回阳救逆，益气固脱。

2）方药：参附龙牡汤（验方）合生脉散（《备急千金要方》）加减。

①药物：人参 15 g，炮附子 6 g，麦冬 30 g，五味子 10 g，龙骨 30 g，牡蛎 30 g。

②加减：血瘀者，加丹参 15 g，桃仁 9 g，牛膝 10 g；口唇发绀者，加丹参 15 g，生山楂 10 g；水肿者，加泽泻 10 g，车前子 15 g；兼大汗淋漓者加山茱萸 20 g，煅龙骨 30 g，煅牡蛎 30 g，敛汗固本。

（二）病证结合治疗

1. 病因治疗：对所有可能导致心脏功能受损的常见疾病如高血压、冠心病、糖尿病、代谢综合征、风湿性心脏病等，在尚未造成心脏器质性改变前即应早期进行有效治疗。对于少数病因未明的疾病如原发性扩张型心肌病等亦应早期干预，从病理生理层面延缓心室重塑过程。

2. 消除诱因：控制感染，警惕持续发热患者发生心内膜炎的可能；控制心律失常。

3. 药物治疗

（1）利尿药：常用噻嗪类和襻利尿药，氢氯噻嗪每日 25～50 mg，或呋塞米每日 20～100 mg。可配合利尿作用较强的中药，如茯苓皮、猪苓、泽泻、车前草等，可根据中医辨证选择中药。

（2）β 受体阻断药：多选用酒石酸美托洛尔片，每日 6.25～50 mg，分 3 次口服；富马酸比索洛尔片，每次 2.5 ~ 10 mg，每日 1 次；卡维地洛片，每次 5 ~ 25 mg，每日 2 次。具有 β 受体阻断药作用的中药如佛手、淫羊藿、葛根、灵芝等。

（3）肾素－血管紧张素系统（RAS）转换酶抑制药：主要选用血管紧张素转化酶抑制剂（ACEI），福辛普利每日 5 ~ 40 mg，每日 1 次。如 ACEI 不耐受，可给予 ARB 类，缬沙坦每次 20 ~ 80 mg，每日 1 ~ 2 次，或氯沙坦每次 25 ~ 100 mg，每日 1 次。具有 ACEI 样作用的中药有黄精、白果、地龙、豨莶草，具有 ARB 样作用的中药有黄芪、何首乌、白芍、泽泻、海金沙、青风藤、胆南星、法半夏、瓜蒌、青木香、野菊花、细辛等，可辨证选用。

（4）洋地黄类：地高辛片，每次 0.125 mg，每日 1 次。附子、夹竹桃、万年青、羊角拗、福寿草、八角枫、铃兰、北五加皮、葶苈子等皆含有强心苷，但不良反应大，应用应谨慎。

（5）醛固酮受体拮抗药：螺内酯，每次 10 ~ 20 mg，每日 1 次。

（6）根据患者情况选用血管扩张药（硝酸甘油、硝普钠）以改善症状，在血压难以控制时，可适当考虑钙拮抗药如氨氯地平和非洛地平。在辨证用药的基础上选加具有血管扩张作用的中药如人参、天麻、白术、川芎、肉桂、益母草、鹿衔草等。终末期患者可短期应用具有正性肌力作用的药物，如多巴胺、多巴酚丁胺、米力农等。

（三）并发症治疗

对于心力衰竭患者出现利尿药抵抗、肺部感染、低血压状态、胃肠功能紊乱、心律失常等并发症时，应重视中医药的早期介入，重视中医特色治疗，其效果较理想。

1. 合并利尿药抵抗：心力衰竭合并利尿药抵抗以阳虚水泛、瘀血内停较为常见。原有心系病症且症见肢体全身水肿，心悸胸闷，喘促，四肢沉重疼痛，食欲差，小便短少，舌质淡胖，苔白或有瘀斑，脉沉迟无力或结代。治宜温阳益气，活血利水，如猪苓、茯苓、泽泻、桂枝、葶苈子、车前子等。方剂可选用疏凿饮子或导水茯苓汤。

2. 合并肺部感染：加中药可减轻症状，促进炎症吸收，减少抗生素使用。轻度肺部感染可以纯中医治疗，一般以夹痰为主，在原方基础上加用黄芩、瓜蒌皮、桑白皮、鱼腥草、浙贝母、杏仁、紫苏子、白芥子等。

3. 合并低血压状态：可加回阳救逆、益气固脱中药，如红参、熟附子、黄芪、山茱萸等。

4. 合并胃肠道症状：心力衰竭患者胃肠瘀血，予以中药治疗改善症状，可在原方基础上加用降气止逆类中药，如厚朴、法半夏、生姜、木香、旋覆花、代赭石等。

5. 合并心律失常：出现非致命性心律失常时，在原方辨证的基础上加减。快速心律失常加珍珠母、黄连、苦参、酸枣仁、柏子仁；缓慢性心律失常加入炙麻黄、熟附子、细辛。

（四）外治法

1. 耳穴：取肾上腺、皮质下、心、肺、内分泌，两耳交叉取穴，适当刺激后间歇留针 2 ~ 4 小时。

2. 灸法：灸神阙、气海、关元，以回阳固脱。

3. 穴位注射：以当归注射液，取穴内关、间使、定喘、肺俞、心俞，每穴注入 0.5 mL，每日 1 次，10 天为 1 个疗程。

4. 足浴疗法：制附子、桂枝、红花、鸡血藤、芒硝。可用市售足浴理疗盆，加入足疗药，洗按足部，足反射区电动按摩，每日 1 次，每次 30 分钟。

5. 穴位贴敷：以白芥子、延胡索、甘遂、细辛等作为基本处方，粉碎研末后加姜汁调匀放在专用贴敷膜上；选取心俞、内关、神阙、膻中、肺俞、关元、足三里等穴位。患者取坐位，穴位局部常规消毒后，取药贴于相应穴位，4～12 小时后取下即可。

（五）针灸疗法

主穴选内关、间使、通里、少府、心俞、神门、足三里。辨证取穴：水肿取水分、水道、阴陵泉、中枢透曲骨，或三阴交、水泉、飞扬、复溜、肾俞，2 组穴位交替使用；咳嗽痰多取尺泽、丰隆；嗳气腹胀取中脘；心悸不眠取曲池；喘不能平卧取肺俞、合谷、膻中、天突。每次取穴 4～5 个，每日 1 次，7～10 天为 1 个疗程，休息 2～7 天再行下 1 个疗程。

（六）运动疗法

采用步行训练，最初 1 周内进行步行训练，运动宜采取间歇形式，开始 5～10 分钟，每运动 2～3 分钟休息 1 分钟，运动时间可以按 1～2 分钟的长度逐渐增加至 6 分钟以上。运动应为低水平的，靶心率比立位休息心率多 10～20 次/分，开始几天，不超过休息心率 5～10 次/分。在病情稳定、功能贮量增加以后，运动强度可逐渐增加。治疗过程中每周评价病人的一般情况，调整治疗计划，不能耐受者退出。慢性心力衰竭患者安全而有效的目标心率的计算方法为：（负荷试验中的最大心率 − 静息心率）× 0.6（或 0.8）+ 静息脉率。服用血管扩张药和运动的时间应尽量错开，以避免出现血压下降等危险。运动的热身和恢复时间应该延长，因为心功能减退，运动反应较慢。作为运动强度指标，因为心力衰竭病人运动心率反应欠佳，比较容易产生劳累性低血压，故进行血压、自感劳累强度、心电图监测更为重要。这时运动的自感劳累强度应为 12～14 级。

五、疗效判定标准

1. 减少西药用量，减轻西药不良反应。
2. 降低并发症发生风险。
3. 减少再次住院率。

（刘昊雯）

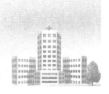

第四章 消化系统病证

第一节　慢性胃炎

一、概述

慢性胃炎是胃黏膜在各种致病因素作用下所发生的慢性炎症性病变或萎缩性病变。目前对其命名和分类尚缺乏统一认识，一般分为慢性非萎缩性胃炎和慢性萎缩性胃炎。慢性胃炎无典型及特异的临床症状，大多数患者表现为消化不良的症状，如进食后觉上腹部饱胀或疼痛、嗳气、泛酸等，尤其是萎缩性胃炎患者，主要表现为胃部似有物堵塞感，但按之虚软。本病属于中医学"胃脘痛""胃痞病"的范畴。

本病发病率极高，在各种胃病中居首位，占接受胃镜检查患者的80%～90%，男性多于女性，且其发病率有随年龄增长而有所升高的趋势。其病因迄今尚未完全明确。一般认为物理性、化学性及生物性有害因素持续反复作用于易感人体即可引起胃黏膜慢性炎症。已明确的病因包括胃黏膜损伤因子、幽门螺杆菌（HP）感染、免疫因素、十二指肠液反流、胃窦内容物潴留、细菌病毒和其毒素、年龄因素和遗传因素。

二、病因病机

胃脘痛发生的常见原因有寒邪客胃、饮食伤胃、肝气犯胃和脾胃虚弱等。胃主受纳腐熟水谷，若寒邪客于胃中，寒凝不散，阻滞气机，可致胃气不和而疼痛；或因饮食不节，饥饱无度，或过食肥甘，食滞不化，气机受阻，胃失和降引起胃脘痛；肝对脾胃有疏泄作用，如因恼怒抑郁，气郁伤肝，肝失条达，横逆犯胃，亦可发生胃脘痛；若劳倦内伤，久病脾胃虚弱，或禀赋不足，中阳亏虚，胃失温养，内寒滋生，中焦虚寒而痛；亦有气郁日久，瘀血内结，气滞血瘀，阻碍中焦气机，而致胃脘痛发作。总之，胃脘痛发生的病机分为虚实两端。实证为气机阻滞，不通则痛；虚证为胃腑失于温煦或濡养，失养则痛。

（一）实证

主症为上腹胃脘部暴痛，痛势较剧，痛处拒按，饥时痛减，纳后痛增。

兼见胃脘痛暴作，脘腹得温痛减，遇寒则痛增，恶寒喜暖，口不渴，喜热饮，或伴恶寒，苔薄白，脉弦紧者，为寒邪犯胃；胃脘胀满疼痛，嗳腐吞酸，嘈杂不舒，呕吐或矢气后痛减，大便不爽，苔厚腻，脉滑者，为饮食停滞；胃脘胀满，脘痛连胁，嗳气频频，吞酸，大便不畅，每因情志因素而诱发，心烦易怒，喜太息，苔薄白，脉弦者，为肝气犯胃；胃脘痛拒按，痛有定处，食后痛甚，或有呕血便黑，舌质紫暗或有瘀斑，脉细涩者，为气滞血瘀。

（二）虚证

主症上腹胃脘部疼痛隐隐，痛处喜按，空腹痛甚，纳后痛减。

兼见泛吐清水，喜暖，大便溏薄，神疲乏力，或手足不温，舌淡苔薄，脉虚弱或迟缓，为脾胃虚寒；胃脘灼热隐痛，似饥而不欲食，咽干口燥，大便干结，舌红少津，脉弦细或细数，为胃阴不足。

三、诊断

（一）症状

慢性非萎缩性胃炎缺乏特异性症状，症状的轻重与胃黏膜的病变程度并非一致。大多数患者常无症状或有程度不同的消化不良症状，如上腹隐痛、食欲减退、餐后饱胀、反酸等。萎缩性胃炎患者可有贫血、消瘦、舌炎、腹泻等，个别患者伴黏膜糜烂者上腹痛较明显，并可有出血。本病进展缓慢，常反复发作，中年以上好发病，并有随着年龄增长而发病率增加的倾向。部分患者可无任何症状，多数患者可有不同程度的消化不良症状，体征不明显。各型胃炎其表现不尽相同。

1. 慢性非萎缩性胃炎：可有慢性不规则的上腹隐痛、腹胀、嗳气等，尤以饮食不当时明显，部分患者可有反酸，上消化道出血，此类患者胃镜证实糜烂性及疣状胃炎居多。

2. 萎缩性胃炎：不同类型、不同部位其症状亦不相同。胃体胃炎一般消化道症状较少，有时可出现明显厌食、体重减轻，舌炎、舌乳头萎缩。萎缩性胃炎影响胃窦时胃肠道症状较明显，特别有胆汁反流时，常表现为持续性上中腹部疼痛，于进食后即出，可伴有含胆汁的呕吐物和胸骨后疼痛及烧灼感，有时可有反复小量上消化道出血，甚至出现呕血现象。

（二）体征

慢性胃炎大多无明显体征，有时可有上腹部轻压痛。

（三）辅助检查

1. 实验室检查

（1）胃酸：浅表性胃炎胃酸正常或略低，而萎缩性胃炎则明显降低，空腹常无酸。

（2）胃蛋白酶原：由主细胞分泌，在胃液、血液及尿中均可测得。蛋白酶水平高低基本与胃酸平行。但主细胞比壁细胞数量多，所以在病态时，胃酸分泌常常低于蛋白酶原的分泌。

（3）促胃液素：由胃窦 G 细胞分泌。促胃液素能促进胃液特别是胃酸分泌，由于反馈作用胃酸低时促胃液素分泌增多，胃酸高时促胃液素分泌减低。此外，血清促胃液素高低与胃窦黏膜有无病变关系密切。无酸的患者理应促胃液素升高，但若不高说明胃窦黏膜病变严重 G 细胞减少。

（4）幽门螺杆菌检查：可通过培养、涂片、尿素酶测定等方法检查。

（5）其他检查：如壁细胞抗体、内因子抗体或胃泌素抗体等。

2. 影像学检查

（1）胃镜检查：悉尼分类系统对胃镜检查的描述词做了一系列的规定，包括对水肿、红斑、脆性、渗出、扁平糜烂、隆起糜烂、结节、皱襞肥大、皱襞萎缩、血管透见及出血点的描述。

浅表与萎缩两型胃炎胃镜诊断与病理诊断的符合率为 60%～80%。但胃镜所见与病理所见尚无一致规律，也难以用病理变化来解释胃镜所见如花斑样潮红、血管透见等。

（2）X线检查：浅表性胃炎X线无阳性发现。萎缩性胃炎可见皱襞细小或消失，张力减低。黏膜的增生肥厚易被认为是肿瘤。胃窦部黏膜粗乱常诊断为肥厚性胃炎但不能被活组织检查证实。

四、鉴别诊断

1. 胃癌　慢性胃炎之症状如食欲不振、上腹不适、贫血等少数胃窦胃炎的X线征与胃癌颇相似，需特别注意鉴别。绝大多数患者做纤维胃镜检查及活检有助于鉴别。

2. 消化性溃疡　两者均有慢性上腹痛，但消化性溃疡以上腹部规律性、周期性疼痛为主，而慢性胃炎疼痛很少有规律性并以消化不良为主。鉴别依靠X线钡餐透视及胃镜检查。

3. 慢性胆道疾病　如慢性胆囊炎、胆石症常有慢性右上腹痛、腹胀、嗳气等消化不良的症状，易误诊为慢性胃炎。但该病胃肠检查无异常发现，胆囊造影及B超异常可最后确诊。

4. 其他　如肝炎、肝癌及胰腺疾病亦可因出现食欲不振、消化不良等症状而延误诊治，全面细微的查体及有关检查可防止误诊。

五、治疗

（一）治疗原则

本病以疏肝健脾、和胃止痛为论治原则。

（二）辨证论治

1. 脾胃虚弱（虚寒）证

（1）主症：胃脘部隐隐作痛，得温痛减，口中和，喜热饮，或伴恶寒，舌淡胖边有齿痕，苔薄白，脉弦紧。

（2）治法：温中健脾，和胃止痛。

（3）主方：香砂六君子汤（《医方集解》）或黄芪建中汤加减。

（4）药物：党参、炒白术、茯苓、法半夏、陈皮、木香、砂仁（后下）、干姜、炙甘草。

2. 肝胃不和（或肝胃气滞）证

（1）主症：上腹胃脘部暴痛，痛势较剧，痛处拒按，饥时痛减，口干口苦，苔薄白，脉弦紧。

（2）治法：疏肝和胃，理气止痛。

（3）主方：柴胡疏肝散（《景岳全书》）。

（4）药物：柴胡、香附、川芎、陈皮、枳壳、白芍、甘草。

3. 脾胃湿热证

（1）主症：胃脘疼痛、嘈杂，痛势绵绵，纳后痛增，口干而不欲饮，苔白厚腻或黄腻，脉弦滑。

（2）治法：清热除湿、理气和中。

（3）主方：连朴饮（《霍乱论》）加减。

（4）药物：黄连、厚朴、石菖蒲、制半夏、炒栀子、芦根、茵陈、生薏苡仁、炒莱菔子。

4. 胃阴不足证

（1）主症：胃脘疼痛、嘈杂，口干而不欲饮或饮而口渴不减，苔白少津或少苔，脉细。

（2）治法：养阴益胃，和中止痛。

（3）主方：益胃汤（《温病条辨》）加减。

（4）药物：北沙参、生地、麦冬、白芍、川楝子、石斛、当归、甘草。

5. 胃络瘀阻证

（1）主症：胃脘部刺痛，痛势较剧，痛处不移，痛而拒按，舌边夹瘀斑瘀点，苔白，脉弦细涩。

（2）治法：活血通络止痛。

（3）方药：丹参饮合失笑散加减。

（4）药物：丹参、砂仁（后下）、蒲黄、莪术、五灵脂、三七粉（兑服）、延胡索、川芎、当归。

（三）其他疗法

1. 中成药

（1）脾胃虚弱（寒）型：温胃舒胶囊或养胃舒胶囊每次 3 粒，每天 3 次；胃康胶囊日服 3 次，每次 2 粒；参附注射液 20 ~ 50 mL 静脉滴注，连续使用 10 ~ 14 天；益气复脉针 20 mL 静脉滴注，连续使用 10 ~ 14 天；生脉/参麦针 20 ~ 50 mL 静脉滴注，连续使用 10 ~ 14 天。

（2）肝胃气滞型：气滞胃痛颗粒每次 5 g，每日 3 次；荆花胃康丸每次 2 粒，每天 3 次；胆胃康胶囊日服 3 次，每次 2 粒；枳术宽中胶囊每次 3 粒，每日 3 次。血栓通注射液、丹参川芎嗪注射液、丹红注射液等均可使用。

（3）脾胃湿热型：三九胃泰颗粒、荆花胃康丸、肠胃舒胶囊等成药可用。丹红注射液、血必净注射液、丹参川芎嗪针等可使用。

（4）胃阴不足型：养胃舒胶囊每次 2 粒，每天 3 次；猴头菌颗粒每次 1 包，每日 3 次；延胡胃安胶囊每次 2 粒，每天 3 次；生脉/参麦针 20 ~ 50 mL 静脉滴注，连续使用 10 ~ 14 天。

（5）胃络瘀阻证：胃复春片、复方胃痛田七胶囊及参芎葡萄糖注射液，丹红注射液、血栓通注射液、丹参川芎嗪注射液等均可使用。

2. 其他中医综合疗法

（1）针灸治疗胃脘痛是目前主要的外治法之一，具有经济、方便、安全的优势。一些临床报道证明针灸对胃肠道功能具有双向调节作用，尤其对胃动力具有良好的双向调节功能，可能是改善慢性胃炎症状的病理基础，但同样缺乏严格的随机对照试验（RCT）证据。体针疗法取穴中脘、内关、胃俞等，根据证型可适当加减。如肝胃不和，可加肝俞、太冲、行间；脾胃虚弱，可加脾俞、气海；胃阴不足，可加三阴交、太溪；虚证用补法，其他证型用平补平泻，每日或隔日 1 次，10 次为一疗程，疗程间隔 3 ~ 5 天。

（2）穴位贴敷治疗：一是中药穴位给药，用芳香走窜之品渗透皮肤，使诸药通过经络传导，运行周身，以调整脏腑阴阳气血，扶正祛邪，从而改善临床症状。我们分别采用胃寒贴、胃热贴敷膏治疗胃脘痛患者 1 220 例，自 2018 年临床运用 5 年来，贴敷组临床总有效率达 93%，与内服传统方药、无穴位敷贴的对照组疗效出现明显差异，说明中药内服加外治法治疗胃脘痛疗效有明显提高。二是采用"穴位敷贴治疗贴"敷贴于上脘穴、神阙穴、关元穴等，对改善慢性胃炎引起的胃脘痛、上腹饱胀感、不思饮食等症已在临床证实是有益的，而且携带方便、使用便捷。

（3）耳穴：使用王不留行籽贴耳穴，主穴为胃、脾、皮质下、十二指肠、交感，配穴为肝、神门。

3. 药膳疗法

药膳是在中医药学理论指导下，采用天然药物与日常食物，尤其是具有药用价值的食物，按一定配伍规则合理配制，烹制成既美味可口又有一定疗效和养生作用的特殊膳食。其药性、食性兼而取之，两者相辅相成地发挥着药物和食物综合作用，慢性浅表性胃炎临床上多有食欲不振、纳少等消化不良症状，且本病反复发作，长期服药又极易败伤胃气，因而施用药膳治疗本病尤为适宜，不仅可以祛病疗疾，还可收"淡食以养胃"之功，一举两得。

（1）白术猪肚粥：传统的中药方剂，来源于《圣济总录》，用于慢性浅表性胃炎之脾胃虚弱的食欲不振。

①原料：白术 30 g，槟榔 10 g，生姜 10 g，猪肚 1 个，粳米 100 g，葱白 3 根切细，盐少许。

②做法：将以上三味药捣碎，猪肚洗净去涎滑，纳药于猪肚中并缝口，以水煮猪肚至熟，取汁，将粳米及葱白共入汁中煮粥，并加盐。

（2）玉竹粥：玉竹又称葳蕤，自古以来人们就把它当作滋补强壮、延年益寿药使用，不仅有补益作用，还有美容之功。玉竹含有铃兰苦苷、铃兰苷、黏液质、蛋白质、淀粉、维生素等成分。现代药理研究证明，玉竹还有强心、降血糖等功效，适用于胃火炽盛或阴虚内热、消谷善饥之胃炎患者。因其滋腻，故胃部饱胀、口腻多痰、舌苔厚腻者忌服。

①原料：玉竹 20 g（鲜玉竹 60 g），粳米 100 g，冰糖适量。

②做法：将玉竹洗净，切片，放入砂锅内，加水煎取浓汁，去渣。将米洗净，连同煎汁放入砂锅内，加入适量水，用大火煮沸，改为小火煮约 30 分钟成粥，用糖调味即可。

（3）橘皮粥：适用于肝气犯胃之胃脘胀痛、食后尤甚不适者。橘皮 15 g（切碎），白米 60 g，同煮粥食。

4. 名老中医经验方

（1）李乾构教授经验：李乾构是主任医师，教授，研究生导师，国家第三批名老中医药专家。1964 年毕业于广州中医学院，分配到北京市中医院工作，至今已多年，精通中医基础理论，积累了丰富的临床经验。李老认为本病病位在胃，与肝脾有关；病机特点是本虚标实，本虚为脾胃虚弱，标实为气血痰湿食等郁滞中焦，气机不通；治疗时应健脾和胃，理气降逆。

①健脾土，助中运，《金匮要略》谓"四季脾旺不受邪"。脾主运化，脾气健则运化功能正常，水谷精微才能转输于全身，糟粕才得以排出体外。治疗时李老以四君子汤加减，以健脾补气，助运和中。

②疏肝气，调气机，《素问·宝命全形论》谓"土得木则达"。清中医世家唐容川云"木之性主疏泄，食之入胃，全赖肝之气以疏泄，而水谷乃化，若肝不疏泄水气，渗泄中满之证在所难免"。肝主疏泄，调畅气机，肝气不舒，则气机郁滞，横逆犯胃，胃失和降而成痞。治疗时可加柴胡、郁金、木香、枳实、厚朴等以疏肝理气，调畅气机。

③降胃气，理中焦，胃主和降，以降为顺。胃失和降，则气机不畅，糟粕无以排出，浊气上逆，而发为痞证，出现嗳气、呃逆等症，如《素问·宣明五气》篇所说："胃为气逆、为哕。"治疗时可加旋覆花、代赭石、炒莱菔子、降香，以和胃降逆，调理中焦。

④祛瘀血，养胃络，胃为多气多血之腑，脾为统血之脏，脾虚统摄失职，血液离经留滞脉管内外可致血瘀，气虚无力鼓动血液运行或肝郁气滞也可致血瘀。功能性消化不良发病时间长，多有瘀血在内。治疗时应适当加用活血祛瘀药，如丹参、酒军（熟地黄）之类以祛瘀生新，养胃通络。

（2）余绍源教授经验方：益胃饮。

余绍源教授是主任医师，博士研究生导师，广东省名中医，广东省中医药学会消化病专业委员会主任委员，享受国务院特殊津贴者。益胃饮组成：乌梅、石斛、太子参、山药、山楂、沙参、麦冬、生地黄、地骨皮；功效：养阴益胃；主治：胃部灼热疼痛、餐后饱胀、口干舌燥、大便干结；临床运用：本方适用于慢性萎缩性胃炎、胃酸偏低者，或慢性胃炎的中晚期。

（3）毛水泉教授经验：毛水泉主任中医师，毕业于浙江中医药大学，是绍兴市医学重点学科——脾胃病专科学科带头人。

①疏肝理气：毛老十分重视肝气在慢性胃炎发病机制上的作用，认为胃为气血之腑，以气血调畅为贵，而气血调畅赖肝之疏泄，若肝郁气滞，横逆犯胃，胃中气机阻滞，不通则痛。治以疏肝和胃，调理气机。药用柴胡疏肝理气而解郁结为主药；枳壳归脾胃经，理气宽中，消除胀满；白芍平肝敛阴以止痛；青皮疏肝破气沉降下行。共奏疏肝理气、降逆和胃之功效。另外，毛老喜用三棱、莪术，谓其性近和平，性非猛烈而建功甚速，实为经验之谈。

②健脾和胃：毛老认为，慢性脾胃病病程长，"久病必虚"。由于脾胃虚弱，运化无力，气机运化失调，而产生气滞、食滞等；同时脾失健运，湿从内生，积滞和湿瘀均可阻滞中焦，影响气机的升降，日久则气滞血瘀；郁久化热，又可产生湿热；食滞、湿瘀、气滞、血瘀反过来又会损伤脾胃，加重脾胃虚弱，从而形成恶性循环。气虚之甚即阳虚，脾胃虚弱进一步发展为脾胃虚寒。因此，脾胃虚弱是慢性脾胃病之根本，而健脾助运法常作为治疗慢性胃炎的大法。毛老临证常选生黄芪、党参、白术、茯苓、甘草等，取参苓白术散之意，使脾升胃降，枢机运转正常，气血生化有源，则病邪可祛。

③活血化瘀：毛老认为，胃脘久痛不愈，必有瘀血阻滞脉络，用活血化瘀法。若血瘀症状明显，见胃脘痛有定处，痛时拒按，或如针刺，或如刀割等，毛老常用失笑散合金铃子散加减治之。血瘀症状不明显，则在其他组方中加入活血化瘀之品。毛老善用丹参，取其破宿瘀以生新血，功兼四物，既可活血又可养血；又喜用乳香、没药，认为乳香善通窍以理气，没药善化瘀以理血，两药合用，对胸腹诸痛有明显的理气活血、化瘀止痛之功。

④滋养胃阴：胃阴不足，其症多见胃脘隐隐灼痛，咽干口燥，嘈杂易饥或饥而不欲食，大便干燥，舌红少津，脉细；治法养阴益胃，常用沙参麦冬汤加减治疗。临证可配伍石斛、白芍、乌梅、麦芽、炙甘草，取酸甘化阴之义。毛老认为，此法亦可治疗脾阴不足，症见纳食减少或食后腹胀，舌干少津，形瘦，甚或皮肤粗糙，倦怠乏力，大便秘结，脉软弱数。

（4）朱建华教授经验：朱建华教授是北京中医药大学东直门医院消化内科主任医师，硕士研究生导师，从事中医内科消化专业临床及教学工作多年，学验俱丰。

朱建华主任治疗慢性胃炎，认为应从正邪两端入手，严格运用辨证分型，在经典方药的基础上灵活应变，有针对性地诊断治疗。

临床治疗慢性胃炎加减用药时应注意：一注意"灵通"，二注意"升降"，三要在辨证用药的同时，注意结合辨病用药。因本病虽然重在于脾胃，而实与肝郁气滞血瘀有关。本病常见食后饱胀、嗳气、泛酸、胃痛等症状，若用药不注意轻灵流通，则可使症状加重。因此，虽见脾胃气虚而用党参、黄芪、白术、甘草之类以益气健脾，也须配以陈皮、半夏、木香之属以理气和胃；虽见胃阴亏虚而用石斛、麦冬、沙参等品以清养胃阴，亦当佐以川楝子、绿萼梅、佛手等药以疏肝醒胃。同时在选择灵通药物中，要善于运用活血化瘀药，丹参、赤芍可以优先选用。莪术、红花亦有很好的化瘀止痛的效果。其次，由于脾气宜升，胃气宜降，若脾之清气不升，则见中满腹胀，泄泻；胃之浊气不降，则见呕吐，嗳气，泛酸。升提药与益气药同用，如升麻、柴胡、党参、黄芪、枳实等。枳实用于补气升清，可与参、芪、升、柴相配；用于破气降气，可与青皮、降香、厚朴、川楝子相配。和降药与泻肝药同用，如旋覆花、川楝子、左金丸等。偏寒者加生姜、紫苏；偏热者加竹茹、连翘。在提升或和降中，均可配伍白芍，柔养以制肝木之旺，有很好的缓急止痛作用。在辨证用药的同时，还必须注意辨病用药。本病常兼有肝失于疏泄，可以影响胃液的正常分泌。如胃酸过多，可选用煅瓦楞子、煅乌贼骨以制酸；胃酸过少或缺如，可选用山楂、乌梅、木瓜等以助酸。胆汁反流性胃炎，常因为肝失于疏泄，使胆汁的正常排泄受到障碍，导致胆汁郁遏而反流，可以选用柴胡、郁金等疏利肝胆。慢性萎缩性胃炎，如经病理学检查，见肠上皮化生，可选用生薏仁、莪术等，以防恶变。一般认为莪术破血祛瘀作用较峻，其实药性平和，本品含芳香挥发油，能直接兴奋胃肠道，有很好的健胃作用，化瘀消痞，止痛作用颇佳。在治疗慢性胃炎中，可以配合一些清热药，蒲公英最为适宜，清热而不甚苦寒，且有健胃作用。

除了必要的药物治疗外尚应医嘱患者改变饮食习惯，适度锻炼，劳逸结合，避免饮食过冷、过热、过硬，保持心情愉快。只要认真调养，正确用药，即能达到良好的治疗作用。

（5）龙祖宏教授经验：龙祖宏教授是云南省中医医院内科主任医师，教授，国家级名老中医，从事中医内科脾胃肝胆病临床及教学工作50余年，学识渊博，临证经验丰富。1999年被遴选为全国第二批名老中医药专家之一，第二批、第三批国家中医药管理局"全国老中医药专家学术经验继承工作"导师，共带徒6人。他的肝病研究曾获得中医研究院和北京中医药管理局授予的科技进步奖。

龙老临证治疗胃脘痛时，强调因时因人辨证论治，同时又强调应重视肝肾之滋养，重视调畅气机，临床要注意维系先后天之平衡，调阴阳气血以达阴平阳秘；调脾胃气机的升降，以平为安。"内伤脾胃，百病乃生"，健脾和胃，调和升降为治疗脾胃病的基本大法，治本以调补脾胃，治标以通为要。在龙老学术思想指导下，我院内科提炼出胃脘痛四大治法——"健脾提升、燥脾和胃、淡渗甘缓、疏利清凉"。

六、预防

饮食有节，防止暴饮暴食，宜进食易消化的食物，忌食生冷、粗硬、酸辣刺激性食物。特别要注意腹部保暖，早饭不仅必须吃，而且最好是温热的。

根据不同证型进行辨证论治，积极进行饮食指导，注重为患者进行心理疏导，调畅情志，尽量避免烦恼、忧虑，保持乐观情绪。必要时请脑病科医生会同处理患者的焦虑－抑郁状态。

七、疗效判定标准

1. 为增加中西医同行认同性，便于国内外交流，目前以主要症状疗效评价、证候疗效评定、胃黏膜组织学评价、生活质量评价等标准进行综合判断。用于临床研究可以采用主要症状疗效评价、证候疗效评定、胃黏膜组织学评价；用于科学研究则需要采取综合判断标准。

2. 胃黏膜组织学疗效评定

（1）临床痊愈：活检组织病理证实胃镜所见，腺体萎缩、肠化和异型增生消退或消失。

（2）显效：活检组织病理证实胃镜所见，腺体萎缩、肠化和异型增生恢复或减轻达两个级度以上。

（3）有效：活检组织病理证实胃镜所见，急、慢性炎症减轻一个级度以上。

（4）无效：未达到有效标准。

3. 生活质量评价：中医药治疗慢性胃炎可以改善患者的生活质量，目前国内采用汉化版 SF－36 健康调查量表进行评价较普遍，但缺乏中医特色；患者报告结局指标（PRO）是近些年来国外在健康相关的生存质量之上发展起来的评价指标。PRO 量表，即患者报告结局指标的测评量表。在慢性病领域中，从患者报告结局指标的角度入手，以量表作为工具来评价中医临床疗效，已经逐渐被认可。借鉴量表的制作原则和方法，研制具有中医特色的脾胃系疾病 PRO 量表，对慢性胃炎的疗效评价有借鉴意义。

4. 胃脘痛（慢性胃炎）绝大多数预后良好，经过积极治疗可以好转或痊愈。但部分患者随着病变的发展可发生萎缩性胃炎或肠上皮化生与异型增生，严重的病变可发展为胃癌。本病应该得到重视，不伴有肠化生和异型增生的萎缩性胃炎患者可每 1～2 年行内镜和病理随访一次；活检有中重度萎缩或伴有肠化生的萎缩性胃炎患者每 1 年左右随访一次；伴有轻度异型增生并剔除取于癌旁或明显局部病灶者，根据内镜检查和临床情况缩短至每 6 个月左右随访一次；重度异型增生患者需立即复查胃镜和病理，必要时行手术治疗或内镜下局部治疗。

（李　勇）

第二节　功能性消化不良

一、概述

功能性消化不良（胃痞）指胃脘部痞闷胀满不舒的一种自觉症状，触之无形，按之柔软，压之无痛，又称痞、痞满、满、痞塞，是脾胃肠疾病中的常见病症。现代医学的慢性胃炎（浅表性、萎缩性）、功能性消化不良、胃肠神经症、胃下垂等疾病，以胃脘痞满闷胀为主要表现时，参照胃痞辨证论治。

该病起病缓，早期症状轻，间歇性加重，易反复发作。历代医家论述由外邪内陷、饮食不化、情志失调、脾胃虚弱所导致中焦气机输转不利，气机滞塞，升降失常，表现胃脘痞满闷胀，而脾胃虚弱是基本病机。近代医家大多认为，痞满与外感邪气、饮食内伤、脏腑功能失调、情志失和密切相关，尤其情志因素是导致胃痞发生发展的重要因素，近年来受到广泛的关注。另外，近年对 HP 的深入研究，拓展了中医学"邪气"的范畴，中医辨病辨证结合，清热解毒、健脾益气、疏肝理气、活血化瘀、扶正祛邪，增强自身免疫力、抗病力，清除或根治 HP，治疗效果较好。

二、病因病机

胃痞发病原因可有感受外邪、食滞中焦、痰湿阻滞、情志失调。脾胃同居中焦，表里相互络属，脾主升清，胃主降浊，清升浊降，中焦气机条畅，若感邪或脾胃虚弱，健运失职，气机升降失调、气机滞塞中焦而发为痞满。肝主疏泄，中焦气机升降有赖于肝气条达，肝气郁滞，克犯脾胃，也可导致痞满。该病病位在胃脘，涉及肝脾。感受外邪：风寒暑湿之邪或秽浊之气袭表，治不得法，滥用攻里泻下，伤及胃腑，外邪内陷，结于心下胃脘，中焦气机阻塞，升降失常，发为胃痞；食滞中焦：暴饮暴食，或嗜食生冷肥甘，或食谷不化，阻滞胃脘，痞塞不通发为痞满；痰湿阻滞：脾胃健运失调，酿生痰浊，痰气交阻，中焦气机阻塞，升降失常，发为胃痞；情志失调：忧思恼怒，五志过激，气机逆乱，升降失职，肝气横逆犯脾，肝脾不和，气机郁滞，发为痞满；禀赋不足，脾胃虚弱：素体脾胃虚弱，中气不足，或饮食不节，损伤脾胃，脾失健运，气机不利发为痞满。临床有实痞与虚痞之分。

（一）实证

胃脘痞满，病势急迫，按之满甚，食后加重。兼见咽干口苦，渴喜冷饮，身热汗出，大便干结，小便短赤，舌红苔黄，脉滑数，属邪热内陷；伴见恶心呕吐，嗳腐吞酸，厌食，大便不调，舌淡，苔白腻，属饮食停滞；若胸膈满闷，头重身体困倦，头晕目眩，咳嗽痰多，恶心呕吐，不思饮食，口淡不渴，小便不利，舌质淡胖，苔白腻，脉沉滑，属痰湿内阻；兼胁肋胀满，心烦易怒，喜叹息，情绪不调加重，舌质淡红，苔薄白，脉弦，属肝郁气滞。

（二）虚证

胃脘痞满闷胀，病势缓，或时缓时急，喜温喜按，不欲进食。多见乏力纳差、便溏。如胃脘冷甚，手足不温属脾阳不振。

三、诊断

（一）症状

该病常见自觉胃脘部痞满不舒，闷塞不痛为主的症状，触之无形，按之柔软，压之无痛，望无胀大，伴胸膈满闷，得食则胀，嗳气则舒。

（二）体征

患者大多无明显体征。

（三）辅助检查

1. 实验室检查

（1）大便常规加潜血：正常。

（2）HP 检测：^{13}C、^{14}C 呼气试验，HP 抗原抗体检测、尿素酶检测，活检、病理检测，细菌培养，粪便检测查 HP。阴性或阳性。

（3）血液分析：正常或轻度贫血。

（4）大便常规：正常或偶有隐血试验阳性。隐血试验阳性时排除肉、血及富含铁饮食影响误诊。

（5）肝、肾功能：正常。

（6）胃液、胃动力：正常。

2. 影像学检查

（1）电子胃镜及活组织病理检查：浅表性胃炎胃黏膜表面呈红白相间或花斑状改变，有时见散在糜烂，常有灰白色或黄白色渗出物，也可呈局限性充血、水肿，或见糜烂。萎缩性胃炎的黏膜多呈苍白或灰白色，皱襞变细或平坦，黏膜变薄使黏膜下血管透见呈紫蓝色，病变可弥漫或主要局限在胃窦部。未见溃疡及肿物。

（2）X 线上消化道钡餐：大多数慢性胃炎无异常发现。通过气钡双重造影可显示黏膜相，胃黏膜萎缩可见胃皱襞相对平坦，减少。窦黏膜呈钝锯齿状及胃窦部痉挛，多为胃窦胃炎。

（3）腹部 B 超：肝、胆、胰、脾未见异常。

四、鉴别诊断

（一）中医鉴别

1. 胃脘痛：两者病变部位相同，均在胃脘部。胃脘痛以疼痛为主，兼有胀满；胃痞以满闷为主症，时有隐痛；胃痛，胃脘部有压痛，胀较甚，胃痞，胃脘部无压痛，而以痞闷胀满不舒的自觉症状为主。胃痛起病急；胃痞起病缓。在胃病的发生、发展过程中，胃痛及胃痞在某一阶段表现程度不一，或以胃痛为主，或胃痞较为明显，需依据症候鉴别辨证。

2. 臌胀：与胃痞均有腹部胀满之候，但两者病位不一样，胃痞病位在胃脘，臌胀病位在大腹；臌胀外形腹部胀大如鼓，皮色苍黄，脉络暴露，而胃痞腹部外形无异常；臌胀按之胀急，久病腹部可有癥积，胃痞无胀急，触之无有形积块。

3. 胸痹心痛：两者症状时有互见，胸痹时伴有脘腹不舒，胃痞也常兼见胸膈不适。胸痹以当胸闷痛，气短如窒，疼痛可牵及左臂，起病急骤，为心脉痹阻、心失所养所致，胃痞为胃脘痞塞满闷不痛，起病缓，为脾胃虚弱、健运失职、气机升降失调气机滞塞中焦所致。两者应审慎鉴别。

（二）西医鉴别

1. 胃溃疡、十二指肠溃疡：早期常有慢性无规律性上腹不适，痞满，伴见嗳气、矢气，随病程延长出现典型的上消化道溃疡多有长期、慢性、周期性、节律性上腹痛（胃溃疡疼痛多在中上腹偏左，十二指肠溃疡疼痛部位多位于右上腹，当溃疡位于后壁时，可表现为背部痛），与饮食密切相关（胃溃疡表现进食－疼痛－缓解，十二指肠溃疡表现疼痛－进食－缓解）。疼痛可为灼痛、胀痛、冷痛，或刺痛，反酸吐清水，恶心呕吐，嗳气呃逆，伴腹泻或便秘。疼痛程度轻重不一，如饮食较少患者可有消瘦及贫血。X线钡餐检查可见胃、十二指肠球龛影；胃镜检查示有部位及程度不一的溃疡。两者是临床主要的诊断和鉴别手段。

2. 胃癌：一些胃癌在早期，腹部痞满不适，饮食较少，消瘦，胃镜检查黏膜形态不典型，或可酷似良性溃疡，甚至治疗后可暂愈合（假愈），多为老年患者；伴消瘦，便血者要反复追踪复查。

3. 胆囊炎及胆石症：本病以中年女性较多见，胃脘腹部痞满，食欲下降，进食油腻或饮酒甚至引起慢性、复发性右上腹疼痛，如有典型胆绞痛，墨菲（Murphy）征阳性，有时伴见呕吐、发热、黄疸。胆囊造影、腹部B超及ERCP（内镜逆行胆胰管造影）、MRI、腹部CT检查均可以确诊。

五、治疗

（一）治疗原则

根据本病病因及病机，论治原则为实者泻之，虚则补之。据辨证实证分别予泻热、消食、化痰、理气；虚证给予温补脾胃，辅以通导行气之品调畅中焦气机。

（二）辨证论治

1. 邪热内陷：胃脘痞满，病势急迫，按之满甚，食后加重，舌淡，苔白腻，脉弦。

（1）治法：泻热消痞，和胃开结。

（2）主方：大黄黄连泻心汤加减。

（3）药物：大黄、黄连、枳实、木香、炒厚朴。

2. 饮食停滞：胃脘满闷，伴见恶心呕吐，嗳腐吞酸，厌食，大便不调，舌淡，苔白腻。

（1）治法：消食和胃，行气消痞。

（2）主方：保和丸加减。

（3）药物：焦山楂、神曲、炒莱菔子、茯苓、半夏、陈皮、连翘。胀满加枳实、厚朴；大便干结加玄明粉、大黄、槟榔；舌苔白腻加用炒苍术；脾虚便溏加黄芪、炒白术。

3. 痰湿内滞：胃脘痞满，食后加重，反酸咳吐，食少纳呆，大便干稀不调，舌淡，苔白腻，脉弦滑。

（1）治法：化痰除湿，理气宽中。

（2）主方：二陈汤或三仁汤。

（3）药物：半夏、炒苍术、茯苓、陈皮、炒厚朴、桔梗、枳实。暑湿加滑石15 g（包煎），木通6 g，薏苡仁30 g，蔻仁6 g，杏仁12 g，淡竹叶10 g。

4. 肝郁气滞：胃脘痞满，咽干口苦，心烦易怒，大便干结，小便短赤，舌红苔白或黄腻，脉滑数。

（1）治法：疏肝解郁，行气消痞。

（2）主方：柴胡疏肝散或越鞠丸。

（3）药物：柴胡、枳壳、白芍、川芎、炙香附、陈皮、甘草。郁而化热加黄连、吴茱萸、栀子。

5. 脾胃虚弱

（1）治法：益气健脾养胃。

（2）主方：补中益气汤。

（3）药物：人参、黄芪、炒白术、当归、陈皮、炙升麻、柴胡。腹冷喜温按，手足不温，加附子、干姜，或用理中汤、大建中汤温中补虚。

（三）其他疗法

1. 中成药

（1）邪热内陷：雪胆素胶囊、三九胃泰颗粒、肠胃舒胶囊。

（2）饮食停滞：保和丸、克痢痧胶囊、气滞胃痛颗粒、胆胃康胶囊。

（3）痰湿内滞：香砂平胃颗粒、延胡胃安胶囊。

（4）肝郁气滞：舒肝片、气滞胃痛颗粒、逍遥丸、胆胃康胶囊等。

（5）脾胃虚弱：温胃舒、养胃舒、胃康胶囊、健胃消食片、香砂养胃丸。

2. 其他中医综合疗法

（1）针灸治疗：古老中医传统外治方法之一，安全、方便、经济、实用，与内服中药相辅相成。体针取穴中脘、内关、胃俞、足三里；寒湿加下脘、天枢、公孙、三阴交；湿热加合谷、至阴、承山；肝胃不和加肝俞、太冲；脾胃虚弱加脾俞、气海；虚证用补法，其余证型用平补平泻，每日或隔日1次，10次一疗程。

（2）穴位贴敷：用专用穴位贴贴敷于关元、足三里、神阙、上脘、中脘、下脘等，消胀除满，对改善胃肠功能有较好的辅助治疗作用。

（3）腹部湿热敷：针对虚证、寒证具有温胃助运、理气止痛功效。

（4）耳穴：取穴脾、胃肠、内分泌、交感。

3. 药膳疗法

（1）甜橙皮30 g切丝，山药200 g切片，加水文火共煮成粥，加入饴糖，空腹食用，治疗胃痞腹胀纳呆。

（2）莱菔子15 g洗净加水300 mL，煎煮半小时，取汁与粳米100 g同煮成粥，分次服食，针对慢性胃炎腹胀、饮食停滞。

（3）猪肚1具，洗净与黄豆100 g，加水500 mL，先武火煮沸，改用文火煮至酥烂，加盐调味，分次食用，治疗胃痞脾胃虚弱，脾胃虚寒加生姜、胡椒同煮。

（4）佛手、元胡各6～10 g，煎水代茶饮，治疗肝胃气滞胃痞。

4. 名老中医经验方

（1）董建华教授经验："通降论"。

董老认为急慢性胃炎病位在胃，属六腑之一，主受纳，腐熟水谷，化而不藏，以通为用，以降为顺。胃气润降，方能胃和。降则生化有源，出入有序，不降则气机壅滞，化生无由，胃病乃生。通降是治疗的总原则，包括调畅气血，导引食浊，通滞化瘀，补虚扶正。常用药物：①理气活血通降，苏梗、香附、陈皮、枳壳、元胡、炙乳香、炙没药、大腹皮、香橼、佛手、川楝子、蒲黄、刺猬皮、九香虫、桃仁、红花、丹参。②清热化湿，黄芩、山栀子、黄连、厚朴、荷梗、滑石、藿香、佩兰、清半夏、茯苓。③疏肝解郁，川楝子、元胡、八月札、柴胡、香附、绿萼梅。④养阴益胃，北沙参、麦冬、石斛、乌梅、白芍、芦根、甘草。⑤常用对药，枳壳与大腹皮行气消胀，利水消肿；香橼与佛手疏肝理气，和胃止痛；苏梗与藿香行气止痛，消胀除满；枳实与瓜蒌破气消积，宽胸散结，润肠通便；刺猬皮与九香虫祛瘀血、通滞气止血止痛；酒军与槟榔疏导化滞；黄连与吴茱萸清肝和胃，制酸降逆；山栀子与黄芩清热解毒，泻火凉血。

常用方剂：①胃苏饮，苏梗、香附、陈皮、枳壳、大腹皮、香橼、佛手、砂仁、鸡内金。本方用于情志不遂，胃气壅滞，以胀为主之胃痛。②加味鸡内金散，鸡内金、香橼、砂仁、沉香、莱菔子、枳壳、全瓜蒌、大腹皮。本方用于胃病初起、饮食不节所致消化不良。③猬皮香虫汤，炙刺猬皮、炒九香虫、炒五灵脂、元胡、川楝子、炙乳香、制没药、香橼、佛手、香附。本方用于血瘀入络，胃脘刺痛，呕血、便血。④黄芪建中汤，黄芪、桂枝、白芍、炙甘草、高良姜、大枣、元胡、川楝子、香附、饴糖。本方用于脾胃虚寒型胃痛。⑤金延香附汤，川楝子、元胡、香附、香橼、佛手、陈皮、枳壳、大腹皮、煅瓦楞子、炒栀子。本方用于胃脘胀痛、刺痛，痛有定处之气血瘀阻型胃痛。⑥加减益胃汤，北沙参、麦冬、石斛、丹参、白芍、香附、川楝子、甘草。本方用于胃脘隐痛，灼热心烦、口燥咽干之阴虚内热之胃痛。

（2）李乾构教授经验：李老认为胃痛的根本原因是在脾气虚弱的基础上受邪，治疗首先固本，固本首先健脾，补气健脾，和胃降逆，善用四君汤、六君汤。常用方药，活用四君汤。四君汤中用党参10～30 g，以健脾益气；若元气大亏，用红参10～15 g，另煎兑入，大补元气；难辨寒热，改用太子参20～30 g，气阴双补；口干舌燥，改用北沙参20 g；大便干结改用玄参30 g，养阴，直折上炎之虚火。白术视病情而用，大便干用生白术，大便软用炒白术，大便溏用焦白术，大便稀溏频数用苍术，萎缩性胃炎用莪术。茯苓用量15～20 g，伴水肿用茯苓皮，兼失眠用茯神，口舌生疮用土茯苓。甘草调和诸药一般5 g左右，伴恶心呕吐宜减量用，大便干或脾虚用蜜炙甘草肠胃湿热，舌苔黄腻用六一散加丹参活血化瘀。

临证加减：食欲不振，脾胃气虚，加木香、砂仁、鸡内金、炒三仙；胃痛怕冷，脾胃虚寒，加桂枝、炒白芍、干姜、炮附子；胃部重坠，中气下陷，加黄芪、升麻、柴胡、枳壳；头晕眼花，气血两虚，加当归、川芎、白芍、熟地；失眠多梦，心脾两虚，加当归、酸枣仁、夜交藤、五味子；两胁胀痛，肝脾失调加柴胡、白芍、郁金、枳壳。

（3）朱良春教授经验：朱良春教授擅长内科疑难杂病的治疗，尤其对萎缩性胃炎的治疗。朱老认为慢性萎缩性胃炎是一种慢性消耗性疾病，该病病程缠绵，不易速愈。慢性萎缩性胃炎治疗而好转的进程，是呈逆转方向而变的，即重度转为轻度，轻度转为浅表萎缩，继而转为重度浅表性胃炎，再转为轻度浅表性胃炎，直至康复，这个过程较长，宜守方久服。过程中要重视饮食宜忌：①宜食用大米饭、小米饭、玉米面、面条、面包、不加碱的面食品。②非虚寒型宜食用黑木耳、土豆、西红柿、青菜、藕、萝卜、冬瓜、黄瓜、丝瓜、洋葱、芹菜、绿豆芽、豆豉。③可食肉蛋鱼类，如猪羊牛肉、鸭肉、鸭蛋和有鳞鱼、鸡胗。④忌食油炸食物、菠菜、紫菜、海带、酸咸菜、韭菜、青椒、辣椒、大蒜、黄豆芽、豆腐，更忌烟酒茶及各种饮料、液体滋补品，少食水果。⑤忌食虾蟹、无鳞鱼、驴马肉、狗鸡肉、蛇肉、猪头肉及其熏烤腌制品。

在辨证拟方基础上结合病理检查诊断加减用药：①肠上皮化生或不典型增生者，均应加刺猬皮、炮山甲、蛇舌草、半枝莲，以软坚散结，潜消息肉，化瘀行滞，清热解毒。②疼痛甚者加用活血化瘀、散结止痛之失笑散，止痛，改善循环、调节代谢失调和神经血管营养，促进肠化和增生性病变的转换及吸收。③善用三七祛瘀生新，散结止痛。三七还能对抗毛细血管的通透性，抑制炎症渗出，促进组织创面修复。

（4）张声生教授经验：张声生教授擅长溃疡性结肠炎、慢性萎缩性胃炎、功能性消化不良等病的中西医结合治疗。以张声生教授为主的全国脾胃病分会提出的慢性浅表性胃炎→胃黏膜萎缩→肠上皮化生→异型增生→胃癌的发病模式目前已得到现代医学的广泛认可。

专家共识认为，脾胃虚弱在胃黏膜病变发生、发展至癌前病变过程中起着重要作用，也是萎缩性胃炎及胃癌前病变发生、发展的病机本质。健脾益气法提高胃壁屏障防御机能，逆转黏膜的萎缩、轻中度肠化生与异型增生，常选用四君子汤、参苓白术散等加减。病变发展早期阶段，湿热邪毒起着重要的作用，邪实为主，HP 致病也属于中医的"湿热毒邪"，连朴饮、三仁汤清热解毒。清热解毒中药如蒲公英、栀子、连翘、半边莲、半枝莲、白花蛇舌草、败酱草等有抗炎和抑杀 HP 的作用。瘀血阻络是慢性萎缩性胃炎及胃癌前病变的中心病理环节，贯穿疾病始终，久病入络成瘀。

张声生教授喜用桃红四物汤、血府逐瘀汤活血化瘀，改善胃黏膜血流、组织缺氧，提高局部的免疫能力，有一定的抗癌变作用，有利于萎缩腺体逆转和肠化生的消除。养血活血：当归、山楂、丹参、鸡血藤；活血祛瘀：三七粉、蒲黄、五灵脂、川芎、元胡、郁金、红花、茜草、泽兰；破瘀活血：三棱、莪术。活血加通络之地龙、木瓜、丝瓜络事半功倍。

（5）康相彬教授经验：康相彬教授擅长治疗脾胃病、肝胆病、功能性失调性疾病等疑难杂病。康老认为脾与胃在生理上相辅相成，在病理上互相影响，故脾胃病常见虚实互见、寒热错杂、气机升降失调。康老结合多年临床实践经验在《伤寒论》的半夏泻心汤基础上遵古而不泥古，加减化裁拟方加减半夏泻心汤，以吴茱萸代干姜，助半夏辛开散结，辛温散寒，降逆下气，又用吴茱萸、黄连配成左金丸寒温并用，辛开苦降，疏肝泻热，去大枣，防止大枣助湿生热、腻脾碍胃，导致中焦气机壅滞，痞满症状加重。康老在该方基础上参照症状、舌、脉，四诊合参，辨证加减。如寒多热少，得热则舒加大吴茱萸用量；热多寒少，渴喜冷饮，加大黄连、黄芩用量；脾虚便溏者加用茯苓、白术、黄芪；挟湿者加陈皮、佩兰；痞满重者加枳实、炒槟榔；反酸者加瓦楞子、甘草；食欲缺乏者加焦三仙、炒鸡内金；脘痛者加元胡、川楝子。此法既能改善临床症状，也能有效消除 HP 感染，促进胃黏膜修复，取得较好疗效。

六、预防

1. 调摄饮食，按时进食，以新鲜、清淡为宜，忌油腻，忌暴饮暴食，忌烟酒、浓茶、肥甘厚味；勿过于辛辣刺激、过烫、过冷、过于粗糙；多食蔬菜、水果，少吃煎、炸、腌、烤食物。

2. 起居有常，忌贪凉感寒、感暑湿之邪。避免过度劳累、熬夜，适当运动，勿久坐、久卧。

3. 调摄情志，防止五志过激，避免精神高度紧张。

4. 口腔卫生，积极治疗口腔疾病，如有牙齿缺失，应及时安装义齿，保证正常咀嚼功能。

5. 积极治疗，定期复查，特别是慢性萎缩性胃炎有肠上皮化生者、伴反复出血者应动态复查胃镜或上消化道钡餐。

（张胜林）

第三节　呕吐

一、概述

中医呕吐是指胃失和降，气逆于上，胃内容物经食管和口腔吐出的一种病症。有物有声为呕，有物无声为吐，无物无声为干呕，临床上呕与吐常同时发生，难以截然分开，故合称为呕吐。西医呕吐是指胃内容物，甚至胆汁、肠液通过食管反流到口腔并吐出的反射性动作。

呕吐是临床常见的消化道症状，可发生于多种疾病，涉及各系统，需要认真鉴别。西医呕吐一般分反射性、中枢性、前庭障碍性、神经性四大类。中医呕吐主要包括反射性呕吐中的胃十二指肠疾病（急性胃肠炎或慢性胃炎急性发作等）所导致的呕吐。急性胃肠炎或慢性胃炎是临床常见的消化道疾病，临床可出现呕吐，可兼见胃痛、嗳气、反酸、腹泻等。

二、病因病机

呕吐发生的常见原因有外邪犯胃、饮食停滞、肝气犯胃、痰饮内停、脾胃虚寒、胃阴不足等。胃主受纳腐熟水谷，若风、寒、暑、湿之邪及秽浊之气，侵犯胃腑，以致胃失和降，水谷反而上逆而发生呕吐；或由于饮食不节、暴饮暴食、多食生冷、醇酒辛辣、甘肥及不洁主食物，皆可伤胃滞脾，每易引起食滞不化，胃气不降，上逆而为呕吐；或因恼怒伤肝，肝失条达，横逆犯胃，胃气上逆，忧思伤脾，脾失健运，食停难化，胃失和降，而发生呕吐；或因脾运失司，痰饮内停而导致呕吐；或因病后胃弱、劳倦过度，耗伤中气，脾虚不能承受水谷，水谷精微不能化生气血，寒浊中阻而致呕吐；或因素体胃阴偏虚、久呕不愈或热病之后，或因肝郁化火，耗伤胃阴，致胃失濡润，不得润降而引起呕吐。总之，胃失和降，胃气上逆是呕吐的基本病机。临床上可分为虚实两类，实证可因外邪、饮食、肝气、痰饮等邪气犯胃，以致胃气痞塞，升降失调，气逆而呕；虚证可因脾胃虚寒或胃阴不足所致，两者均可导致脾胃运化失常，以致胃失和降，气逆于上而发生呕吐。

1. 外邪犯胃：症状以突然呕吐，伴有恶寒发热、头身疼痛等表证为特点。

2. 饮食停滞：症状以呕吐酸腐、嗳气厌食为特点，兼见得食吐甚，吐后反快，脘腹胀满，大便秽臭或秘结，苔厚腻，脉滑实。

3. 肝气犯胃：症状以呕吐吞酸、嗳气频作为主证，兼见胸胁胀痛，舌边红，苔薄腻，脉弦。

4. 痰饮内停：症状以呕吐痰涎或清水，脘闷食少，便溏为特点。

5. 脾胃虚寒：症状以饮食稍有不慎即可呕吐，大便溏薄，时作时止为特点。

6. 胃阴不足：症状以呕吐反复发作，有时为干呕，似饥而不欲食，口燥咽干，舌红少津，脉细数为特点。

三、诊断

（一）症状

急性胃肠炎或慢性胃炎急性发作均可出现呕吐。急性肠胃炎是发生在胃肠黏膜的急性炎症，本病常见于夏秋季，其发生多因饮食不当、暴饮暴食，或食入生冷腐馊、秽浊不洁的食品，临床表现主要为恶心、呕吐、腹痛、腹泻、发热等。慢性胃炎急性发作也可出现恶心呕吐，并可伴有胃痛、嗳气、反酸等症状。

（二）体征

呕吐大多无明显体征，有时可有上腹部轻压痛。

（三）辅助检查

1. 大便常规、大便培养有助于急性胃肠炎的诊断。

2. 胃镜有助于反流性食管炎、慢性胃炎、消化性溃疡、胃癌、食管癌等疾病的诊断。

四、鉴别诊断

1. 反流性食管炎、消化性溃疡、胃癌、食管癌等：也可出现恶心呕吐，多伴有胃痛、烧心、嗳气、反酸、消瘦、食欲不振等症状。做胃镜检查可鉴别。

2. 脑肿瘤或脑炎：突然发生的喷射性呕吐，伴有头痛恶心感，这种呕吐因肿瘤生长使颅内压升高引起，且常伴有头痛、视觉障碍等表现。如果在冬春季节出现喷射性呕吐，并伴有高热、剧烈头痛等，可能患有流行性脑脊髓膜炎（简称流脑），应及时去医院就诊。

3. 肾功能不全：可在多种慢性肾脏疾病的基础上（常见慢性肾小球肾炎、高血压肾病、糖尿病肾病等）出现恶性呕吐，可伴有颜面及双下肢浮肿、蛋白尿、低蛋白血症、高脂血症、消瘦、贫血等症状。化验时可显示肾功能肌酐和（或）尿素氮增高，内生肌酐清除率降低等。

4. 肝病：急性病毒性肝炎、酒精性肝炎等均可出现恶心呕吐；通过询问有无病毒性肝炎病史、饮酒史等可初步鉴别，进一步可做病毒学指标检测等有关检查可确诊。另外，肝硬化也可出现恶心呕吐，此类患者多伴有腹腔积液、脾大等，做腹部 B 超或腹部 CT 检查可确诊。

5. 肠梗阻：主要症状是呕吐、腹痛与停止排气排便。做腹部平片检查有助于确诊。

6. 急性心梗：多有心绞痛病史，可在劳累或休息状态下出现恶心呕吐，多伴有大汗淋漓、面色苍白、血压下降等症状。做心电图检查可有特征性表现，化验检查可显示心肌酶及肌钙蛋白升高。

7. 妊娠呕吐：育龄妇女，停经后晨起出现恶性呕吐，多伴有困倦思睡、嗜食酸或甜的食物。尿 HCG 试验阳性有助于早孕反应的诊断。

8. 中暑：长时间处于烈日及高温环境中，突然出现面白、恶心呕吐、胸闷、口渴等症状；可伴有多汗、面色潮红、呼吸及脉搏加快等。

9. 梅尼埃病：病因尚不很明确，多与内耳迷路水肿有关。该病会突然出现眩晕、恶心呕吐、神志清楚，发作时闭目不敢睁眼，可伴有耳鸣、耳部胀满感等不适。

10. 颈椎病：多由椎动脉型颈椎病引起。椎动脉受刺激或压迫，以致血管狭窄而出现椎基底动脉供血不足，出现持续性头痛、晨起、头部活动时加重，并伴有眩晕、恶心呕吐等症状；有时患者可突然感到四肢麻木、软弱无力而跌倒，但神志清楚，多能自己起来。本病做颈椎摄片检查可确诊。

11. 其他：泌尿系结石、卵巢囊肿蒂扭转、青光眼、肠系膜上动脉综合征等也可引起呕吐。

五、治疗

（一）治疗原则

该病以和胃降逆止呕为论治原则。

（二）辨证论治

1. 外邪犯胃证：呕吐，伴有恶寒发热、头身疼痛等表证为特点，兼见胸腹满闷，苔白腻，脉濡缓。

（1）治法：解表祛邪，和胃降逆。

（2）主方：藿香正气散（《太平惠民和剂局方》）加减。

（3）药物：藿香、紫苏、白芷、大腹皮、茯苓、白术、陈皮、厚朴、半夏、桔梗、甘草、生姜、大枣。

2. 饮食停滞证：呕吐吞酸、嗳气频作为主证，兼见胸胁胀痛，舌边红，苔薄腻，脉弦。

（1）治法：消食导滞，和胃降逆。

（2）主方：保和丸（《丹溪心法》）加减。

（3）药物：山楂、神曲、半夏、茯苓、陈皮、连翘、莱菔子。

3. 肝气犯胃证：呕吐吞酸、嗳气频作为主证，兼见胸胁胀痛，舌边红，苔薄腻，脉弦。

（1）治法：疏肝理气，和胃降逆。

（2）主方：半夏厚朴汤（《金匮要略》）和左金丸（《丹溪心法》）加减。

（3）药物：半夏、厚朴、茯苓、生姜、苏叶、黄连、吴茱萸。

4. 痰饮内停证：呕吐痰涎或清水，脘闷食少，便溏，头晕心悸，舌苔白腻，脉滑。

（1）治法：温化痰饮，和胃降逆。

（2）主方：苓桂术甘汤（《金匮要略》）合小半夏汤（《金匮要略》）加减。

（3）药物：茯苓、桂枝、白术、甘草、半夏、生姜。

5. 脾胃虚寒证：饮食稍有不慎即可呕吐，大便溏薄，时作时止为特点，可伴有面色不华，肢冷乏力，脘腹痞闷，纳呆，舌淡苔白，脉濡弱。

（1）治法：温中健脾，和胃降逆。

（2）主方：理中丸（《伤寒论》）加减。

（3）药物：党参、干姜、甘草、白术。

6. 胃阴不足证：呕吐反复发作，有时为干呕，似饥而不欲食，口燥咽干，舌红少津，脉细数。

（1）治法：滋养胃阴，和胃降逆。

（2）主方：麦门冬汤（《金匮要略》）加减。

（3）药物：麦门冬、半夏、党参、甘草、粳米、大枣。

（三）其他疗法

1. 中成药

（1）外邪犯胃型：藿香正气水 10 mL，日服 3 次；克痢痧胶囊每次 3 粒，日服 3 次。

（2）饮食停滞型：保和丸 1 丸，日服 2 次；达立通颗粒，每次 1 袋，日服 2 次；气滞胃痛颗粒日服 3 次，每次 1 袋。

（3）肝气犯胃型：胆胃康胶囊日服 3 次，每次 2 粒；左金丸 1 丸，日服 2 次；肠胃舒胶囊每次 3 粒，日服 2 次。

（4）痰饮内停型：延胡胃安胶囊日服 3 次，每次 2 粒；克痢痧胶囊每次 2 粒，日服 2 次。

（5）脾胃虚寒型：温胃舒胶囊 2 粒，日服 3 次；理中丸 1 丸，日服 2 次；附子理中丸 1 丸，日服 2 次；黄芪建中丸 1 丸，日服 2 次。

（6）胃阴不足型：养胃舒胶囊 2 粒，日服 3 次或养胃舒颗粒 1 包，日服 2 次；阴虚胃痛冲剂 1 包，日服 2 次。

2. 其他中医综合疗法

（1）针灸治疗呕吐是目前主要的外治法之一，具有经济、方便、安全的优势。外邪犯胃型：常用中脘、足三里、内关、合谷、公孙，用泻法，祛邪解表，和胃降逆。饮食停滞型：常用内关、公孙、足三里、天枢、下脘，用泻法，消食化滞，和胃降逆。肝气犯胃型：常用中脘、足三里、内关、阳陵泉、太冲，用泻法，疏肝和胃降逆。痰饮内停型：常用丰隆、公孙，用泻法，化痰消饮。脾胃虚寒型：常用脾俞、胃俞、中脘、内关、足三里，补法加灸，温中健脾，和胃降逆。胃阴不足型：常用中脘、内关、阴陵泉、胃俞，用补法，滋阴养胃，降逆止呕。

（2）耳针：根据病变部位取胃、贲门、幽门、十二指肠、胆、肝、脾、神门、交感。每次选用 2～4 穴，毫针浅刺；也可埋针或用王不留行籽贴压。

（3）穴位敷贴：取神阙、中脘、内关、足三里等穴。

3. 药膳疗法

（1）姜糖橘皮粥——适宜外邪犯胃型呕吐

①原料：生姜 30 g，陈皮 50 g，红糖 20 g，大米 100 g。

②做法：将大米洗干净后加水煮成粥，加入生姜 30 g，陈皮 50 g，红糖 20 g，煮 5 分钟即可。

（2）橘皮藕粉粥——适宜痰饮内停型呕吐

①原料：橘皮 50 g，藕粉 100 g，白糖 100 g。

②做法：橘皮 50 g，文火炖约 30 分钟，藕粉 100 g 冷水冲开后加入，煮开，加白糖调味即可。

（3）萝卜鸡内金汤——适宜饮食停滞型呕吐

①原料：鸡内金 30 g，白萝卜 200 g，干姜、橘皮各 50 g，食盐少许。

②做法：鸡内金 30 g，慢火煨烂，加入白萝卜 200 g 切块，干姜、橘皮各 50 g 加入，再煮约 20 分钟，加盐及调料，频频喝汤。

（4）百合石斛粥——适宜胃阴不足型呕吐

①原料：百合、石斛各 30 g，大米 100 g，冰糖 10 g。

②做法：将大米洗干净后加水煮成粥后，将百合、石斛各 50 g，再煮约 20 分钟，加冰糖适量，即可。

（5）姜片煲猪肚——适宜脾胃虚寒型呕吐

①原料：猪肚半只，鲜姜片 50 g，食盐少许。

②做法：猪肚半只洗干净后切丝，慢火煨汤，煮熟后加鲜姜片 50 g，再煮 10 分钟即可。

（6）佛手陈皮粥——适宜肝气犯胃型呕吐

①原料：佛手、陈皮各 30 g，大米 100 g，冰糖 10 g。

②做法：将大米洗干净后加水煮成粥后，将佛手、陈皮各 30 g，再煮约 20 分钟，加冰糖适量，

即可。

4. 名老中医经验方

（1）暖肝温胃散寒法，适用于肝胃虚寒，浊阴上逆之呕吐。《金匮要略》云："呕而胸满者，茱萸汤主之。"治用吴茱萸汤温中补虚，降逆止呕。方中以辛热入脾胃的吴茱萸为主药，暖肝温胃下气降逆，辅以生姜温胃止呕，助吴茱萸散寒降逆；证属虚寒，当以温补，以人参为佐，补气健脾，且生津安神，大枣甘缓和中，制萸、姜之燥，又助人参补虚扶正，共奏暖肝温胃、补虚和中之功。

（2）回阳救逆法，适用于阴盛格阳之呕吐。《伤寒论》云："呕而脉弱，小便复利，身有微热，见厥者，难治，四逆汤主之。"治用四逆汤回阳救逆。方中附子生用能迅速温阳逐寒；辛热之干姜温中散寒，助阳通脉；炙甘草益气补中，缓姜、附峻烈之性，有调和药性之功。

（3）益气润燥法，适用于脾胃虚寒胃反之呕吐。《金匮要略》云："胃反呕吐者，大半夏汤主之。"治用大半夏汤和胃降逆，益气润燥。方中重用半夏开解降逆，人参、白蜜补虚润燥。

（4）温中散寒化饮法，适用于中阳不足，寒饮上逆之呕吐。《金匮要略》云："干呕吐逆，吐涎沫，半夏干姜散主之。"治用半夏、干姜散温中散寒，降逆止呕。《金匮要略》云："诸呕吐，谷不得下者，小半夏汤主之。"治用小半夏汤散寒化饮，和胃降逆以止呕，后世医家称此为"止呕祖方"。

（5）通腑泄热法，适用于胃肠实热之呕吐。《金匮要略·呕吐哕下利病脉证治》篇云："食已即吐者，大黄甘草汤主之。"因实热壅阻胃肠，腑气不通，胃热上冲，逆而不能容食，故食已即吐。治以通腑泄热，和胃止呕。方中大黄走而不守，泻热破结，荡涤肠胃，甘草和胃安中，载大黄以毕其功，则呕吐自止。

六、预防

1. 勿暴饮暴食，宜进食易消化的食物，忌食高脂肪的油煎、炸及熏炸食品，忌生冷、粗硬、酸辣刺激性食物。

2. 慎用或不用易损伤胃黏膜的药物。

3. 保持乐观情绪。

七、疗效判定标准

1. 治愈：治疗后恶心呕吐症状消失，能正常进食。

2. 显效：恶心呕吐症状基本消失，饮食有不同程度的改善。

3. 有效：呕吐次数明显减少，仍有恶心，有食欲，能进流食。

4. 无效：症状无改善或加重。

（黄　超）

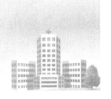

第五章 泌尿系统病证

第一节　淋证

一、概述

淋证在中医当中主要指存在肾虚，同时膀胱湿热，症状集中表现在小便频次增多增急、滴沥、尿道疼痛感等，其临床症状较为明显。

二、病因病机

病机关键：湿热蕴结下焦，肾与膀胱气化不利。

1. 膀胱湿热：主要诱因在于多食用热肥甘食物或嗜酒，长此以往造成湿热，湿热之毒进入膀胱，导致湿热症状，肝胆湿热下注也会导致膀胱气化不利，淋证细分为热淋等证。

2. 肝郁气滞：伤肝的原因主要多为酗酒，还有恼怒等，使肝失疏泄，肝气郁结，膀胱气化不利，进而形成气淋。

3. 脾肾亏虚：长期淋证没有得到治愈，则湿热会继续耗伤正气，劳累过度或年老虚弱等都会导致脾肾亏虚，发展则为气淋或血淋等。

总而言之，淋证的主要病灶位置在肾和膀胱，同时也和肝脾有关联。淋证的主要病机表现为肾虚、膀胱湿热等。中医原理认为肾与膀胱相表里，膀胱气化与开合直接与肾气强弱关联。如果淋证存在长期不愈情况，热就会伤阴，湿则伤阳，肾虚情况就会出现；肾虚久治不愈，湿热秽浊邪毒容易进入膀胱，使得淋证存在较强反复性。肾虚多与膀胱湿热同时出现，淋证当中两者发生等方面变化具有积极研究意义。淋证从中医角度来看，分为虚实两种，初期多实，久病则虚，如患者体弱，则虚实并见。实证多位于膀胱和肝，而虚症则主要在肾、脾。

三、诊断和鉴别诊断

（一）诊断

1. 发病特点：多见于已婚女性，每因疲劳、情志变化、不洁房事而诱发。

2. 临床表现：小便次数增多，小便过急，尿道存在烧灼痛感，腰腹疼痛，淋证主要症状于此。在诊断过程中，症状明显即可基本确定为淋证。淋证也有不同症状特征，临床中要注意对淋证进行细分。

淋证病久通常存在低热、疲劳等情况。

3. 辅助检查：在检验当中主要采取的方式有尿常规、膀胱镜、尿细菌培养等。

（二）鉴别诊断

1. 癃闭：二者均可见小便短涩量少，排尿困难。但癃闭容易导致排尿出现问题，每天尿量存在减少情况，点滴排出问题突出，小便闭塞不通是主要病症特征，排尿过程并不会有疼痛感，但每日排尿量明显减少；淋病则小便增多、滴沥情况持续出现，尿道在排尿时疼痛，尿量基本处于正常状态。

2. 尿血：尿血和血淋这两者都有的基本症状就是都可见小便出血。尿血多没有疼痛感，有轻微热痛感觉；而血淋则患者往往疼痛难忍。其鉴别的要点是有无尿痛。《丹溪心法·淋》曰："痛者为血淋，不痛者为尿血。"

3. 尿浊：二者均可见小便浑浊。但尿浊排尿时尿出自如，无疼痛滞涩感；而淋证则有小便频次增多，尿感强烈，尿道疼痛等症状。区别两者主要看是不是有疼痛感。

四、辨证

1. 辨明淋证类别：淋证进行具体细分后可见其都有不同病机，演变规律也存在不同之处，同时治疗方法也有差别，据此可见必须要有效对淋证类别进行区分。辨识的关键在于找准淋证的特征：病急，在症状当中突出表现发热、小便热赤、尿道疼痛、小便次数增多、尿量偏少为热淋；小便当中有沙石，尿道积存沙石，排尿存在突然中断问题，腰腹绞痛难以让患者忍受的淋证为石淋；小腹存在胀满情况，小便疼痛，尿后滴沥不止者为气淋；尿中有血，尿路存在较突出疼痛感为血淋；小便浑浊，表现似如米泔等为膏淋；小便滴沥不已，发作存在长期性，一旦患者疲劳就发病为劳淋。

2. 辨虚实：淋证不仅要注意区分其类别，还要辨识其虚实。通常来看，初起病或为急症发作期间，患者膀胱湿热、尿路疼痛、小便存在浑浊现象多为实证；淋病长时间没有治愈，尿路疼痛感不强烈、脾气虚弱、遇到疲劳就容易发病者，多为虚证。在不同类别淋证当中，气淋、血淋等都见虚实并见情况，石淋长期不愈，容易伤人体正气，阴血亏耗，即可能表现为正虚邪实并见之证。

3. 辨标本缓急：淋证之间存在转化的情况，同时多种类别淋证也可以并存，在辨证方面需要注重于标本的区分，进而做到标本缓急区分。正气为本是基础，邪气为标；病因通常为本，症候则多为标；旧病都为本，而新病则为标。通过上述标本关系可以更好地对淋证进行分析，把握病症特点。在具体实践当中以劳淋转化为热淋情况来看：就正邪关系而言，劳淋正虚为本，热淋邪实为标；症候关系而言，劳淋的湿热多存于膀胱，这即为本，热淋症候则为标。结合急重在治标，缓则注重治本的基本原则，此例需以治疗热淋为第一选择。

五、治疗

（一）治疗原则

实则清利，虚则补益，就中医角度来看，淋证治疗通常遵循这一原则。实证中膀胱存在湿热者，应注重清热利湿，热邪灼伤血络患者，需注重凉血止血；沙石结聚患者，则需要注重排石治疗；气滞不利患者，应采取力气疏导的方式。虚证方面，脾虚患者应健脾益气，恢复正气；肾虚者则应补肾气。

（二）辨证论治

1. 热淋

（1）症状：小便频繁、短而急，尿道存在刺痛感，尿液呈现黄赤色，同时伴有寒热等症状。

（2）病机：湿热毒邪，客于膀胱，气化失司，水道不利；盖火性急迫，故溲频而急；湿热壅遏，气机失宣，故尿出艰涩，尿道灼热刺痛；因为湿热问题，使得小便黄赤；腰为肾本，湿热如果浸入到肾，则腰痛问题持续；寒热起伏，则口苦有呕吐恶心感；大肠受热影响，则出现便秘情况；舌苔黄腻，也是湿热表象之一。

（3）治法：清热利湿通淋。

（4）方药：八正散。大便出现便秘情况，伴有腹胀情况，则应用生大黄，加上枳实；腹满便溏情况，则减大黄；症状当中伴有寒热、口干口苦，则用小柴胡汤；湿热伤阴要去掉大黄，同时加入生地、牛膝等；小腹胀满，加乌药、川楝子；热毒弥漫三焦，入营入血，使用黄连解毒汤可有功效；如果症状当中还有发热、鼻塞等情况则增加金银花等。

2. 石淋

（1）症状：实证患者当中尿中时常夹沙石，小便过程中时有中断，尿道疼痛压迫感，腰腹绞痛难以忍受，外阴也因腹痛而疼痛，尿中带血，舌头发红，舌苔薄而发黄；虚证患者则因沙石长期不去，导致面色少华，精神上比较萎靡不振，气血不足，脉细而弱，手足心热，腰腹有隐痛感。

（2）病机：湿热下注，化火灼阴，煎熬尿液，结为沙石，淤积水道，而为石淋；积于下则膀胱气化失司，尿出不利，甚则欲出不能，窘迫难受，痛引少腹；滞留于上，则影响肾脏司小便之职，郁结不得下泄，气血滞涩，不通则痛，由肾而波及膀胱、阴部；沙石伤络则尿血；沙石滞留，病久耗气伤阴，但终因有形之邪未去，而呈虚实夹杂之证。

（3）治法：实证宜清热利湿，通淋排石；虚证宜益肾消坚，攻补兼施。

（4）方药：石韦散。排石，加金钱草、海金沙、鸡内金；腰腹存在绞痛感，在药中需要加入芍药等；如果尿中带血则需要增加生地等；尿中存在血块，则需要加川牛膝等药；小腹胀痛，加木香、乌药；兼有发热，加蒲公英、黄柏、大黄；石淋日久，用二神散合八珍汤；阴液耗伤，用六味地黄丸合石韦散；肾阳不足，用金匮肾气丸合石韦散。

3. 气淋

（1）症状：实证表现主要是小便涩感伴有疼痛，淋沥不易，小腹存在胀满疼痛，舌苔薄而白；虚证的表现主要是小便存在涩滞，小腹出现坠胀，尿不净，脉呈现虚无力的情况。

（2）病机：肝主疏泄，其脉循少腹，络阴器，绕廷孔；肝郁气滞，郁久化火，气火郁于下焦，或兼湿热侵袭膀胱，壅遏不能宣通，故脐腹满闷，胀痛难受，小便滞涩淋漓，此为实证；年高体衰，病久不愈或过用苦寒、疏利之剂，耗气伤中，脾虚气陷，故小腹坠胀，空痛喜按；气虚不能摄纳，故溲频尿清而有余沥，小便涩滞不甚，是属气淋之属虚者。

（3）治法：实证则更多应采取利气疏导的方式，虚证则应采用补中益气的方式。

（4）方药：实证用药方面需使用沉香散，虚证要用补中益气汤。胸闷胁胀则需加青皮、小茴香等；长期气滞血瘀，需加赤芍、红花等；小便涩痛，主服用补益药后，如使小腹胀满情况出现，加车前草等。

4. 血淋

（1）症状：实证表现主要为小便热涩而存在刺痛感，小便色深红当中有血块，疼痛感逐渐加剧，患者当中有见心烦，脉象滑数；虚证的主要表现为小便尿色呈现出淡红，尿痛感不强烈，患者容易疲劳乏力。

（2）病机：湿热下注膀胱，热伤阴络，迫血妄行，以致小便涩滞而尿中带血；或心火炽盛，移于小肠，热迫膀胱，血热伤络，故血与溲俱下，血淋乃作；若热甚煎熬，血结成瘀，则溲血成块，色紫而黯，壅塞膀胱，见小腹急满硬痛，舌苔黄，脉滑数，均为实热表现；若素体阴虚，或淋久湿热伤阴，或素患痨疾，乃至肾阴不足，虚火亢盛，损伤阴络，溢入膀胱，则为血淋之虚证。

（3）治法：实证宜清热通淋，凉血止血；虚证宜滋阴清热，补虚止血。

（4）方药：实证用小蓟饮子，虚证用知柏地黄丸。热重出血多，加黄芩、白茅根，重用生地；血多痛甚，另服参三七、琥珀粉；便秘，加大黄；虚证，用知柏地黄丸加旱莲草、阿胶、小蓟、地榆；久病神疲乏力，面色少华，用归脾汤加仙鹤草、泽泻、滑石。

5. 膏淋

（1）症状：实证的主要症状表现为小便浑浊，如米泔水，患者当中部分小便混有血液，小便时尿道出现热涩感，疼痛强烈，舌苔黄腻；虚证表现主要是病长期没有根治，存在反复发作情况，淋出如脂，小便疼痛感并不强烈，患者日益消瘦，存在头昏脑晕情况，舌苔腻。

（2）病机：下焦湿热，阻于络脉，脂液失其常道，流注膀胱，气化不利，不能分清泌浊，因此尿液混浊如脂膏，便时不畅，属于实证；病久肾气受损，下元不固，不能摄纳脂液，故淋出如脂，伴见形瘦乏力，腰膝酸软等虚象。

（3）治法：实证宜清热利湿，分清泄浊；虚证宜补虚固涩。

（4）方药：实证用程氏萆薢分清饮，虚证用膏淋汤。小腹胀，尿涩不畅，加乌药、青皮；小便夹血，加小蓟、蒲黄、藕节、白茅根；中气下陷，用补中益气汤合七味都气丸。

6. 劳淋

（1）症状：小便不甚赤涩，但淋漓不已，发病时断时续，一旦疲劳过度即发病，患者神疲乏力，舌质淡，脉细弱。

（2）病机：淋证日久或病情反复，邪气伤正，或过用苦寒清利，损伤正气，转为劳淋；而思虑劳倦日久，损伤心脾肾诸脏，正气益虚，遂使病情加重；肾虚则小便失其所主，脾虚气陷则小便无以摄纳；心虚则水火失济，心肾不交，虚火下移，膀胱失约，劳淋诸证由之而作。

（3）治法：健脾益肾。

（4）方药：无比山药丸。小腹坠胀，小便点滴而出，可与补中益气汤同用；面色潮红，五心烦热，舌红少苔，脉细数，可与知柏地黄丸同用；低热，加青蒿、鳖甲；面色少华，畏寒怯冷，四肢欠温，舌淡，苔薄白，脉沉细者，用右归丸或用鹿角粉 3 g，分 2 次吞服。

（三）其他疗法

1. 单验方

（1）生白果 7 枚，去壳去心存衣，捣碎；用豆浆 1 碗，煮沸，放入白果，搅匀即可食用，每日 1 次。适用于淋证的虚证。

（2）生鸡内金粉、琥珀末各 1.5 g，每日 2 次吞服。适用于石淋。

（3）金钱草 6 g，水煎代茶饮，每日 1 剂饮用。适用于石淋。

（4）大小蓟、白茅根、荠菜花各 30 ~ 60 g，水煎服，每日 1 剂口服。适用于血淋及膏淋。

（5）菟丝子 10 g，水煎服，每日 3 次口服。适用于劳淋。

（6）冬葵子为末，每次 5 g，每日 3 次口服。适用于气淋。

2. 中成药

（1）热淋清颗粒：每次 4 g，每日 3 次开水冲服。适用于热淋。

（2）八正合剂：每次 15～20 mL，每日 3 次口服。适用于热淋、石淋。

（3）尿感宁冲剂：每次 15 g，每日 3～4 次口服。适用于热淋。

（4）金钱草冲剂：每次 1 袋，每日 3 次冲服。适用于石淋。

（5）三金片：每次 5 片，每日 3 次口服。适用于各种淋证。

（6）清开灵注射液 40～60 mL，加 5% 葡萄糖注射液或 0.9% 氯化钠注射液 250 mL，每日 1 次静点。适用于淋证热毒较甚，热象明显者。

3. 针刺

（1）主穴：肾俞、膀胱俞、京门、照海、天枢。

（2）配穴：中级、三焦俞、阴陵泉、阳陵泉、交信、水道、足三里。

（3）手法：中强刺激，留针 15～30 分钟，每日 1～2 次。适用于治疗肾结石、输尿管上段结石，促进通淋排石，缓解疼痛。

（苏　兵）

第二节　癃闭

一、概述

癃闭主要是指因为肾和膀胱气化失司进而使得小便量变少，小便点滴而出，小便可能出现闭塞不通的情况，这一病症被统称癃闭。对其进行细分可见，小便不利，点滴量少，同时病情发展较缓慢称之为癃；小便闭塞且病势急则称之为闭。

二、病因病机

病机关键：膀胱气化不利。

1. 湿热蕴结：中焦湿热不解，进入膀胱等，导致湿热阻滞，进而造成小便不通，形成癃闭之症。

2. 肺热气壅：肺为水之上源，热壅于肺，肺气不能肃降，津液输布失常，水道通调不利，不能下输膀胱；又因热气过盛，下移膀胱以致上、下焦均为热气闭阻，而成癃闭。

3. 脾气不升：过于疲劳容易伤脾，饮食不节制、久病体质虚弱，使得脾虚，进而使得清气难以有效上升，浊阴无法下降，小便也就据此导致不利。

4. 肾元亏虚：年老虚弱，久病不愈身体虚弱，肾阳不足，进而导致膀胱气化，湿热排不出；或还因小焦积热导致日久不愈，肾阴不足，进而形成癃闭。

5. 肝郁气滞：肝气郁结容易伤肝，如果疏散不及时，则容易导致三焦水液等受到影响，水道因此通调受阻，自而产生癃闭。

6. 尿路阻塞：瘀血败精或肿块结石，阻塞尿路，小便难以排出，因而形成癃闭。

总体来看，这一病症主要病灶所在膀胱，但其与脾肾等都有关系。上焦之气不化，则源于肺；中焦之气不化，则源自脾；小焦之气不化则源自肾。肝郁气滞这种症状，使得三焦气化不利，进而容易引发癃闭。其他原因造成的尿路阻塞，也可能会引起癃闭。

三、诊断和鉴别诊断

（一）诊断

1. 发病特点：此症多源自忧思易恼怒、忍尿等情况，还有饮食方面存在过油辛辣，不注意保暖，纵欲无度等也容易导致发病。该病多见于老年男性，也见于产后妇女等。

2. 临床表现：排尿出现一定困难，排尿次数既可能增多，也可能会减少，每日尿量出现明显变少情况，排尿没有明显疼痛感，点滴尿液或闭塞是其主要症状。

3. 理化检查：肛门指诊、B 超、腹部 X 线摄片、膀胱镜、肾功能检查。

（二）鉴别诊断

1. 淋证：对于病症的区分方式来看，虽然两者都属于膀胱气化不利，进而产生了排尿问题的症候。但癃闭不存在刺痛感，小便日排出量少于正常情况，无尿排出情况也时有出现。癃闭感受外邪，其常并发淋证；淋证则小便刺痛，同时频次少而涩痛，每日排出尿量基本正常，淋证日久不愈，可发展成癃闭。《医学心悟·小便不通》："癃闭与淋证不同，淋则便数而茎痛，癃闭则小便短涩而难通。"

2. 关格：这两者之间相似之处在于均可见小便尿量减少甚至闭塞不通的情况。关格主要由淋证等症久治不愈而起病，小便不通畅同时呕吐情况并存；且关格常会有皮肤瘙痒情况，口中含有尿味，患者可能出现抽搐昏迷情况。癃闭则不存在呕吐情况，癃闭的病情发展可能导致转为关格。

3. 水肿：两者主要表现为小便不利，同时伴有量少情况。水肿更多是人体当中水液潴留，导致身体四肢等部位出现浮肿情况，严重者存在胸等位置积液，其并没有水蓄膀胱情况。癃闭通常不存在浮肿情况，部分患者还存在小便点滴而出等水蓄膀胱症状。

四、辨证

1. 细审主证

（1）小便短赤灼热、苔黄、舌红、脉数者属热；若口渴欲饮、咽干、气促者，为热壅于肺；若口渴不欲饮，小腹胀满者，为热积膀胱。

（2）小便欲出而不出，精神疲劳，身体乏力多为虚证；老年排尿出现无力，腰膝出现酸痛，该情况为肾虚命门火衰；小便不利同时还有小腹胀坠感，多为中气不足。

（3）如果尿线变得比较细或出现了排尿中断情况，伴有腰腹疼痛，舌质紫暗者，属于浊瘀阻滞。

2. 详辨虚实

癃闭往往存在虚实的差别，湿热蕴结、肝郁气滞等所致病患者，多数都属于实证；而因为肾气不足、肾阳不足、气化不及等情况多是虚证。如起病比较急促，而病程相对比较短，患者体质比较好，尿道窘迫，小便赤热，舌苔黄腻更多属于实证。起病缓慢，病程持续时间比较长，尿流颇显无力，脉沉细弱更多属于虚证。

五、治疗

（一）治疗原则

癃闭的治疗需遵循基本的治疗原则，这其中以"六腑以通为用"原则，要重点于通，通利小便。

实际治疗运用过程中，通之方法也会因为证候的虚实存在一定的差异和差别。实证治疗需要注重清湿热，同时要散瘀结，利气机；虚证则注重补脾肾，助气化，进而使小便通畅。同时也需要结合具体病症具体分析，结合原因去选择治疗方式，根据病变所在位置不同，如肾脾等差别，辨证论治，不能滥用通利小便之品。还可以根据"上窍开则下窍自通"的理论，用开提肺气法，开上以通下，即所谓"提壶揭盖"之法治疗。

（二）辨证论治

1. 膀胱湿热

（1）症状：小便不畅，量少频多且灼热，小腹鼓胀，口苦，干咳不愿饮水，或大便不畅，舌苔深红，脉络沉。

（2）病机：体内湿热沉积至膀胱处，则小便不畅呈赤热，甚至堵塞不通；湿热互结，膀胱气化不畅，则小腹鼓胀；湿热过剩，苦口干涸；舌质红，苔黄腻，脉沉数或大便不畅，均因下焦湿热所致。

（3）治法：清热利湿，通畅小便。

（4）方法：八正散。舌苔重而黄腻，加苍术、黄柏；心烦，口内舌苔呈糜烂，合导赤散；大便通畅，去大黄；口干舌燥，潮热盗汗，手心足心发热，舌尖泛红，可服滋肾通关丸、车前子、牛膝。

2. 肺热壅盛

（1）症状：小便不通不畅，口干舌燥，干咳欲饮，呼吸急促或干咳，舌苔泛红呈薄黄。

（2）病机：肺热壅盛，失于肃降，不得通常，下行膀胱，则小便不通不畅；肺热上壅，体内气逆，故此呼气急促干咳；口干舌燥、不愿饮水，舌苔泛红，则是里热内郁症状。

（3）治法：清肺热，利水道。

（4）方药：清肺饮。心神烦闷，舌苔泛红，口舌生疮，则用黄连、竹叶治；大便不通不畅，服杏仁、大黄治；头痛、鼻塞，服薄荷、桔梗治。

3. 肝郁气滞

（1）症状：小便不通不畅，小腹鼓胀，气烦易怒，舌苔泛红薄黄。

（2）病机：七情内伤，气机郁滞，肝内气血疏于顺畅，水液排泄不畅，由此小便不通不畅；小腹鼓胀，则为肝气发病。脉弦，烦躁易怒，则是肝气过旺；舌苔泛红、薄黄，则是肝郁化火之症。

（3）治法：疏利气机，通利小便。

（4）方药：沉香散。肝郁气滞症状较重，服六磨汤；气郁化火，舌苔泛红、薄黄，服丹皮、山栀。

4. 尿道阻塞

（1）症状：小便不畅，短促或如细线，小腹鼓胀疼痛，舌苔暗紫有瘀痕，脉细。

（2）病机：瘀血败精阻塞构成内郁结块，尿道膀胱受阻不通，小便不畅，短促如细线，舌苔暗紫有瘀痕，脉细，都是瘀阻气滞的症状。

（3）治法：化瘀散结，清利水道。

（4）方药：代抵当丸。呈严重淤血状时，服丹参、红花治；久病而面色不顺，服黄芪、丹参治；小便不畅不顺，服金钱草、海金沙、冬葵子治。

5. 脾气不升

（1）症状：欲小便则不畅或量小而不通，气促，话语无力，小腹鼓胀，精神匮乏，食欲不佳；舌质较淡呈薄白，脉细弱。

（2）病机：清气不升则浊阴不降，则小便不通不畅；中气不足，则话语无力；中气下陷，则小腹鼓胀；脾气不足，则精神匮乏，食欲不佳；舌质较淡呈薄白，脉细弱，则为气虚之症状。

（3）治法：升清降浊，化气利水。

（4）方药：补中益气汤合春泽汤。舌质泛红，服补阴益气煎；肾虚，服济生肾气丸。

6. 肾阳衰惫

（1）症状：小便不通不畅，排尿无力不畅，面色苍白，精神萎靡，怕寒畏冷，腰膝冷而无力，舌苔呈白且淡，脉沉且弱。

（2）病机：命门火衰，气化不及州都，则小便不通不畅，排尿无力且不畅；脸色苍白，精神萎靡，则是元气衰败之像；怕寒畏冷，腰膝冷而无力，则是肾阳不足之症状。

（3）治法：温阳益气，补肾利尿。

（4）方药：济生肾气丸。有脾虚之症状，可服补中益气汤或春泽汤；精神委顿，腰膝冷而无力，服香茸丸。

（三）其他疗法

1. 单验方：生大黄 12 g，荆芥穗 12 g，晒干后（不宜火焙，否则药力减弱）共研末，分 2 次服，每间隔 4 小时用温水调服 1 次，每日 2 次。适用于癃闭之肺热壅盛证。

2. 中成药

（1）参麦注射液 60 mL，加 5% 葡萄糖注射液或 0.9% 氯化钠注射液 100 mL，每日 1 次静点。适用于癃闭气阴两虚证。

（2）红花黄色素氯化钠注射液 100 mL，每日 1 次静点。适用于癃闭之血瘀阻络证。

3. 针灸

（1）选穴：足三里、中极、三阴交、阴陵泉。

（2）刺法：反复捻转提插，强刺激。体虚者，灸关元、气海。

（吴　茜）

第三节　遗精

一、概述

遗精指不因性行为而发生的精液排泄，有甚者排泄较为频繁的病症。梦中遗精，称为梦遗；日常遗精，或十分清醒时精液无故排泄，称为滑精。以上是遗精的两种轻重不同的证候。此外，中医又有失精、精时自下、漏精、溢精、精漏、梦泄精、梦失精、梦泄、精滑等名称。

二、病因病机

本病病因较多，病机复杂，但其基本病机可概括为两点：一是火热或湿热之邪循经下扰精室，开合失度，以致精液因邪扰而外泄，病变与心肝脾关系最为密切；二是因脾肾本身亏虚，失于封藏固摄之职，以致精关失守，精不能闭藏，因虚而精液滑脱不固，病变主要涉及脾肾。

1. 肾虚不藏：恣情纵欲——青年早婚，房事过度或少年频犯手淫，造成肾精损耗。肾阴虚者，大

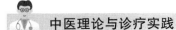

都阴虚火旺，相火偏盛，扰动精室，封藏失职；肾气虚者，大都以肾气不能固摄，精关失约而出现自遗。

2. 君相火旺：操劳过度——劳神过度，心阴虚耗，心火无法下至于肾，肾水不通于心，心肾不交，水亏则火旺，继而遗精。

3. 气不摄精：思虑过度，损伤心脾，或饮食不节，脾虚气陷，失于固摄，精关不固，精液遗泄。

4. 湿热痰火下注：饮食无节制，嗜酒无节制，损伤脾胃，湿热化火，流注于下，扰动精室，亦然发生遗精。

综上所述，造成遗精的病因主要在心、肝、脾、肾，或因房事无节制、先天不足、劳心费神、饮食不当等引起。

三、诊断和鉴别诊断

（一）诊断

每星期两次以上或一日数次，在睡梦中发生遗泄或在清醒时精自滑出，并有头昏、耳鸣、精神萎靡、腰酸腿软等症状，即可诊断为遗精。

（二）鉴别诊断

1. 生理性溢精：通常未婚成年男性或婚后长期未有性生活者，一般每月 1 至 2 次遗精，如无其他症状，这一情况为生理性溢精，不需要进行特定治疗，只需要了解更多性知识，消除恐慌情绪。病例遗精则每周两次或以上，个别严重者存在每晚遗精数次的情况。

2. 早泄：早泄主要指男性在性交时其阴茎刚刚进入到阴道后随即泄精或没有进入阴道就泄精，无法正常完成性交；诊断早泄的一个要点是要看性交是否存在早射精情况。遗精则是没有人为干预情况下出现精液遗泄，性交时能够正常射精；诊断要点是非人为，还有是在睡眠当中更多见，两者同时并存情况较多。

3. 小便尿精：这一症状主要指精液随着尿排出，尿液颜色正常。这一病症的诊断要点在于精液与尿液同时排出或尿后流精液。这一病症诱因在于过度饮酒、沉迷色情、脾肾气虚等情况。

4. 尿道球腺分泌物：男性在性兴奋情况下尿道外口可能会排出少量黏稠无色液体，这一液体不是精液，这种情况不能视为遗精，要有所区分。

5. 前列腺溢液：部分中青年，因为自身纵欲无度，存在酗酒等不良习惯，导致前列腺充血等问题，一旦受力则导致腹压增大，会阴肌肉松弛，白色分泌物就会流出，这种情况被称为前列腺渗液。

四、辨证

1. 审察病位：一般认为用心过度或杂念妄想，君相火旺，引起遗精的多为心病；精关不固，无梦遗泄的多为肾病。故前人有"有梦为心病，无梦为肾病"之说，但还须结合发病的新久以及脉证的表现等，才能正确地辨别病位。

2. 分清虚实：初起以实证为多，日久则以虚证为多。实证以君相火旺及湿热痰火下注，扰动精室者为主；虚证则属肾虚不固，脾虚气不摄精，封藏失职。若虚而有热象者，多为阴虚火旺。

3. 辨别阴阳：遗精属于肾虚不藏者，又当辨别偏于阴虚还是偏于阳虚。阴虚者更多症状表现在头晕目眩、腰酸腿疼、耳鸣的情况；阳虚者面白少华，脉沉细。

4. 洞察转归：遗精的发生发展与体质、病程、治疗恰当与否有密切关系。病变初期及青壮年患者多为火盛或湿热所致，此时若及时清泻则可邪退病愈；遗精日久必耗伤肾阴，甚则阴损及阳，阴阳俱虚，此时可导致阳痿、早泄、男子不育等。故对遗精日久不愈、有明显虚象或年老体衰者，治疗又当以补血为主。若治疗后遗精次数减少，体质渐强，全身症状减轻，则为病势好转，病将痊愈之象。

五、治疗

（一）治疗原则

遗精的基本病机包括两个方面：一是火邪或湿热之邪，扰及精室；二是正气亏虚，精关不固。治疗遗精切忌只用固肾涩精一法，而应该分清虚实。实证以清泄为主；虚证方可补肾固精。同时还应区分阴虚阳虚的不同情况，而分别采用滋养肾阴及温补肾阳的治法。至于虚而有热者，又当予以养阴清火，审证施治。

（二）辨证论治

1. 心肾不交

（1）症状：睡梦当中出现遗精次数多，转天昏昏沉沉、存在心悸等情况，小便发黄有低烧感，脉细数。

（2）病机：君火亢盛、心阴暗耗，心火不能下交于肾、肾水不能上济于心，水亏火旺，扰动精室，致精液走泄；心火偏亢，火热耗伤心营，营虚不能养心则心惊；外不能充养肌体，则体倦无力，精神不振；上不能奉养于脑，则头昏且晕；小便短黄而有热感，乃属心火下移小肠，热入膀胱之征；舌质红，脉细数，均为心营被耗、阴血不足之象。

（3）治法：清心滋肾，交通心肾。

（4）方药：三才封髓丹加黄连、灯芯草之类。方中天门冬补肺，地黄滋肾，金水相生也；黄柏泻相火，黄连、灯芯草清心泻火，俾水升火降，心肾交泰，则遗泄自止。若所欲不遂，心神不定，邪火妄动，导致精室不安，精液出现泄出，需安神精心，安神定志丸 可治疗之。

2. 肾阴亏虚

（1）症状：遗精，每日头晕且昏沉无力，存在耳鸣现象，身体虚弱，脉弦细带数。

（2）病机：恣情纵欲，耗伤肾阴，肾阴虚则相火妄动，干扰精室，致使封藏失职，精液泄出；肾虚于下，真阴暗耗，则精气营血俱不足，不能上承，故见头昏、目眩；不能充养肌肉，则形体瘦弱，神疲乏力；腰为肾之府，肾虚则腰酸；肾开窍于耳，肾亏则耳鸣；舌红少津，脉弦细带数，均为阴虚内热之象。

（3）治法：壮水制火，佐以固涩。

（4）方药：知柏地黄丸合水陆二仙丹化裁。方中知母、黄柏泻火，丹皮清热，地黄、山药、山茱萸、芡实、金樱子填精止遗。遗精情况经常性出现，且难以有效治愈，应采用金锁固精丸以固肾摄精。

3. 肾气不固

（1）症状：滑精情况经常性出现，面色苍白无力，精神不振，身体虚寒，舌苔发白，脉沉细且较弱。

（2）病机：病久不愈，阴精内涸，阴伤及阳，以致下元虚惫，气失所摄，相关因而不固，故滑精频作；其真阴亏耗，元阳虚衰，五脏之精华不能上荣于面，则面白少华，精神萎靡，畏寒肢冷；舌淡、苔白，脉沉细而弱，均为元阳已虚、气血不足之征。

（3）治法：补肾固精。

（4）方药：偏于阴虚者，用六味地黄丸，以滋养肾阴；偏于阳虚者，用《严氏济生方》秘精丸和斑龙丸主之。前方偏于温涩，后者温补之力尤胜。

4. 脾虚不摄

（1）症状：遗精频频发作，劳累过度致增多增重，甚至产生滑精情况，精液清稀，食欲不振且便溏，气短乏力，舌淡，脉虚。

（2）病机：脾气存在亏虚情况，精失固摄，遗精现象频频出现；过劳则伤害中气，气虚则导致不摄，精关不够牢固，滑精情况时有多见；频繁出现遗精，使得精液清稀；脾气亏虚，缺乏气血，心脉不稳，心悸气短；脾虚气陷，全身无力，寡言少语；舌淡苔薄，上述现象均为脾气亏虚的表现。

（3）治法：益气健脾，摄精止遗。

（4）方药：妙香散合水陆二仙丹或补中益气汤加减。方中人参、黄芪益气健脾生精；山药、茯苓健脾补中，兼以安神，远志、辰砂清心调神；木香调气；桔梗升清；芡实、金樱子摄精止遗。若以中气下陷为主，可用补中益气汤加减。

5. 肝火偏盛

（1）症状：多为梦中出现遗精现象，患者易烦躁，胸中气得不到疏解，常常面红目赤，口干舌燥，小便短赤，舌红苔黄，脉弦数。

（2）病机：肝胆经绕阴器，肾脉上贯肝，两脏经络相连，如情志不遂，肝失条达，气郁化火，扰动精室，则引起遗精；肝火亢盛，则阳物易举易烦躁，胸中气得不到疏解，肝火旺盛，常常面红目赤，口干舌燥，小便短赤，舌红苔黄，脉来弦数，均为肝火偏盛之征。

（3）治法：清肝泻火。

（4）方药：龙胆泻肝汤为主。方中龙胆草直折肝火，栀子、黄芩清肝，柴胡疏肝，当归、生地滋养肝血，泽泻、车前子、木通导湿热下行，肝火平则精宫自宁。久病肝肾阴虚者，可去木通、泽泻、车前子、柴胡等，酌加何首乌、女贞子、白芍等滋养肝肾之品。

6. 湿热下注

（1）症状：遗精频作或尿时有精液外流，口苦或渴，小便热赤，苔黄腻，脉濡数。

（2）病机：湿热下注，扰动精室，则遗精频作，甚则尿时流精；湿热上蒸，则口苦而渴；湿热下注膀胱，则小便热赤；苔黄腻，脉濡数，均为内有湿热之象。

（3）治法：清热化湿。

（4）方药：猪肚丸。猪肚益胃，白术健脾，苦参、牡蛎清热固涩，尚可酌加车前子、泽泻、猪苓、黄柏、萆薢等，以增强清热化湿之力。

7. 痰火内蕴

（1）症状：遗精频作，胸闷脘胀，口苦痰多，小便热赤不爽，少腹及阴部作胀，苔黄腻，脉滑数。

（2）病机：痰火扰动精室，故见遗精频作；痰火郁结中焦，故见胸闷脘胀，口苦痰多；痰火互结下焦，故见小便热赤不爽，少腹及阴部作胀；苔黄腻，脉滑数，均为痰火内蕴之征。

（3）治法：化痰清火。

（4）方药：猪苓丸加味。方中半夏化痰，猪苓利湿，还可加黄柏、黄连、蛤粉等泻火豁痰之品。如患者尿时不爽，少腹及阴部作胀，为病久夹有瘀热之征，可加败酱草、赤芍以化瘀清热。

（刘海丽）

第四节 阳痿

一、概述

阳痿主要是指青壮年年龄段的男性，因自身存在湿热虚亏等原因，使宗筋过于松弛，导致性交时阴茎难以勃起，无法正常进行性交的现象。

二、病因病机

病机关键：宗筋弛纵。

1. 命门火衰：多因房事过度过力，年少时过度手淫，婚育过早，导致精气虚损，致使阳事不举。

2. 心脾受损：忧郁等证容易伤身影响心脾，而胃为水谷气血之海，以致气血两虚，宗筋失养，而成阳痿。

3. 恐惧伤肾：恐则伤肾，恐则气下，渐至阳痿不振，举而不刚，而致阳痿。

4. 肝郁不舒：肝主筋，阴器为宗筋之汇，若情志不遂，忧思郁怒，肝失疏泄条达，则宗筋所聚无能。

5. 湿热下注：湿热下注，宗筋弛纵，可致阳痿，所谓壮火食气是也。

就临床所见，本病以命门火衰较为多见，而湿热下注较为少见，所以《景岳全书·阳痿》说："火衰者十居七八，火盛者，仅有之耳。"本病主要病位在宗筋与肾，与心、肝、脾关系密切。

三、诊断和鉴别诊断

（一）诊断

1. 发病特点：性生活过度，或因为年少时频繁手淫，进而导致腰膝酸痛，精神疲劳，小便不畅，存在滴沥情况。

2. 临床表现：成年男性在青壮年阶段，性交时阴茎难以勃起，缺乏正常性生活能力，出现这种情况就可以诊断为这一病症。

3. 理化检查：检查血、尿常规、前列腺液，以及进行夜间阴茎勃起试验、阴茎动脉测压等检查，同时排除性器官发育不全或药物引起的阳痿。

（二）鉴别诊断

1. 早泄：二者都可能出现阴茎疲软。早泄更多是在性交开始之前，虽然可以勃起，但是过早排精，因为排精后就无法有效勃起，进而影响正常性交；阳痿则是性交时不能勃起。二者在临床表现上有明显差别，但在病因病机上有相同之处。若早泄日久，可进一步导致阳痿的发生。

2. 生理性机能减退：二者均可出现阳事不举，但男子八八肾气衰，若老年人而见阳事不举，此为生理性机能减退，与病理性阳痿应予以区别。

四、辨证

1. 辨别有火无火：阳痿而兼见面色白，畏寒肢冷，阴囊阴茎冷缩或局部冷湿，精液清稀冰冷，舌淡，苔薄白，脉沉细者，为无火；阳痿通常伴随着易怒烦躁问题，患者口干舌燥，舌苔黄腻，有实火。这其中以脉象和舌苔的辨证为主要方式手段。

2. 分清脏腑虚实：由于恣情纵欲、思虑忧郁、惊恐所伤者，多为脾肾亏虚，命门火衰，属脏腑虚证；由于肝郁化火，湿热下注，而致宗筋弛纵者，属脏腑实证。

五、治疗

（一）治疗原则

从阳痿的治疗手段来看，中医强调要从病机入手，虚者注重于补，而实者则注重于清，无火需要强调温。命门火衰者，温补忌纯用刚热燥涩之剂，宜选用血肉有情温润之品；心脾受损者，补益心脾；恐惧伤肾者，益肾宁神；肝郁不舒者，疏肝解郁；湿热下注者，苦寒坚阴，清热利湿，即《素问·脏气法时论》所谓"肾欲坚，急食苦以坚之"的原则。

（二）辨证论治

1. 命门火衰

（1）症状：阳事不举或举而不坚，精薄清冷，腰酸膝软，精神萎靡，面色白，头晕耳鸣，畏寒肢冷，夜尿清长，舌淡胖，苔薄白，脉沉细。

（2）病机：恣情纵欲，耗损太过，精气亏虚，命门火衰，故见阳事不举，精薄清冷；肾精亏耗，髓海空虚，故见头晕耳鸣；腰为肾之府，精气亏乏，故见腰酸膝软，精神萎靡；畏寒肢冷，舌淡胖，苔薄白，脉沉细，均为命门火衰之象。

（3）治法：温补下元。

（4）方药：右归丸合或赞育丹。阳痿日久不愈，加韭菜籽、阳起石、淫羊藿、补骨脂；寒湿，加苍术、蔻仁；气血薄弱明显，加人参、龟甲胶、黄精。

2. 心脾受损

（1）症状：阳事不举，精神不振，夜寐不安，健忘，胃纳不佳，面色少华，舌淡，苔薄白，脉细弱。

（2）病机：思虑忧郁，损伤心脾，病及阳明冲脉，而阳明总宗筋之会，气血亏虚，则可致阳事不举，面色少华，精神不振；脾虚运化不健，故胃纳不佳，心虚神不守舍，故夜寐不安；舌淡，脉细弱，为气血亏虚之象。

（3）治法：补益心脾。

（4）方药：归脾汤。肾阳虚，加淫羊藿、补骨脂、菟丝子；血虚，加何首乌、鹿角霜；脾虚湿滞，加木香、枳壳；胃纳不佳，加神曲、麦芽；心悸失眠，加麦冬、珍珠母。

3. 恐惧伤肾

（1）症状：阳痿不举或举而不坚，胆怯多疑，心悸易惊，夜寐不安，易醒，苔薄白，脉弦细。

（2）病机：恐则伤肾，恐则气下，可导致阳痿不举或举而不坚；情志所伤，胆伤则不能决断，故见胆怯多疑；心伤则神不守舍，故见心悸易惊，夜寐不安。

（3）治法：益肾宁神。

（4）方药：大补元煎或启阳娱心丹。肾虚明显，加淫羊藿、补骨脂、枸杞子；惊悸不安，梦中惊叫，加青龙齿、灵磁石。

4. 肝郁不舒

（1）症状：阳痿不举，情绪抑郁或烦躁易怒，胸脘不适，胁肋胀闷，食少便溏，苔薄，脉弦。

（2）病机：暴怒伤肝，气机逆乱，宗筋不用则阳痿不举。肝主疏泄，肝为刚脏，其性躁烈，肝气郁结，则情绪抑郁或烦躁易怒；气机紊乱则胸脘不适，胁肋胀闷；气机逆乱于血脉，则脉象弦。

（3）治法：疏肝解郁。

（4）方药：逍遥散。肝郁化火，加丹皮、山栀子；气滞日久，而见血瘀证，加川芎、丹参、赤芍。

5. 湿热下注

（1）症状：阴茎萎软，阴囊湿痒臊臭，睾丸坠胀作痛，小便赤涩灼痛，肢体困倦，泛恶口苦，舌苔黄腻，脉濡数。

（2）病机：湿热下注，宗筋弛纵，故见阴茎萎软；湿阻下焦，故见阴囊湿痒，肢体困倦；热蕴于内，故见小便赤涩灼痛，阴囊臊臭；苔黄腻，脉濡数，均为湿热内阻之征。

（3）治法：清热利湿。

（4）方药：龙胆泻肝汤。大便燥结，加大黄；阴部瘙痒，潮湿重，加地肤子、苦参、蛇床子。

（三）其他疗法

1. 单验方：牛鞭 1 根，韭菜籽 25 g，淫羊藿 15 g，将牛鞭置于瓦上文火焙干、磨细；淫羊藿加少许羊油，在文火上用铁锅炒黄（不要炒焦），再和韭菜籽磨成细面；将上药共和混匀。每晚用黄酒冲服 1 匙或将 1 匙粉用蜂蜜和成丸，用黄酒冲服。

2. 中成药

（1）参附注射液 20～40 mL，加 5% 葡萄糖注射液或 0.9% 氯化钠注射液 100 mL，每日 1 次静点。适用于阳虚重症。

（2）参麦注射液 60 mL，加 5% 葡萄糖注射液或 0.9% 氯化钠注射液 100 mL，每日 1 次静点。适用于阳痿气阴两虚证。

（3）六味地黄丸：每次 1 丸，每日 2 次口服。适用于阳痿之肝肾阴虚证。

（4）逍遥丸：每次 1 丸，每日 2 次口服。适用于阳痿之肝气郁结证。

（5）龙胆泻肝丸：每次 1 丸，每日 2 次口服。适用于阳痿之肝经湿热证。

3. 针灸

（1）针刺

①选穴：关元、中极、太溪、次髎、曲骨、阴廉。

②刺法：针刺得气后留针，并温针灸 3～5 壮。

（2）灸法：取会阴、大敦、神阙，艾条温和灸与雀啄灸交替使用。

（3）耳针：取耳穴肾、皮质下、外生殖器，以 0.6 cm×0.6 cm 胶布中央粘上王不留行籽贴于上述 3 穴，然后用指稍加压。两耳交替进行，每周 2 次，10 次为 1 个疗程。

（胡文杰）

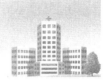

第六章 内分泌系统病证

第一节 甲状腺功能亢进症

一、概述

甲状腺功能亢进症，是指各种原因导致甲状腺激素产生和释放过多，甲状腺呈现高功能状态，其共同特征为过多的甲状腺激素导致的代谢增加和交感神经系统的兴奋性增加。由于患病因素的差异，其在临床上的表现也存在不同。毒性弥漫性甲状腺肿也被称作 Graves 病，是甲状腺功能亢进的主要原因，也是一种自身免疫病，临床表现为累及包括甲状腺在内的多系统的综合征，涵盖了高代谢综合征、弥漫性甲状腺肿、突眼征、特征性皮损以及甲状腺肢端病，因为绝大部分病患不仅仅患有甲状腺肿大的情形，还伴随着高代谢症，所以也被称作"毒性弥漫性甲状腺肿"。毒性甲状腺腺瘤和毒性多结节性甲状腺肿是甲状腺激素水平增高的较少见的原因。故以下主要论述 Graves 病。

甲状腺功能亢进归属"瘿病"范畴，"瘿"在《诸病源候论》中已明确指出是指颈前方出现状如樱核的肿物，是指甲状腺肿大。《三因极—病证方论》指出"五瘿皆不可妄决破，决破则脓血崩溃，多致夭亡"，首先提出决不可轻易对瘿病的肿块施用刀针，以免引起严重后果。

二、病因病机

甲状腺功能亢进属"瘿病"的范畴。瘿病之所以出现是因为情绪的不稳定以及饮食失去平衡和水土不服等，其最基本的患病机制在于气息停滞、痰气凝结以及血瘀壅结颈前，主要的临床表现是脖颈前喉结两侧结块肿大。

瘿病的发生与情志内伤、体质因素、饮食及水土失宜有关。

（一）情志失调

长期忧思郁怒，可使气机郁滞，肝失疏泄，则津液循行失常，凝结而生痰，气郁痰结，壅于颈前，则形成瘿气，且其消长与情志变化有关。

（二）体质因素

先天禀赋不足，天癸虚弱，于妇女则对经、带、胎、产、乳等生理产生影响，而致肝血暗耗，冲任亏虚，阴精不足，津液失养。遇情志不遂，则气郁痰结而病。久则更伤肝阴，郁而化火。故较男性而言，女性更易患瘿病。

（三）饮食和水土失宜

饮食失去平衡，生存在高山地域，水土不适应，就会对脾胃的功能造成很大的影响，导致脾胃难以正常运转，难以运输湿气，除此之外，对气血的运转也是不利的，在颈前聚集痰气就会导致瘿病。在古代，瘿病还能进行划分，主要包括泥瘿、土瘿。

因情志抑郁或突遭剧烈的精神创伤，均可导致肝之疏泄功能异常，木失条达之性，则肝气内迫，郁结不化，气机郁滞，津液不行，凝聚成痰。痰气交阻于颈，遂成瘿肿，而成气郁痰阻之证。痰气郁结日久，凝结于眼部而致目突，恚怒又久而不解，遂化火冲逆，而呈肝火旺盛之象。其肝火炎于上则见急躁易怒，面部烘热，口苦目赤，眼瞳如怒视状；上扰心肺，心阴被扰，心神不宁，而见心悸失眠；肺卫失固，火蒸津液，汗多外泄；横犯中州，胃阴被耗，水津内乏，口渴引饮，阴伤则热，消谷善饥，多食而瘦。肝火既旺，又易伤阴，肝阴不足，久必及肾，肝肾阴虚，水不涵木而致筋脉失养，肢软无力，麻木颤抖，阴虚肝旺之证遂成。素体阴虚者，尤多恚怒郁闷之情，遇有气郁，更易化火。病久，一则壮火食气，二则阴损及阳，而至气阴两伤，脾阳受损，健运失司，因而纳谷不化，大便溏薄。阳虚既成，一则水失健运，滋生痰湿，二则气虚，无力推动血行，致使血液阻滞，而成瘀血、痰湿。瘀血上逆于颈，甲状腺肿大益甚，可有结块、硬肿；上凝于眼，突眼更著。由此在甲状腺功能亢进症状业已控制、甲状腺功能恢复正常时，有时仍可见有突眼症，而成难治之症。

总之，本病初起多实，以肝郁、痰凝为主，继之郁而化火，肝火旺盛，内炽伤阴，阴虚又复阳亢，阴虚、阳亢互为因果，成为甲状腺功能亢进主见之证候。久则气阴两耗，已由实转虚。主病在肝，而又涉及心、脾、胃、肾诸脏腑。目为肝窍，故目睛之症尤为突出，其理自明。

三、诊断

本病多起病缓慢，在表现典型时，可根据高代谢综合征、甲状腺肿和眼征三方面的表现诊断。更多轻症患者或年老和儿童病例的临床表现常不典型，须借实验室检查以明确诊断。

（一）临床表现

典型病例常有下列表现：

1. 神经系统：病患容易激动，精神十分敏感，伸出舌头和手掌的时候经常会出现细微的颤动，言语较多，好动，难以集中精神，焦躁，经常猜忌，内心紧张。有时候病患会产生幻觉，引发狂躁的病症，但是也有些人出现抑郁，言语较少。腱反射活跃，反射时间就会变短。部分患者可合并周期性麻痹、重症肌无力等。

2. 高代谢综合征：患者怕热、容易出汗，皮肤、手掌、面、颈、腋下皮肤红润多汗。体温多正常，基础体温可有升高，发生危象时可出现高热；患者常有心率加快甚至房颤、心悸，食欲亢进，但体重多下降，疲乏无力。

3. 甲状腺肿：绝大部分病患主要表现是甲状腺肿大。且肿大是对称的，质地较软，吞咽过程中上下滑动。少部分病患的甲状腺肿大并不对称，也有些病患肿大不显著。甲状腺弥漫对称性肿大还时常伴随着震颤以及杂音等特别的特性，这在诊疗判断上发挥着关键作用。故需要关注静脉以及颈动脉杂音的区别差异。

4. 眼征：本病有非浸润性突眼和浸润性突眼两种特殊的眼征。

（1）非浸润性突眼：又被称作良性突眼，临床最为多见，有畏光、视物模糊、迎风流泪、眼部异物感等症状。两眼通常是对称的，有时候一侧更加明显。眼征包括以下几类：①眼裂增宽，少瞬和凝视。②眼球内侧难以聚拢，或聚拢不好。③眼向下方观看时，上眼睑出现挛缩，眼睛向下看难以跟随眼球的变化而下滑。④眼睛向上看的时候，额头的皮肤不出现褶皱。

（2）浸润性突眼：又称"恶性突眼"，较少见。

5. 心血管系统：出现心悸，气息急促，活动后更加严重。症状严重时可有心律不齐、心脏扩大，甚至出现心力衰竭的情形。

6. 消化系统：食欲亢奋，大便次数增多；部分老年人可出现食欲减少，需注意"淡漠型"甲状腺功能亢进可能。

另外，本病还可出现紫癜、贫血、肌肉软弱无力、月经减少甚至闭经、男性多有阳痿等。

高代谢综合征、交感神经系统兴奋性增高、特征性眼征与特征性甲状腺肿大对本病具有诊断价值。

（二）甲状腺功能试验

表现不典型的疑似患者，可做各种检测：①血清总甲状腺素（TT_4）；②血总三碘甲状腺原氨酸（TT_3）；③血清反 T_3（rT_3）；④游离 T_4（FT_4）和游离 T_3（FT_3）；⑤血清超敏促甲状腺激素（S－TSH）；甲状腺功能亢进患者的 TT_4、TT_3、rT_3、FT_4、FT_3 均可升高，S－TSH 降低。⑥甲状腺摄^{131}I率升高。⑦T_3抑制试验（甲状腺功能亢进患者不受抑制）。⑧促甲状腺激素释放激素（TRH）兴奋试验（甲状腺功能亢进患者无反应）。⑨促进甲状腺激素受体抗体（TRAb）阳性。⑩抗甲状腺球蛋白抗体（TGAb）和抗甲状腺过氧化物酶抗体（TPOAb）阳性。⑪超声检查：采用彩色多普勒超声检查，可见患者甲状腺腺体呈弥漫性血流信号明显增加，彩色多普勒血流显像（CDFI）呈"火海征"。甲状腺上动脉和腺体内动脉流速明显加快，阻力减低。

四、鉴别诊断

1. 单纯性甲状腺肿：有甲状腺肿大，其原因多为缺碘，临床并没有以上阐述的病症和特点，尽管有时^{131}I摄取的数量增高，血清 T_4、T_3、rT_3 显示正常。

2. 神经病症相互区别：临床可有高代谢症状，但甲状腺一般不肿大，血清 TSH、T_4、T_3 正常。

3. 甲状腺癌伴甲状腺功能亢进：可有甲状腺功能亢进的临床表现，但甲状腺内发现肿物质地韧硬而固定，表面不平，确诊依赖于手术病理学检查。

4. 其他：结核病以及风湿病经常有低热、多汗、心动过速等表现。以腹泻为主要表现的甲状腺功能亢进症常被误诊为慢性结肠炎。老年甲状腺功能亢进的表现多不典型，常有淡漠、厌食、明显消瘦，容易被误诊为癌症。单侧浸润性突眼症要和眼眶内以及颅底肿瘤进行对比。甲状腺功能亢进伴有肌病的人，需要和家族性周期性瘫痪以及重症肌无力相鉴别。

五、临证要点

素体阴虚，疏泄失常，气郁化火，津铄痰结，伤阴耗气为瘿病的基本病理。本病常由于忧郁恼怒引起，在中医辨证中，主病在肝；在病机演变过程中呈肝郁→肝火→肝阴不足之势，其中尤以肝火（包括阴虚火旺）为其代谢亢盛的主要表现。养阴清热，解郁化痰，消瘿散结是治疗本病的基本原则。

本病的中医治疗可分 3 个阶段。瘿气初起，年轻、体质尚好者，常以气郁痰凝为主，病位以肝为主，治以解郁化痰。病情进展，气郁化火，常累及心、肝、胃 3 个脏腑，心火旺则心悸不宁，神情欠安；肝火旺则急躁易怒，手舌震颤；胃火旺则多食善饥，形体消瘦。治疗时宜阴虚者滋阴降火，实火者清热泻火。病愈久则阴虚愈明显，或可伤阴耗气，出现气阴两虚的证候，累及心、脾、肝、肾。心气阴两虚者，可见心神不宁、怔忡、失眠、虚烦潮热等；脾气阴两虚者，可见饥不欲食、渴不欲饮、腹胀脘闷、大便溏薄等；肝肾气阴两虚者，可见头晕耳鸣、腰酸齿摇、肢颤手抖等症。故治疗时应酌情加入养阴生津益气之品，以扶正气。病久入络，需配伍活血化瘀通络之药。晚期阴损及阳而致阴阳两虚，精血亏损，并发症加剧，甚至致死致残，此时治疗应以调补阴阳，补肾活血为主。

本病病程漫长，病情复杂，在整个病变过程中除上述基本病机外，常兼夹气滞、痰热、湿热、热毒、水湿潴留、瘀血阻滞等证候，治以理气、化痰、清热、利湿、活血等治法，以提高疗效。

六、辨证论治

（一）气郁痰凝

1. 主症：颈前正中肿大，质地较软，没有疼痛，颈部发胀，胸口憋闷，有时候胸肋出现疼痛，病情的变化和情绪是紧密关联的；舌苔薄并且发白。

2. 治法：理气解郁，化痰消瘿。

3. 处方：四海舒郁丸加减。青木香 15 g，陈皮 15 g，昆布 30 g，海藻 30 g，海蛤壳 15 g，柴胡 15 g，郁金 15 g，香附 15 g，夏枯草 20 g。

方中青木香、陈皮疏肝理气；昆布、海藻、海蛤壳化痰软坚，消瘿散结；柴胡、郁金、香附疏肝理气；夏枯草散郁结，化痰凝。咽颈不适者可加桔梗、牛蒡子、木蝴蝶、射干利咽消肿。王立琴采用疏肝行气、祛痰散结的治法，方药用柴胡、黄芩、赤芍、连翘、浙贝母、半枝莲、夏枯草、生牡蛎等治疗甲状腺功能亢进，效果显著。

（二）肝火亢盛

1. 主症：颈前轻度或中度肿大，通常十分柔软；烦躁，经常冒汗，性格焦躁，容易暴怒，眼球突显，手指震颤，脸部较热，口中较苦，舌头颜色较红，舌苔薄并且发黄。

2. 治法：清泻肝火，散结消瘿。

3. 处方：龙胆泻肝汤合消瘰丸加减。龙胆草 10 g，栀子 15 g，黄芩 12 g，柴胡 15 g，丹皮 12 g，生地 15 g，当归 15 g，夏枯草 12 g，牡蛎 30 g。

方中龙胆草泻肝火；黄芩、栀子清火泄热以助龙胆草之力；柴胡疏肝清热；丹皮清热凉血；生地、当归滋养阴血，使驱邪而不伤正；夏枯草、牡蛎清肝火，软坚散结。心火旺盛、心悸频作、夜眠不安者，可加黄连、莲心清心火；胃热内盛、多食易饥者，加生石膏、知母清泄胃热。许芝银认为甲状腺功能亢进进展期虽肝胃火旺，实由心火亢盛所致，若只清肝胃之火，心火难以速去，症难控制且易复发；故应重用黄连配以黄芩、夏枯草、生石膏，使心、肝、胃火皆平，则疗效巩固。

（三）阴虚火旺

1. 主症：形体消瘦，目干睛突，面部烘热，咽干口苦，烦躁易怒，心悸气短，恶热多汗，多食善饥，舌颤手抖，寐少梦多，小便短赤，大便干结；舌质红绛，舌苔薄黄，或苔少舌裂，脉弦细数。

2. 治法：滋阴降火。

3. 处方：当归六黄汤合天王补心丹化裁。生地 15 g，玄参 15 g，麦冬 15 g，天冬 15 g，黄芩 8 g，黄连 4 g，夏枯草 30 g，鳖甲 20 g，当归 15 g，白芍 20 g，枸杞 15 g，香附 12 g。

甲状腺功能亢进阴虚主要累及心、肝、肾。方中生地、玄参、麦冬、天冬养阴清热；火旺甚者用夏枯草、黄芩、黄连清之，则心、肝、肾、胃之虚火并除；鳖甲滋阴潜阳，软坚散结；以当归、白芍、枸杞滋肝阴，香附疏肝理气，既补肝体又助肝用，恢复肝的"体阴而用阳"的功能。甲状腺功能亢进的阴虚火旺证或偏于肝旺，或偏于阴虚；或兼有气滞，或兼有痰凝。故本病需随症加减，方可获良效。于世家对阴虚火旺型的甲状腺功能亢进治以滋阴降火为主，兼以镇静安神，常选知母、黄柏、女贞子、菟丝子、枸杞、山萸萸、黄精及丹参。

（四）气阴两虚

1. 主症：心悸不安定，烦躁，难以入睡，经常冒汗，手指震颤，咽喉干涩，头晕目眩，身体无力，大便较稀；舌头颜色泛红，舌体震颤，脉弦细数。

2. 治法：益气养阴。

3. 处方：生脉散合牡蛎散化裁。人参 10 g，麦冬 15 g，五味子 15 g，牡蛎 20 g，白术 12 g，黄芪 30 g，白芍 12 g，生地 15 g，何首乌 20 g，香附 12 g，陈皮 5 g。方中人参甘温，益气生津，又可宁心益智；麦冬入心胃经，可清热养阴；五味子生津敛汗滋肾，宁心安神；牡蛎敛阴潜阳，固涩止汗；白术健脾益气；黄芪益气实卫，固表止汗；白芍、生地、何首乌同用滋养肝肾阴精；陈皮理气健脾；香附疏肝理气，使各个药材不断滋补但是不会停滞。手指以及舌头震颤的人，使用钩藤、白蒺藜、白芍平复肝风；脾虚便溏的病患，使用白术、薏苡仁、怀山药、麦芽来滋养脾胃。

七、西医治疗

（一）药物治疗

1. 抗甲状腺药物（ATD）治疗

（1）适应证：ATD 治疗甲状腺功能亢进是最为基础的诊治，适合那些甲状腺肿大轻度患者以及中度病患，还适合孕妇、不足 20 岁的青少年病患和儿童病患，以及在全部切除了甲状腺次以后再次发生但是不能进行放射性诊治的病患，也适用于那些有其他病例不适合做手术的病患。ATD 也可以用在放射性[131]I 诊治前后的辅助诊治以及手术之前的准备工作上。

（2）剂量和疗程：常用的 ATD 分为硫脲类和咪唑类两类，普遍使用丙硫氧嘧啶（PTU）和甲巯咪唑（MMI）。药物的选择在权衡 2 种药物的特点之后做出，一般优先选择甲巯咪唑；有两种情况选择丙硫氧嘧啶，即妊娠 T_1 期（1~3 个月）、甲状腺危象。

①初始期：丙硫氧嘧啶的初始剂量为 300~400 mg，常分 3 次服用；甲巯咪唑为 20~30 mg，可以单次或分 2~3 次服用。一般在服药 2~3 周后，患者的心悸、烦躁、乏力等症状可以有所缓解，4~6 周后代谢状态逐步可恢复正常，此为用药的"初始阶段"。

②减量期：当患者症状显著减轻，高代谢症状消失，体重增加，T_4 和 T_3 接近正常时可根据病情逐渐减少药物用量。在减量过程中，每 2~4 周随访 1 次，每次减少甲巯咪唑 5 mg 或丙硫氧嘧啶 50 mg，不宜减量过快。剂量的递减应根据症状、体征以及实验室检查的结果及时做出相应的调整，需 2~3 个月。如果减量后，症状和 T_3、T_4 有所反跳，则需重新增加剂量并维持一段时间。

③维持期：很多患者只需要治疗剂量的 1/3 或更少就能维持正常的甲状腺功能。这个时期大概需 1~2 年，个别患者需要延长维持治疗疗程。

（3）药物不良反应：主要有白细胞减少，甚至有粒细胞缺乏症、药疹、药物性肝炎、血管炎等，治疗中严密观察患者是否出现不良反应，定期复查血常规、肝功能等。

（4）停药指征：治疗时间达到 1.5~2 年，甲状腺功能正常，甲状腺肿缩小，TSH 受体抗体转为阴性等为停药指征；主要根据临床判断，停药后有复发风险。

2. β-受体阻滞剂：β-受体阻滞剂作为辅助治疗的药物或应用于术前准备，尤其应用在较严重的甲状腺功能亢进或心悸等症状较重的患者中。常用药物为普萘洛尔等。

3. 糖皮质激素和碘化物：糖皮质激素和碘化物常用于甲状腺功能亢进危象的治疗。

（二）手术治疗

甲状腺次全切手术是切除了患者的部分甲状腺，适用于中、重度甲状腺功能亢进，长期服药无效者或多结节性甲状腺肿伴甲状腺功能亢进。主要并发症为术后出血、喉返神经受损、甲状旁腺的损伤或切除、甲状腺功能减退等。

禁忌证：伴严重 Graves 眼病，合并严重心、肝、肾疾病，不能耐受手术，妊娠 T_1 期（1~3 个月）和 T_3 期（7~9 个月）。

（三）放射碘治疗

放射性^{131}I 治疗在很多国家已经被看成是 Graves 病的第一个选取诊治机制，其指的是甲状腺摄取^{131}I 之后，释放出 β 射线，对甲状腺组织细胞进行破坏。适应证主要有：50 岁以上易发生房颤的患者为首选治疗；反复复发的甲状腺功能亢进或长期治疗无效者，除非有手术治疗的强烈适应证，应该选用放射性^{131}I 治疗；手术治疗后复发者；不适合药物治疗和手术治疗者。治疗甲状腺功能亢进后的远期并发症中最常见的是甲状腺功能减退，是否选择^{131}I 治疗主要是权衡甲状腺功能亢进和甲状腺功能减退后果的利弊关系。妊娠和哺乳期妇女、严重突眼的患者禁忌使用。

八、饮食调护

在高代谢状态未控制前，宜进食如黄豆、蛋黄等高热量、高蛋白、高维生素的食物，忌食含碘多的食品。保证足够饮水，忌浓茶、咖啡等。

（傅梦清）

第二节 甲状腺功能减退症

一、概述

甲状腺功能减退症，指的是组织当中的甲状腺激素难以发挥功效，相对较少的病理情形，实际上是甲状腺激素的合成和分泌不充分造成的，属于内分泌病症。甲状腺功能减退是经常能够发生的内分泌疾病，发病率因为地域以及种族的区别存在很大的差异。缺少碘的地域发病率对比碘充足的地域，概率较高。对比男性而言，女性更容易出现甲状腺功能减退的情形，随着年龄的增长，患病率也呈现不断增长的走向。新生儿甲状腺功能减退发病率约为 1/4 000；青春期甲状腺功能减退发病率降低，随着年龄增长，其患病率上升；在年龄大于 65 岁的人群中，显性甲状腺功能减退的患病率为 2%~5%。99% 以上甲状腺功能减退为原发性甲状腺功能减退，仅不足 1% 的病例为 TSH 缺乏引起。原发性甲状腺功能减退绝大多数系由自身免疫性甲状腺炎、甲状腺放射碘治疗或甲状腺手术导致。

甲状腺功能减退在中医学中无专有病名，基于甲状腺功能减退的临床表现多为气血亏虚、脏腑虚损、肾阳不足等的证候，故一般将其归属于"虚劳"范畴；但某些甲状腺功能减退系甲状腺切除或放射碘治疗后导致的，则应属于"虚损"之列；《黄帝内经》中将甲状腺肿大或结节称为"瘿"，故伴甲状腺肿大或结节的甲状腺功能减退，如地方性碘缺乏、桥本甲状腺炎等所致伴甲状腺肿大或结节者，可称为"瘿病·虚劳证"。

二、病因病机

甲状腺功能减退属于"虚劳"或"虚损"之疾，《素问·通评虚实论》曰："精气夺则虚"，本病大多由于禀赋不足或后天失调、病久失调、积劳内伤所致。病机是元气虚怯，肾阳虚衰，乃脏腑功能减退，气血生化不足。病变脏腑以肾为主，病位涉及心、脾、肝等脏。由于阳气虚衰，无力运化，临床也可见痰湿、瘀血等病理产物夹杂。

甲状腺激素有促进生长发育、产热、调节代谢等作用，故甲状腺功能减退患者表现出一派虚损证候，而以肾阳虚衰最为明显。20 世纪 60 年代构建了阳虚动物模型用于展示甲状腺功能减退的临床病症状况。最近几年经过探索指出阳虚证病患血清含有的甲状腺激素数量较少，也验证了阳虚和甲状腺功能减退的紧密联系。

肾为先天之本，内藏元阳真火，温养五脏六腑。肾为先天之本，元阳所居，甲状腺功能减退有始于胎儿期或新生儿者，患儿智力水平低下、生长发育迟缓、身材矮小，称为呆小病，足可证明甲状腺功能减退与肾虚关系密切。甲状腺功能减退始于幼年期或成年期者也多为禀赋不足或久劳内伤、久病失治所致，其临床主要病症是气血不充足，身体疲惫没有力气，害怕寒冷等，这也是虚寒的表现。除此之外，还能观察到，记忆力下滑、毛发脱落、性欲较低的情形，这也是肾阳虚的主要体现。肾阳不足，命门火衰，火不生土，则脾阳受损，脾是后天的根本，气血生化的源头，脾主管肌肉和血压，所以甲状腺功能减退病患经常没有力气、贫血，妇女则可有月经紊乱，甚至崩漏等表现。又由于肾阳虚衰，干火难以运转，内心充满阳气但是没有能力鼓动，表现为心阳虚衰的症状，病患经常会发生心动较慢、经脉沉重的心肾阳虚之象。阳虚则水运不化，水湿凝聚成痰，故甲状腺功能减退患者可合并黏液性水肿；阳虚无以运血，故瘀血之象可兼夹而见。肝气郁导致生成痰气，痰气全部停滞在颈部，血气郁结，导致瘿肿。因为妇女经常情绪抑郁，思虑相对较多，且经期和产期肾气不足，外邪就会乘虚进入（即所谓邪之所凑，其气必虚），导致妇女出现甲状腺疾病，所以女性病患对比男性而言相对较多。除此之外，有些病患的皮肤粗糙，出现了便秘、舌苔泛红，此乃阳损及阴，阴阳两虚而见阴津不足之象。

总之，阳虚为甲状腺功能减退之病本，肾阳虚衰，命火不足是其关键，病位又常涉及脾、心、肝三脏，而见脾肾阳虚、心肾阳虚，并常伴肝气郁滞或肝阳上亢之证，阳损及阴，阴阳两虚也是常见证型。痰浊瘀血则为其病之标，黏液性水肿即为痰浊之象，源于脾肾阳虚不能运化水湿，聚而成痰；瘿肿即为痰气交阻于颈，痰阻血瘀而成。

三、诊断

甲状腺功能减退的诊断包括明确甲状腺功能减退、病变定位及查明病因 3 个步骤。

呆小病在早期诊治方面格外关键，需要创造条件，把血清甲状腺激素和 TSH 看成是新生儿常规检验的项目。尽可能早日明确诊断，进行诊治，防止或降低永久性智力发育较差的不足。成人甲状腺功能减退典型病例诊断不难，但轻症及不典型者，早期诊断并不容易，重要的是医生考虑到本病的可能，而进行甲状腺功能检查，以确定诊断。一般来说，TSH 增高伴 FT_4 低于正常即可诊断原发性甲状腺功能减退，T_3 价值不大。在下丘脑性和垂体性甲状腺功能减退，TSH 正常或降低，靠 FT_4 降低诊断。TRH 兴奋试验有助于定位病变在下丘脑还是垂体。

（一）临床表现

通常表现是容易疲惫、害怕寒冷、记忆力下降、反应不够灵活、体重上涨、便秘、月经不协调等。在体检的时候，患者经常表现出表情冷淡、面色较白、皮肤干燥粗糙、黏液性水肿面容、毛发稀疏、眉毛外 1/3 脱落等。

（二）辅助检查

1. 直接依据

（1）血清 TSH 和 T_3、T_4 是最有用的检测项目：原发性甲状腺功能减退中，TSH 能够上升，但是在垂体性以及下丘脑性甲状腺功能减退中，TSH 就会较低，甚至难以检测，还会造成其他腺垂体激素分泌不足。无论什么种类的甲状腺功能减退，血清总 T_4 和 FT_4 都相对较低，血清 T_3 能够判断轻症病患是在正常的领域里。由于总 T_3、T_4 受甲状腺结合球蛋白（TBG）的影响，有影响 TBG（妊娠、低白蛋白血症等）的情况下，可测定游离 T_3、T_4 协助诊断。亚临床甲状腺功能减退仅有 TSH 增高，血清 T_4 正常。

（2）甲状腺摄^{131}I 率明显低于正常，常为低平曲线。

（3）促甲状腺激素释放激素试验（TRH 兴奋试验）：如 TSH 原本正常以及偏低的人员，在受到 TRH 刺激以后会不断上升，并且呈现出延缓的表现，也表征着病变出现在下丘脑。假如 TSH 属于正常低值、正常或略高，但是 TRH 刺激以后血中 TSH 没有上升或者呈现出较低的表现，表征着病变出现在垂体，也可能是垂体 TSH 储备功能下滑。假如 TSH 原属偏高，TRH 刺激以后更加显著，表征着病变出现在甲状腺。

（4）抗体测定：怀疑甲状腺功能减退因为本身免疫性甲状腺炎造成时，需要对抗甲状球蛋白抗体（TGAb）、甲状腺微粒体抗体（TMAb）和甲状腺过氧化物酶抗体（TPOAb）进行检查测量，其中 TMAb 和 TPOAb 的敏感性和特异性较高。

2. 间接依据

（1）血红蛋白及红细胞减少：常呈轻、中度贫血，小细胞性、正常细胞性、大细胞性贫血三者均可见。

（2）血脂：血清三酰甘油、LDL－C 常增高，HDL－C 降低。

（3）X 线检查：可见心脏向两侧增大，可伴心包积液和胸腔积液；部分患者蝶鞍增大。

（4）基础代谢率降低：常在 $-45\% \sim -35\%$，有时可达 -70%。

四、鉴别诊断

早期或轻症甲状腺功能减退患者症状不典型，需行甲状腺功能检查明确诊断，注意与以下疾病相鉴别。

（一）贫血

甲状腺功能减退患者可合并贫血，需与其他原因的贫血鉴别。甲状腺功能减退患者常有基础代谢率降低、反应迟钝等表现，血清甲状腺激素和甲状腺摄^{131}I 率均有助于鉴别。

（二）蝶鞍增大

蝶鞍增大时，本病应与垂体瘤相鉴别；伴溢乳者需与垂体催乳素瘤相鉴别。

（三）慢性肾炎

甲状腺功能减退患者的黏液性水肿与肾炎水肿的临床症状有些相似，二者均有脑力及体力活动缓慢、皮肤苍白水肿、食欲减退、贫血、血胆固醇增高等症状。二者的鉴别主要依靠肾炎的急性发病或病史、肾功能改变、蛋白尿及水肿的凹陷性及甲状腺功能与黏液性水肿的区别。

五、临证要点

（一）甲状腺功能减退的病机重点在阳虚

甲状腺功能减退的辨证首先要辨明病情、病位和病性。阳虚是甲状腺功能减退患者的临床主要表现，甲状腺功能减退患者往往带有典型的肾阳虚衰表现，如神疲乏力、畏寒怯冷、记忆力减退、毛发脱落、性欲低下等，但随患者个体差异及病情的不同，又或兼脾阳不足，或兼心阳不足，同时阳虚也可损阴，出现皮肤粗糙、干燥少汗、大便秘结等阴津不足的症状，辨证时应辨明病变脏腑，在肾在脾在心在肝，或数脏兼而有之。治疗时根据具体情况，可灵活化裁，不必拘泥。

（二）甲状腺功能减退的治疗关键是要处理好本虚与标实的关系

甲状腺功能减退之本虚证型，主要为肾阳虚衰，或兼脾阳不足，或兼心阳不足，阴阳两虚证。随病程迁延不愈，兼有水湿、痰浊、瘀血等留滞全身；甲状腺功能减退之标实可为肝气郁结、痰湿中阻、痰阻血瘀等。邪实为标，正虚为本。此时应注意处理好本虚与标实之间的关系，病程的不同阶段以何者为主，要根据患者病情，均衡二者关系方能取得良好效果。

（三）治疗甲状腺功能减退时需重视肝郁之证

临床中甲状腺功能减退患者多伴情志不畅、口苦心烦、失眠多梦等肝郁之证，尤其是甲状腺功能亢进甲状腺术后或放射碘治疗导致甲状腺功能减退的患者，肝郁之证更加明显。此时宜养血柔肝，疏肝药物选用药性平和之品，注意不可戕伐太过，以免损伤正气。

（四）肿胀病机重在气虚

甲状腺功能减退患者可有黏液性水肿，此肿胀按之随手即起，不留凹陷，与凹陷性水肿有别，与《黄帝内经》中之"肤胀"相似。古人有"肿为水溢，胀为气凝"的说法，因此，甲状腺功能减退之黏液性水肿当责之以气虚，治疗不宜用淡渗利湿之法，而宜用补肾健脾利湿，即补虚化浊之法。

六、辨证论治

（一）肾阳虚衰

1. 主症：形寒怯冷，精神萎靡，表情淡漠，头昏嗜睡，思维迟钝，面色苍白，毛发稀疏，性欲减退，月经不调；舌淡胖，脉沉迟。

2. 治法：温肾助阳，益气祛寒。

3. 处方：桂附八味丸化裁。黄芪15 g，党参20 g，熟附子9 g，肉桂9 g，肉苁蓉9 g，熟地黄15 g，山茱萸15 g，山药15 g，茯苓15 g，泽泻15 g。

本型是甲状腺功能减退的基本证型，其他证型均是在此基础上，又增脾阳、心阳虚衰或肾阴不足的表现，故温肾助阳益气是甲状腺功能减退的基本治法。本方宗《黄帝内经》"善补阳者，必于阴中求阳"之旨，故以桂附八味丸为主方化裁，桂附八味丸乃是以地黄、山茱萸、山药等滋阴剂为主，纳少量桂附于滋阴剂中，取其微微生火之义；茯苓、泽泻利水渗湿，意在补中寓泻，以使补而不腻；加入菟丝子、肉苁蓉之类，阴阳兼顾；黄芪、党参可助其温阳益气之力。若肾阳虚衰甚者，可伍以仙茅、淫羊藿、鹿茸加强温肾之功；若兼脾虚，则可配黄芪、党参、白术脾肾双补；若有血瘀征象，可加丹参、桃仁活血通脉。

（二）脾肾阳虚

1. 主症：面浮无华，神疲肢软，手足麻木，四肢不温，少气懒言，头晕目眩，纳减腹胀，口淡乏味，畏寒便溏，男子阳痿，妇女月经不调或见崩漏；舌质淡胖，苔白滑或薄腻，脉弱濡软或沉迟无力。

2. 治法：温中健脾，扶阳补肾。

3. 处方：补中益气汤或香砂六君丸合四神丸加减。黄芪 15 g，党参 10 g，白术 12 g，茯苓 15 g，熟附子 9 g，补骨脂 15 g，吴茱萸 6 g，升麻 6 g，当归 10 g，砂仁 3 g（后下），陈皮 6 g，干姜 4 片，红枣 4 枚。

甲状腺功能减退虽主病在肾，但肾阳虚衰，火不暖土，则可累及后天脾土之运化，而见脾肾阳虚证。临床症状常见神疲乏力肢软的气虚症状，及纳呆口淡的脾虚症状，脾为运化之源，脾主统血，故可见贫血和妇女月经不调的症状。温补脾肾为本证治则，临床较为常用，常诸如参、芪、术、附并用，也可补肾、健脾交替应用。本方取补中益气汤之义，黄芪、党参、白术补益中气，升麻升提之；而且脾肾两虚，火不暖土，方用四神加减，附子、补骨脂、吴茱萸脾肾同补；姜、枣、陈皮、当归调和气血；本证除正虚外，常可有食滞及湿聚的情况，故酌加消导之品。临床应用如腹胀食滞者，可加大腹皮、焦三仙等；纳食减少，可加木香、砂仁；黏液性水肿患者脾肾阳虚证多见，此时可用茯苓、泽泻、车前子等利水消肿之品，但需在补肾健脾的基础上应用，不可孟浪攻逐水饮，不仅无益，反伤正气；脾虚下陷，可加白芷、柴胡以升提；妇女月经过多，可加阿胶、参三七以固冲涩经。

（三）心肾阳虚

1. 主症：形寒肢冷，心悸怔忡，胸闷息短，面虚浮，头晕目眩，耳鸣重听，肢软无力；舌淡色黯，舌苔薄白，脉沉迟细弱，或见结代。

2. 治法：温补心肾，强心复脉。

3. 处方：真武汤合炙甘草汤加减。黄芪 15 g，党参 12 g，熟附子 9 g，桂枝 9 g，茯苓 15 g，白芍药 15 g，猪苓 15 g，杜仲 12 g，生地 10 g，丹参 15 g，生姜 30 g，甘草 15 g。

心肾阳虚型是以肾阳不足及心阳衰微之证并见的证型，临床除形寒肢冷等阳虚表现外，以心动过缓、脉沉迟微弱等为主要表现，由于心阳虚衰，血运不足，心神失养，故可见头晕目眩、耳鸣重听，阳虚水泛故可见面虚浮、胸闷息短。故以真武汤合炙甘草汤化裁，温补心肾，强心复脉。心者以血为养，然必得阳气振奋以脉道通利，故方中生地、芍药、丹参以养血活血；而以大剂姜、桂、黄芪、党参以温阳通脉；附子温补肾阳；猪茯苓行有余之水。对心动过缓者，为鼓舞心阳，可酌加麻黄 6 g、细辛 3 g，以增加心率；若脉迟不复，或用参附汤、生脉散，并酌加细辛用量以鼓舞心阳。

（四）阴阳两虚

1. 主症：畏寒肢冷，眩晕耳鸣，视物模糊，皮肤粗糙，小便清长或遗尿，大便秘结，口干咽燥但喜热饮，男子阳痿，女子不孕；舌淡苔少，脉沉细。

2. 治法：温润滋阴，调补阴阳。

3. 处方：以六味地黄丸、左归丸等化裁。熟地黄15 g，山药15 g，山萸肉12 g，黄精20 g，菟丝子9 g，淫羊藿9 g，肉苁蓉9 g，何首乌15 g，枸杞子12 g，女贞子12 g，茯苓15 g，泽泻15 g。

阳虚虽是甲状腺功能减退的基本证型，但是阴阳互根互用，临床上单纯的阳虚证候是很少见的，因此本型亦是甲状腺功能减退的常见证型。方中重用熟地等滋肾以填真阴；枸杞益精明目；山茱萸、何首乌滋肾益肝；同时黄精、菟丝子、淫羊藿等于养阴之中，勿忘阳虚为本，阴阳互补。对甲状腺功能减退临床症情应注意观察肾精不足及肾阴不足的表现，诸如本证之皮肤粗糙、大便秘结、口干咽燥、苔少脉细等表现，及时加入滋肾填精之品，是有助于本病的恢复的。若大量滋阴药物使用后，大便仍干结难下者，可酌加麻仁、枳实以通导；若阳虚明显者，可加附子、肉桂；阴虚明显者，加生地黄、生脉散等；本方阴柔滋腻之品较多，久服每宜滞碍脾胃，故宜加入陈皮、砂仁理气醒脾。

七、西医治疗

（一）甲状腺激素减退症的治疗

用甲状腺激素替代治疗效果显著，一般需长期服用。使用的药物制剂为合成甲状腺激素及从动物甲状腺中获得的含甲状腺激素的粗制剂。甲状腺激素替代尽可能应用左甲状腺素片（LT₄），甲状腺片由于含量不甚稳定，故一般不作推荐。

1. 左甲状腺素片（LT₄）：LT₄替代治疗的起始剂量及随访间期可因患者的年龄、体重、心脏情况以及甲状腺功能减退的病程及程度而不同。一般应从小剂量开始，常用的起始剂量为LT₄每天1次，每次口服25 μg，之后逐步增加，每次剂量调整后一般应每4~6周复查甲状腺功能以评价剂量是否适当，原发性甲状腺功能减退患者在TSH降至正常范围后6个月复查1次，之后随访间期可延长至每年1次。一般每天维持量为100~150 μg LT₄，成人甲状腺功能减退完全替代LT₄剂量为1.4~1.6 μg/（kg·d）。

2. 甲状腺片：从每天20~40 mg开始，根据症状缓解情况和甲状腺功能检查结果逐步增加。因其起效较LT₄快，调整剂量的间隔时间可缩短。已用至240 mg而不见效者，应考虑诊断是否正确或为周围性甲状腺功能减退。治疗过程中如有心悸、心律不齐、心动过速、失眠、烦躁、多汗等症状，应减少用量或暂停服用。

3. 三碘甲状腺原氨酸（T₃）：T₃ 20~25 μg相当于甲状腺片60 mg。T₃每天剂量为60~100 μg。T₃的作用比LT₄和甲状腺片制剂快而强，但作用时间较短。

（二）黏液性水肿昏迷的治疗

1. 甲状腺制剂：常首选快速作用的三碘甲状腺原氨酸（T₃），开始阶段，最好用静脉注射制剂，首次40~120 μg，以T₃每6小时静注5~15 μg，其后T₃每4小时静注10 μg，直至患者清醒改为口服。如无此剂型，可用左甲状腺素（LT₄）片剂鼻饲，首次100~200 μg，以后每天50 μg，至患者清醒后改为口服。

2. 给氧：保持呼吸道通畅，必要时可行气管切开或插管。

3. 保暖：用增加被褥及提高室温等办法保暖，室内气温调节要逐渐递增，以免耗氧骤增对患者不利。

4. 肾上腺皮质激素：每 4～6 小时给氢化可的松 200～300 mg 持续静滴，患者清醒后改为口服并逐渐减量。

5. 其他：积极控制感染；补给葡萄糖溶液及复合维生素 B，但补液量不能过多，以免诱发心衰；经上述处理血压不升者，可用少量升压药，但升压药和甲状腺激素合用易发生心律失常。

八、饮食调护

1. 甲状腺功能减退患者机体代谢降低，产热减少，故饮食应适当增加富含热量的食物，如乳类、鱼类、蛋类及豆制品、瘦肉等。平时可多食些甜食，以补充热量。

2. 甲状腺功能减退患者胃肠蠕动功能下降，常有脾虚表现，口淡无味，消化不良，因此饮食应以易消化吸收的食物为主，生硬、煎炸及过分油腻食品不宜食用。

3. 食疗：阳虚明显时可用桂圆、红枣、莲子肉等煮汤，妇女可在冬令配合进食阿胶、核桃、黑芝麻等气血双补。

（仲　虎）

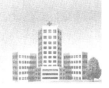

第七章 神经系统病证

第一节　短暂性脑缺血发作

一、概述

短暂性脑缺血发作（TIA）是指由于脑或视网膜局灶性缺血所致的、未伴急性梗死的短暂性神经功能障碍，其临床症状一般多在 1～2 小时内恢复，最长不超过 24 小时，不遗留神经功能缺损症状和体征，影像学上无责任病灶证据的疾病。传统的 TIA 定义认为只要临床症状在 24 小时内消失，不遗留神经系统体征，而无论是否存在责任病灶都归属于 TIA。TIA 概念的核心内容由症状持续时间向是否有组织学损伤转变是近年来 TIA 定义变化的一大特点。TIA 是脑梗死的先兆，已有 TIA 发作者，如未经适当治疗，25%～50% 将会在 5 年内发生脑梗死，12%～13% 将在 1 年内发生脑梗死，4%～8% 在 30 天内发生脑梗死。

中医学没有 TIA 病名，根据其临床表现及特征，一般认为其属"中风先兆"或"小中风"等范畴。

二、病因病机

（一）中医病因病机

1. 病因

近年来中医有关中风先兆的现代研究有多方面的进展。综合历代医家所论及近代医家的研究，中风先兆的病因可为：①五志过极，恼怒过度，导致肝气郁结，化火上逆，或伤肾阴，阴虚阳亢。②饮食不节，饥饱失宜或过食肥甘醇酒，损伤中气，脾失健运，聚湿生痰，痰郁化热，引动肝风，肝风夹痰。③劳倦过度，操持过度，劳则耗气，气虚运血无力，血行不畅，经脉痹阻；淫欲过度或房事不节，损伤肾精。④年老体虚，正气渐虚，肝肾阴虚，肝阳上亢，化风夹痰蒙蔽清窍，或年老肾精亏损，脑窍失养。

2. 病机

中风先兆多由年老体弱，正气亏损，脏腑功能失调，体内气血津液运行紊乱，气机失常，或脑府失养，或内生痰瘀，郁久化热，热伤脑府，脑功能失常所致。

（1）肝肾阴虚，肝阳上亢：由于情志过极、恼怒过度，导致肝气郁结，化火上逆；或损伤肾阴，而致阴虚阳亢，引动肝风上逆犯脑而发病。

（2）痰瘀互结，阻滞脉络：由于饥饱失宜或过食肥甘醇酒，损伤中气，脾失健运，聚湿生痰，痰郁化热，引动肝风，肝风夹痰上扰；或热灼津血而成瘀，痰瘀互结，阻滞脑府脉络而发病。

（3）气虚血瘀，痰瘀阻滞：由于操持过度，劳则耗气，气为血帅，气虚运血无力，血行不畅而成瘀，致脑府经脉痹阻而发病。

（4）肾虚血瘀：由于淫欲过度或房事不节，损伤肾精，肾精血不足，瘀血形成，水不涵木，肝阳上亢，阳化风动而发病。

（二）西医病因病理

1. 病因

有关 TIA 的病因和发病机制的学说很多，其发病主要与动脉粥样硬化、血流动力学改变、血液成分改变等有关。主要有以下几方面：

（1）微栓塞学说：微栓塞主要来源于颈部和颅内大动脉的不稳定斑块。当斑块破裂后的栓子，或心源性栓子等脱落后，随血流入脑中，阻塞远端血管引起其供血区缺血产生临床症状，当微栓子崩解或向血管更远端移动后，区域血流恢复，临床症状消失。

（2）血流动力学改变：在各种原因引起的颈部或颅内动脉狭窄的基础上，当血压下降而血流减少时，靠侧支循环维持的远端血管的血流减少，发生一过性缺血而引发症状。当血压恢复后，血流恢复正常，临床症状消失。

（3）血液成分改变：真性红细胞增多症，血液中的有形成分在脑部微血管中淤积，阻塞微血管引发 TIA；血小板异常增大或血小板黏附性增高，引起血管阻塞引发 TIA；骨髓增生性疾病、白血病，成簇的细胞团浸润小动脉壁引发 TIA；高脂蛋白血症等引起脑血流量减低而引发 TIA；贫血、血纤维蛋白原含量增高和各种原因所致的血液高凝状态等均可能引起 TIA。

（4）脑血管痉挛假说：近来有研究证实，血液涡流和内皮素增多为脑血管痉挛引起 TIA 的主要原因。

①颈内动脉系统或椎－基底动脉系统动脉有硬化斑块，管腔狭窄，使该处产生血流旋涡以维持血流量。血流加速时旋涡加重，刺激该区动脉壁导致动脉局部痉挛而出现症状，旋涡减轻时症状消失。

②动脉粥样硬化斑块处血管平滑肌细胞增生，内皮素增多，Ca^{2+} 内流，H^+ 浓度减低，发生血管痉挛。

（5）其他：如脑盗血综合征也会引起 TIA，脑血管受压、动脉炎等也可引起 TIA。

2. 病理

脑组织中几乎没有能源的储备，需要血液循环来供应氧及葡萄糖，尽管脑的血液供应有很强的自动调节能力和丰富的侧支循环，但如遇到障碍，仍有很严重的后果。其病理可以归纳为脑缺血与缺氧、血流障碍与梗死灶的形成、缺血性脑损害的代谢变化。

三、诊断和鉴别诊断

（一）诊断

1. 中医诊断标准

（1）主症：阵发性眩晕；发作性偏身麻木；短暂性言语謇涩；一过性偏身软瘫；晕厥发作；瞬时性视歧昏瞀。

（2）次症：头胀痛；手指麻木；健忘；筋惕肉瞤；神情呆滞；倦怠嗜卧；步履不正。

（3）理化检查：血压；血糖、尿糖；血脂；血液流变学；心电图；眼底。

中年以上患者，具有两项主症以上（含两项），结合次症、理化检查即可诊断，必要时可做 CT、MRI 等检查以确定诊断。

2. 西医诊断标准

（1）诊断标准

①发病突然。

②局灶性脑或视网膜功能障碍的症状。

③持续时间短暂，一般 10~15 分钟，多在 1 小时内，最长不超过 24 小时。

④恢复完全，不遗留神经功能缺损体征。

⑤多有反复发作的病史。

（2）主要临床表现

TIA 多发生于老年人（50~70 岁），男性多于女性。患者多伴有高血压、糖尿病、血脂异常、动脉粥样硬化和心脏病等脑血管病的危险因素。TIA 具有发作性、短暂性、可逆性、反复性的临床特征。TIA 起病较为突然，快速出现局灶性神经系统或视网膜功能缺损的症状，但一般多能在 1~2 小时内恢复，不遗留神经功能缺损体征，其受累血管的分布不同决定了临床症状多种多样。TIA 多有反复发作的病史，每次发作时的临床表现基本相似，其中椎-基底动脉系统 TIA 更易反复发作。

1）颈内动脉系统 TIA

①常见证候：病变对侧发作性的肢体单瘫、偏瘫和面瘫，病变对侧单肢或偏身麻木。

②特征性证候：由于眼动脉受累所致病变侧单眼一过性黑矇或失明，对侧偏瘫及感觉障碍；颈内动脉外壁上的交感神经节后纤维受损所致同侧 Horner（霍纳）综合征，对侧偏瘫及感觉障碍；优势半球受累可出现失语，非优势半球受累可出现体像障碍。

③可能出现的证候：如大脑中-后动脉皮质支分水岭区缺血，颞-枕交界区受累所致病灶对侧同向性偏盲。

2）椎-基底动脉系统 TIA

①常见证候：最常见的症状是眩晕、恶心、呕吐，大多数不伴有耳鸣，少数可由迷路动脉缺血而伴有耳鸣。

②特征性证候：交叉性感觉障碍及脑神经交叉性瘫痪。大脑后动脉缺血可致一侧或两侧视力障碍或视野缺损。

③可能出现的证候：如脑干网状结构缺血可引起跌倒发作，表现为突然出现的双下肢无力随即倒地，但可随即自行站起，过程中无意识模糊或丧失；也可出现短暂性全面遗忘症，表现为突然起病的一过性记忆丧失，同时伴有时间、空间定向力障碍，但不伴意识障碍，自知力存在，较复杂的皮质高级活动保留完整，无神经系统其他的异常表现。症状持续数分钟或数小时后缓解，大多不超过 24 小时，遗留有完全的或部分的对发作期事件的遗忘，预后多较好；脑干和小脑缺血可引起复视、交叉性感觉障碍、眼震、脑神经交叉性瘫痪、吞咽困难和构音障碍、共济失调及平衡障碍、意识障碍等症状。

除上述常见的症状外，TIA 还可表现有精神症状、半侧舞蹈病发作或偏身投掷等。

（二）鉴别诊断

1. 中医类证鉴别

（1）昏厥：多有突然昏倒、不省人事或伴有四肢逆冷。昏厥发作后可在短时间内逐渐苏醒，醒后如常人，没有偏瘫、失语等症状。

（2）头痛：以头痛表现为主，疼痛性质、部位可表现出多样性、可变性，如胀痛、刺痛、灼痛等。头痛多见于青春期患者，且有家族史，无神经系统局灶体征。

（3）痫病：多见于青少年，以间歇昏迷、抽搐为其主要表现。轻者可失神，但多短暂，伴双目凝视，面色苍白，迅即复常；重者突然昏仆，目睛上视，牙关紧闭，四肢抽搐，口吐白沫，移时复苏，醒后觉疲乏头痛，不伴偏瘫、语言障碍、一侧肢体麻木等现象。而短暂性脑缺血（TIA）发作的特点是起病突然、历时短暂，甚至意识障碍，多见于中老年人。

2. 西医常见病鉴别

（1）偏头痛：其先兆期易与 TIA 相混，偏瘫性偏头痛更难鉴别。偏头痛多见于青春期患者，且有家族史，无神经系统局灶体征，发作时间可数小时至数天不等，发作时先有视觉先兆，继之以偏侧头痛、恶心呕吐等自主神经症状为主，症状较为典型。

（2）梅尼埃病：常见恶心、呕吐、头晕、耳鸣、渐进性耳聋。除有眼震、共济失调外，无其他神经局灶体征。梅尼埃病发病时间较长，超过 24 小时，起病年龄较小，反复发作，常有持久的听力减退。

（3）心脏病：冠心病、心律失常或心肌梗死伴高血压、心功能不全诱发 TIA、阿斯综合征，有发作性意识障碍、抽搐，为心源性脑缺血所致，但无神经系统局灶体征，心电图可以诊断，鉴别不难。

（4）局限性癫痫：局限性癫痫发作常为症状性，并可能查到脑部器质性病灶，其发作类型常为刺激性症状，如抽搐、发麻，症状常按皮质的功能区扩展，脑电图可有明显异常可助鉴别，如过去有全身性癫痫发作史者可助诊断。

（5）晕厥：多在直立位时发生。发作时患者血压过低，表现为面色苍白，冷汗，意识丧失，脉沉细。当患者身体置水平位后即可恢复，但无神经系统定位体征。

（6）眼科病：视神经炎、青光眼和视网膜血管病变可表现为突然视力障碍，但其持续时间很长，无神经系统定位体征。

（7）颅内占位病变：颅内肿瘤、早期慢性硬膜下血肿、脑脓肿等病变累及血管时，偶有短暂神经功能缺失现象，但其可见症状逐渐加重或出现颅内压增高，影像学检查可鉴别。

（8）癔症：癔症性发作，有时类似 TIA，但癔症常有明显的精神刺激病史，持续时间较久，症状多变，有明显的精神色彩。

（9）良性发作性位置性眩晕：在所有眩晕性疾病中，其发病率最高，是一种位置性眩晕，与头位变化有关，每次发作持续时间短暂，多数不足 1 分钟。Dix－Hallpike 位置试验有助于诊断。

（10）其他：某些疾病偶尔也可出现发作性症状，如多发性硬化的发作症状可表现有构音障碍、共济失调等，类似于 TIA；每一个类似 TIA 的患者，还要注意有无乙醇及药物中毒、糖尿病、低血钙、低血糖、低血镁等代谢障碍，有无慢性肺部疾病所引起的缺氧状态，以及有无内分泌及免疫疾病，均应加以鉴别并兼顾治疗。

四、治疗

（一）中医治疗

1. 治疗原则：本病病机特点为本虚标实，其本虚为肝肾不足、气血虚损，其标实为痰瘀阻窍。气机失调是中风先兆发病的关键因素，气血失调、痰瘀阻窍是中风先兆的基本病机。其治疗原则为扶正祛邪，调理气血。

2. 辨证论治

（1）肝肾阴虚，风阳上扰证

1）证候：面色发红，头晕头痛，目赤口苦，急躁易怒，手足震颤，发时可突然一侧无力或见眩晕，视物不清，黑矇，麻木，言语不清等，舌红苔黄而干，脉弦数。

2）治法：平肝熄风，育阴潜阳。

3）方药：镇肝熄风汤加减。

①药用：天麻 12 g，白芍 20 g，钩藤 15 g，生龙骨、生牡蛎（捣碎）各 30 g，生赭石（轧细）30 g，生石决明 30 g，怀牛膝 30 g，玄参 15 g，胆南星 6 g，夏枯草 20 g，山楂 30 g，首乌 12 g。

②加减：大便秘结者，可加大黄 15 g，以通腑泄热；瘀血症状明显者，可加赤芍 15 g，川芎 20 g，水蛭 10 g，以活血祛痰通络。

4）中成药：脑立清丸，每次 10 丸，口服，每日 2 次；天麻钩藤颗粒，每次 5 g，冲服，每日 3 次。

（2）痰瘀互结，阻滞脉络证

1）证候：头晕不清，肢体麻木或猝然半身不遂，言语謇涩，移时恢复如常，舌质暗，苔白腻，脉滑或涩。

2）治法：祛瘀化痰通络。

3）方药：涤痰汤合桃红四物汤加减。

①药用：半夏 15 g，茯苓 15 g，陈皮 12 g，石菖蒲 15 g，郁金 15 g，制南星 10 g，当归 15 g，赤芍 15 g，川芎 20 g，鸡血藤 30 g，桃仁 10 g，红花 10 g，水蛭 10 g。

②加减：肢麻无力者，可加天麻 15 g、地龙 10 g 以熄风；口眼㖞斜者，可加白附子，以加强祛痰之力；痰瘀蕴蓄日久化热者，可去制南星，加胆南星 6 g，黄连 10 g，竹茹 30 g，以清化痰热，开窍醒神。

4）中成药：半夏天麻丸，每次 6 g，口服，每日 2 ~ 3 次；天丹通络胶囊，每次 5 粒，口服，每日 3 次。

（3）气虚血瘀，痰瘀阻滞证

1）证候：眩晕，动则加剧，时欲仆倒，手指麻木，气短乏力，倦怠懒言，或见一侧肢体时时麻木，或肢体软弱无力，或健忘多眠，夜卧口角流涎，或见肢体瞤动，舌淡，脉细涩。

2）治法：益气活血，化痰通络。

3）方药：补阳还五汤加减。

①药用：生黄芪 30 g，牛膝 30 g，鸡血藤 30 g，石菖蒲 15 g，丹参 30 g。

②加减：神疲气短，乏力重者，加人参 10 g；肢麻无力者，加秦艽 10 g。

4）中成药：步长脑心通胶囊，每次 4 粒，口服，每日 3 次；血栓心脉宁胶囊，每次 4 粒，口服，每日 3 次；脑脉泰胶囊，每次 2 粒，口服，每日 3 次；偏瘫复元丸，每次 9 g，口服，每 1~2 次。

（4）肾虚血阻证

1）证候：头晕目花，视物不清，肢软无力，神疲健忘，失眠多梦或嗜睡，面无表情，性格孤僻，沉默寡言，智力显著衰退，时有一侧肢体无力、麻木，语言謇涩，舌淡，脉细弱。

2）治法：补益肾精，活血祛痰。

3）方药：地黄饮子加减。

①药用：熟地黄 20 g，首乌 12 g，山萸肉 30 g，肉苁蓉 15 g，巴戟天 15 g，石菖蒲 15 g，郁金 20 g，天竺黄 10 g，水蛭 10 g，川芎 15 g，莪术 10 g。

②加减：腰酸腿软者，可加鹿胶、龟板胶以补血生精；失眠多梦者可加酸枣仁，以活血安神。

4）中成药：杞菊地黄丸，每次 1 丸，口服，每日 3 次；乌灵胶囊，每次 3 粒，口服，每日 3 次。

3. 其他疗法

（1）针灸

辨证为实证者取风池、百会、悬颅、内关、人中、侠溪、行间等穴，取泻法，每日 1 次，留针 20~30 分钟，7 日为 1 个疗程。辨证为虚证者取肩髃、曲池、合谷、足三里、手三里、关元等穴，取补法，每日 1 次，留针 20~30 分钟，7 日为 1 个疗程。

头皮针选患侧肢体对侧运动区、足运感区，失语者加语言二区，眩晕及黑矇者加晕听区，每 10 分钟行针 1 次，留针 30 分钟，每日 1 次，10 次为 1 个疗程，1 个疗程结束后休息 5 日，再进行第二疗程。

（2）按摩：摩擦并按摩颈部法。双手摩擦发热后，按摩颈部的两侧，以皮肤发热、发红为度，双手十指交叉放于后脑，左右来回摩擦至发热。可以配合一些转头活动，如头前俯时脖子尽量前伸，左右转时幅度不宜过大，做 30 个循环即可；或者取站立姿势，两手紧贴大腿两侧，下肢不动，头转向左侧时，上身旋向右侧，头转向右侧时，上身旋向左侧，共做 10 次，然后身体不动，头用力左旋并尽量后仰，看左上方 5 秒钟，复原后，以同法再换方向做。擦颈按摩发热可以松弛颈部血管平滑肌，改善其对血管壁的营养，软化及恢复已经硬化的颈部血管，并改善大脑供血。

（3）食疗

1）羊脂葱白粥：取葱白、姜汁、花椒、豆豉、粳米各 10 g，羊脂油适量，加水共煨粥。每日 1 次，连服 10 日。用于预防偏瘫。

2）羊肚山药汤：取羊肚 1 具，去筋膜后洗净切片，加水煮烂后下入鲜山药 200 g，煮至汤汁浓稠，代粥服。适用于中风体质虚弱者。

3）乌鸡汤：取乌骨母鸡 1 只，去毛及肠杂，洗净切块后加入清水、黄酒等量，文火煨炖至骨酥肉烂时即成。食肉饮汤，数日食毕。适用于中风言语謇涩、行走不便者。

4）黑豆汤：取大粒黑豆 500 g，加水入砂锅中煮至汤汁浓稠即成。每日 3 次，每服 15 mL，含服、缓咽。适用于言语謇涩者。

5）四味粳米粥：取天麻 9 g（以布包好），枸杞 15 g，红枣 7 枚，人参 3 g，加水烧沸后用文火煎煮约 20 分钟。去天麻、枣核，下入粳米 50~100 g 共煨粥。每日 2 次。适用于治中风后偏瘫伴高血压者。

6）蒸羊头：取白羊头 1 具，入屉蒸熟后取肉切片，和以调料即可取食。空腹分次食用。适用于中风头晕、手足无力、体瘦弱者。

4. 名医经验

经过多年的临证体悟，张学文教授认为，中风先兆应以肝热血瘀证为主。肝热血瘀系指肝经郁热或肝肾阴虚，水不涵木，肝阳上亢，化热灼津，伤血为瘀；或肾精亏虚，肝血不足所致的一种中风早期证候。中风病因病机虽然较为复杂，但瘀血因素是关键环节所在。脑络为气血津液濡养脑髓之通路，瘀阻脑络，影响脑之清阳，津血不得濡养，神明失养，此病机类似于现代医学的缺血性中风；若瘀阻甚者，络破血溢，类似于现代医学的出血性中风。无论是脑血管痉挛、脑梗死、脑血栓形成、脑栓塞还是脑出血，其病理改变都符合中医瘀血的范畴。因此临床上瘀血因素贯穿中风病变之始终。针对中风先兆肝热血瘀证，张教授提出使用清脑通络汤为底方予以加减施治。药物组成：决明子 30 g，白芍 12 g，赤芍 10 g，山楂、丹参各 15 g，磁石（先煎）30 g，菊花 12 g，葛根 15 g，地龙 10 g，豨莶草 30 g，川牛膝 15 g，水蛭 6 g。

（二）西医治疗

1. 一般治疗

一般治疗包括吸氧与呼吸支持、心脏监测与心脏病变处理、体温控制、血压控制、血糖控制、营养支持和病因治疗等。

同时应积极评价危险分层（常用的 TIA 危险分层工具为 ABCD 评分系统及加利福尼亚评分系统，其中 $ABCD_2$ 评分应用最为广泛），高危患者应尽早收入院（TIA 中国专家共识推荐：TIA 发病 72 小时内 $ABCD_2 \geq 3$ 分，或门诊不能在 48 小时内完成系统评估者均应收入院）；新发 TIA 应按"急症"处理；尽早完善各项相关检查，如磁共振弥散成像、头颅 CT 等明确病情及指导诊治；条件允许的情况下，应全面检查及评估。

2. 专病治疗

根据 TIA 中国专家共识，TIA 治疗分为内科治疗、外科手术及血管内治疗。

（1）内科治疗

1）抗血小板聚集药物：对非心源性患者，建议给予抗血小板治疗，药物主要为阿司匹林（50 ~ 325 mg，每日 1 次）及氯吡格雷（75 mg，每日 1 次）。氯吡格雷与阿司匹林的疗效相比，其对消化道出血的发生率显著减少。对于发病 24 小时内且 $ABCD_2$ 评分大于或等于 4 分的非心源性患者，可给予双重抗血小板治疗。

2）抗凝治疗药物：抗凝治疗不作为 TIA 的常规治疗。对于伴有心房颤动、风湿性二尖瓣病变等的 TIA 患者，建议使用华法林口服抗凝治疗（1 ~ 3 mg，每日 1 次，3 ~ 5 日后改为 2.5 ~ 5 mg 维持，并参考 INR 值，使其在 2 ~ 3 之间调整抗血小板药物剂量）。

3）钙拮抗剂：能阻止细胞内钙超载，防止血管痉挛。药物主要为尼莫地平（20 ~ 40 mg，每日 3 次）；盐酸氟桂利嗪（5 ~ 10 mg，每晚 1 次）。

（2）外科手术及血管内治疗：根据患者病变部位、狭窄程度、年龄、性别、合并疾病及发作时症状的严重程度等选择 CEA 或 CSA 等手术治疗。

3. 其他治疗

（1）二级预防：有效的二级预防是减少 TIA 复发的重要手段，重视 TIA 的防治，干预高血压、糖尿病及高胆固醇血症等危险因素，纠正吸烟、过量饮酒等不良生活习惯，并进行适当体育锻炼（危险因素的控制参照《中国缺血性脑卒中和短暂性脑缺血发作二级预防指南 2022》）。

1）高血压：①既往未接受降压治疗的患者，发病数日后如果收缩压 ≥140 mmHg 或舒张压 ≥90 mmHg，应启动降压治疗。②既往有高血压病史且长期接受降压药物治疗的患者，如果没有绝对禁忌，发病后数日应重新启动降压治疗。③由于颅内大动脉粥样硬化性狭窄导致的患者，推荐收缩压降至140 mmHg以下，舒张压降至90 mmHg以下。④降压药物种类和剂量的选择及降压目标值应个体化，应全面考虑药物、脑卒中的特点和患者三方面因素。

2）脂代谢异常：①对于非心源性患者，无论是否伴有其他动脉粥样硬化证据，推荐予高强度他汀类药物长期治疗。②对于LDL－C≥2.6 mmol/L（100 mg/dl）的非心源性患者，推荐强化他汀类药物治疗。③由颅内大动脉粥样硬化性狭窄导致的患者，推荐高强度他汀类药物长期治疗，推荐目标值LDL－C≤1.8 mmol/L；颅外大动脉狭窄导致的患者，推荐高强度他汀类药物长期治疗。④长期使用他汀类药物治疗总体上是安全的，有脑出血病史的非心源性缺血性脑卒中或TIA患者应权衡风险和获益合理使用。⑤他汀类药物治疗期间，如果监测指标持续异常并排除其他影响因素，或出现指标异常相应的临床表现，应及时减药或停药观察。

3）糖代谢异常和糖尿病：①糖尿病和糖尿病前期是缺血性脑卒中患者脑卒中复发或死亡的独立危险因素，应提高对患者血糖管理的重视。②患者发病后应接受空腹血糖、HbA1c监测，无明确糖尿病病史的患者在急性期后应常规接受口服葡萄糖耐量试验来筛查糖代谢异常和糖尿病。③对糖尿病或糖尿病前期患者进行生活方式和（或）药物干预能减少缺血性脑卒中或TIA事件，推荐HbA1c治疗目标为小于7%。④缺血性脑卒中或TIA患者在控制血糖水平的同时，还应对患者的其他危险因素进行综合全面管理。

4）吸烟：①建议有吸烟史的患者戒烟。②建议患者避免被动吸烟。

5）睡眠呼吸暂停：①鼓励对患者进行睡眠呼吸监测。②使用持续正压通气（CPAP）可以改善合并睡眠呼吸暂停的脑卒中患者的预后。

6）高同型半胱氨酸血症：对近期发生缺血性脑卒中或TIA且血同型半胱氨酸轻度到中度增高的患者，补充叶酸、维生素B₆及维生素B₁₂。

（2）心理治疗：患者需保持积极乐观的心态，积极配合医生治疗，并要认识到防治疾病的重要性。

五、转归和调护

（一）转归

TIA患者症状出现得快，消失得也快，单次发作的患者恢复后常不遗留后遗症，易被忽视。如未经正确的治疗而任其自然发展，有1/3的患者在数年内发生完全性脑卒中，约1/3的患者经长期反复发作而致脑功能受损，也有约1/3的患者可能自然缓解。TIA发作因治疗时机不同其转归亦不同。TIA患者若经过积极治疗，预后较好；若未经及时治疗，长期反复发作最终可导致脑功能严重受损。

（二）调护

TIA重在预防其向脑卒中发展。《证治汇补》中载："平人手指麻木，不时眩晕，乃中风先兆，须预防之，宜慎起居，节饮食，远房帏，调情志。"临床证明这对中风预防确有指导意义。

1. 慎起居：注意按时作息，劳逸结合，养成良好的生活习惯。

2. 节饮食：总的原则是低盐、低糖、低脂饮食，避免暴食，饥饱适度，饮食宜淡，营养丰富，切忌醉酒并戒除吸烟嗜好。

3. 需运动：重视体育锻炼，根据个人具体情况选择适合自己的活动方式。

4. 调情志：保持心情舒畅、情绪稳定。

5. 治疗相关疾病，如糖尿病、心脏病、高血压等。

六、疗效判定标准

（一）中医疗效判定标准

1. 计分法：根据中风先兆证的主症和次症进行评定。主症按四级评定，次症按二级评定。

（1）眩晕

①眩晕的程度：0 分，症状消失。2 分，稍感眩晕，能坚持正常工作和生活。4 分，眩晕较甚，常需休息。6 分，眩晕剧烈，必须卧床。

②眩晕发作次数及持续时间：0 分，症状消失。2 分，偶尔发作或仅持续数分钟到 2 小时。4 分，经常发作或持续 2 小时到 24 小时。6 分，频繁发作或持续 24 小时以上。

（2）偏身麻木

①麻木的程度：0 分，症状消失。2 分，偏身轻微麻木，如蚁爬肤。4 分，偏身明显麻木不仁，犹如针刺。6 分，偏身麻木无力或发凉。

②麻木发作次数及持续时间：0 分，症状消失。2 分，偶尔发作或持续数分钟到 2 小时。4 分，经常发作或持续 2 小时到 24 小时。6 分，频繁发作或持续 24 小时以上。

（3）言语謇涩：0 分，症状消失。2 分，偶尔发作或持续数分钟到 2 小时。4 分，经常发作或持续 2 小时到 24 小时。6 分，频繁发作或持续 24 小时以上。

（4）昏厥：0 分，症状消失。2 分，偶尔发作或持续数分钟到 2 小时。4 分，经常发作或持续 2 小时到 24 小时。6 分，频繁发作或持续 24 小时以上。

（5）轻瘫：0 分，体征消失。2 分，偶尔发作或持续数分钟到 2 小时。4 分，经常发作或持续 2 小时到 24 小时。6 分，频繁发作或持续 24 小时以上。

（6）视物昏花：0 分，症状消失。2 分，症状轻微，偶尔发作或持续数分钟到 2 小时。4 分，症状较重，经常发作或持续 2 小时到 24 小时。6 分，症状严重，频繁发作或持续 24 小时以上。

（7）次症（见中医诊断标准所述）：0 分，症状消失。2 分，症状存在。

2. 疗效评定方法：以疗效百分数为主要依据，适当参考理化指标进行评定。疗效百分数＝［（治疗前积分－治疗后积分）÷治疗前积分］×100%。

（1）临床治愈：疗效百分数≥95%。

（2）显效：疗效百分数为 60%～94%。

（3）有效：疗效百分数为 20%～59%。

（4）无效：疗效百分数＜20%，乃至疗效百分数为负数，甚至发生中风。

（二）西医疗效判定标准

1. 采用 $ABCD_2$ 评分评价病情轻重，指导处理或治疗。

2. 目前尚无 TIA 的具体疗效评定标准，现暂采用神经功能缺损评分标准评定。

3. 伴发疾病的积分

（1）以下各积 1 分：肥胖，偶发期前收缩，血脂 1～2 项增高，轻度气管炎。

（2）以下各积 2 分：高血压，心脏扩大、心肌肥厚，期前收缩（小于 5 次/分），血脂三项增高，发热 37.5 ℃上下（不超过 3 天），颈部杂音。

（3）以下各积3分：频发期前收缩（大于15次/分），心电图 ST－T 改变，高血糖，CT 有双侧病灶、健侧锥体束征，发热38 ℃或以上（超过3天），消化道出血（黑便）。

（4）以下各积4分：心肌梗死、痴呆，假性延髓性麻痹，肾功能不全，心力衰竭，支气管肺炎持续1周以上，肺水肿，心房颤动，消化道持续出血（黑便）。

4. 既往史的评分

（1）以下各积1分：年龄51～60岁，吸烟，慢性气管炎，偶发期前收缩，卧位生活，无规律体育活动，高盐饮食，高膳饮食，长期饮酒，家族卒中史，口服避孕药史。

（2）以下各积2分：年龄61～70岁，糖尿病史，高血压病史，心绞痛史，反复支气管感染史，长期大量饮酒史，TIA 史（1～2次）。

（3）以下各积3分：年龄71～80岁，TIA 史（3次以上或有一次持续超过3小时），持续血压高于180/100 mmHg，肺源性心脏病史。

（4）以下各积4分：年龄81岁以上，多定位多次 TIA 史，完全性卒中史，心肌梗死史，心力衰竭史。

5. 患者总的生活能力状态（评定时的病残程度）

（1）0级：能反复工作或操持家务。

（2）1级：生活自理，独立生活，部分工作。

（3）2级：基本独立生活，小部分需人帮助。

（4）3级：部分生活活动可自理，大部分需人帮助。

（5）4级：可站立走步，但需人随时照料。

（6）5级：卧床、能坐，各项生活需人照料。

（7）6级：卧床，有部分意识活动，可喂食。

（8）7级：植物人状态。

6. 疗效标准

（1）基本治愈：病残程度为0级。

（2）显著进步：功能缺损评分减少21分以上，且病残程度在3级。

（3）进步：功能缺损评分减少8～20分。

（4）无变化：功能缺损评分减少或增多不足8分。

（5）恶化：功能缺损评分增加9分或更多。

（6）死亡。

（彭　博）

第二节　脑梗死

一、概述

脑梗死，又称缺血性脑卒中，是由于脑部血流循环障碍，导致脑组织缺血缺氧而坏死，从而产生与损伤部分相对应的神经功能缺损症状的一类临床综合征。它是脑血管病当中最常见的类型，约占70%。

本病根据临床表现可分为四类：①全前循环梗死。②部分前循环梗死。③后循环梗死。④腔隙性梗死。此种分型方法称为牛津郡社区卒中计划分型。此外，还可根据病因分型将脑梗死分为五类，即 TOAST 分型：①大动脉粥样硬化型。②心源性栓塞型。③小动脉闭塞性。④其他明确病因型。⑤不明原因型。

脑梗死属于"中风病"中的"缺血性中风病"范畴，临床上以突然半身不遂、口眼㖞斜、言语謇涩或昏仆、不省人事等为表现。

二、病因病机

（一）中医病因病机

1. 病因

（1）禀赋不足，正气虚衰：中年以后，正气渐虚，如金元四大家之一的李杲所云"凡人年逾四旬，气衰之际……多有此疾"，或久病气血亏损，"血为气之母"，精血不足，气无以生，"气为血之帅"，气虚血运不畅，瘀阻脑脉而不通；阴血不足则阴不制阳，阳亢于上，化风内动，夹痰瘀上犯脑窍，致脑脉不通，神机不用而发病。

（2）劳倦内伤，内风动越：一是烦劳过度，易耗伤气阴，致阳气偏亢，从而阳亢于上，气血上逆，脑脉被阻。正如《内经》所云"阳气者，烦劳则张"是也。二是纵欲过度，耗伤肾精，引动心火，从而水不制火，火盛而风动，气血逆乱，上攻脑窍，脑脉闭阻，神机失用而为病。

（3）情志过极，气机逆乱：平素暴躁易怒，肝火亢盛，或情志抑郁，肝气郁滞，郁而化火，煎津凝痰，引动内风，风痰上攻，致脑脉闭阻，神机不用而发病。

（4）饮食不节，痰湿内生：平素嗜食肥甘厚味，或饮酒无度，致脾胃受损，失于运化，聚湿生痰，上扰脑窍，致脑脉不通、神机蒙蔽而为病。

以上诸因，均致脏腑虚衰，从而痰瘀内结，伏于体内。一遇诱因则应时而发，主阻脑窍，气血逆乱，经络闭塞，以致中风。

2. 病机

（1）发病：气血亏虚是中风发病的根本内在原因，若遇劳倦、恼怒、房劳、饮食不节等诱因，则发为中风病。本病一般在安静或睡眠之时发病，起病急骤，渐进加重。轻者仅半身不遂、言语不利；重者则昏仆、不省人事。在中风发病之前，部分患者会出现一侧肢体发麻、晕厥发作等缺血先兆症状。

（2）病位、病性：本病病位在脑，与肝、肾、脾、心密切相关。病性为本虚标实，脏腑功能失调，气血亏虚为本，痰浊瘀血为标；急性期以痰瘀等标实证候为主，恢复期及后遗症期则以虚实夹杂之证为表现。

（3）病势：本病有中经络及中脏腑之分。患者初起一般症状较轻，仅有半身不遂、偏身麻木、口舌㖞斜、言语不利等中经络表现，可逐渐发展至神昏、不省人事等中脏腑表现，部分患者可起病即为中脏腑表现。

（4）病机转化：中风病的病机转化迅速，取决于机体正气与痰浊、瘀血等病理因素的斗争变化。急性期中经络，邪气轻浅，正气不虚者易康复；若中脏腑者，痰热得化，内风得熄，瘀血祛除，神志渐清者，尚有转机之势；若邪盛正衰，或失治误治，出现呃逆、呕血、抽搐、高热者，则病势凶险，救治困难。及至恢复期及后遗症期，常遗留半身不遂、偏身麻木、言语不利等症状，难以恢复。

综上所述，中风之病机复杂多变，归纳起来不外风（肝风）、火（肝火、心火）、痰（风痰、热痰、湿痰）、虚（血虚、气虚、阴虚、阳虚）、气（气郁、气逆）、血（血瘀）、毒（外感六淫过盛和内伤痰、瘀、郁、火过盛为毒）七端，其中气血亏虚是根本。此七端在一定条件下可相互影响，共同致病，如年老体衰、正气不足、饮食不节、情志过极、气候骤变等，导致脏腑气血失调，内风动越，夹痰夹瘀化毒，闭阻脑脉，神机失用而引起病变的发生。

（二）西医病因病理

1. 病因

脑梗死的发生受到多种危险因素的影响，这些危险因素可分为不可控制因素和可控制因素。不可控制因素包括年龄、性别、种族、遗传因素等；可控制因素包括高血压、糖尿病、血脂异常、心脏病（心房颤动、左心房血栓、原发性心脏肿瘤、瓣膜赘生物、人工心脏瓣膜、扩张性心肌炎、冠心病、瓣膜性心脏病和心内膜炎等）、无症状性颈动脉粥样硬化和不当生活方式（大量饮酒、吸烟、缺乏锻炼、肥胖）、偏头痛、睡眠呼吸障碍、高同型半胱氨酸血症等。在这些危险因素的影响下，斑块、栓子等的形成和脱落最终导致了脑梗死的发生。国际广泛使用的 TOAST 分型方法是根据脑梗死的病因进行分类的方法。该方法将本病的病因归纳为五个方面，即动脉粥样硬化斑块形成，心源性栓塞，小动脉闭塞（高血压、糖尿病），其他原因（血管炎、血管相关疾病、感染性疾病、遗传性疾病、血液系统疾病）及不明原因。其中，动脉粥样硬化是脑梗死最常见的原因。无论何种原因形成的脑梗死，病灶均由缺血中心及缺血半暗带所组成。缺血半暗带是介于电衰竭与能量衰竭之间的区域，尚存活大量可恢复功能的神经元。目前研究认为，脑梗死的发生过程是一个复杂的缺血性级联反应过程，其机制包括神经细胞迟发性死亡、细胞内钙离子超载、氧自由基毒性作用、兴奋性氨基酸神经毒性作用、NO 毒性作用、能量衰竭等。

2. 病理

脑梗死病灶的病理改变在超早期可无明显变化；早期病灶苍白伴肿胀，灰白质分界不清，镜下见神经元呈急性缺血改变；坏死期大量神经元脱失，胶质细胞坏变，病灶组织炎性浸润，脑水肿明显；软化期组织液化变软；恢复期时小梗死灶被肉芽组织代替，形成胶质瘢痕，大梗死灶形成中风囊，其周围被胶质纤维包裹。

三、诊断和鉴别诊断

（一）诊断

1. 中医诊断标准

（1）主症：偏瘫、偏身感觉异常，口舌㖞斜，言语謇涩、言语不清，或神识昏蒙。

（2）次症：头痛、眩晕、瞳神变化、饮水发呛、目偏不瞬、共济失调。

（3）急性起病，发病前多有诱因，常有先兆症状。发病年龄多在 40 岁以上。

具备 2 个主症以上，或 3 个主症、2 个次症，结合起病、诱因、先兆症状、年龄即可确诊；不具备上述条件，结合影像学检查结果亦可诊断。

2. 西医诊断标准

（1）急性起病。

（2）局灶性神经功能缺损，少数为全面神经功能缺损。

（3）症状和体征持续数小时以上。

（4）脑 CT 或 MRI 排除脑出血和其他病变。

（5）脑 CT 或 MRI 有责任梗死病灶。

具备以上五点可诊断为急性缺血性脑卒中。

3. 疾病分期

（1）急性期：发病 2 周以内。

（2）恢复期：发病 2 周至 6 个月。

（3）后遗症期：发病 6 个月以后。

4. 病类诊断

（1）中经络：中风无意识障碍者。

（2）中脏腑：中风有意识障碍者。

（二）鉴别诊断

1. 中医类证鉴别

（1）厥证：以突然神昏、四肢逆冷为主要表现，而醒后无半身不遂等中风症状。劳累及紧张可诱发本病。而中风病常遗留后遗症，如半身不遂、言语不利等。

（2）痫病：以发作性神昏、肢体抽搐、醒后如常为主要表现。中风病则常遗留后遗症状。中风急性期可有痫性发作，后遗症期可继发痫病，但均有中风的相应表现，可资鉴别。

（3）口僻：以口眼㖞斜、额纹消失、闭目不能、鼓腮漏气、鼻唇沟变浅等为主要表现，部分患者可有同侧耳后疼痛；而中风病虽可表现为口眼㖞斜、鼻唇沟变浅等口僻症状，但无额纹消失，并常伴有半身不遂、偏身麻木、言语謇涩等症状，故可鉴别。

2. 西医常见病鉴别

（1）脑出血：多于情绪激动时或活动时发病，多有高血压病史，或血管畸形病史，进展快，多见头痛、恶心、喷射状呕吐等颅高压症状，常有意识障碍、偏瘫和其他神经系统局灶性症状，头颅 CT 能快速识别。

（2）代谢性疾病：迅速出现昏迷的脑梗死患者应与糖尿病、低血糖、肝昏迷等代谢性疾病导致的昏迷相鉴别。病史、头颅 CT 及相关的实验室检查可帮助明确诊断。

（3）短暂性脑缺血发作（TIA）：常由于脑或视网膜局灶性缺血导致短暂性神经功能缺损发作，常在 1～2 小时内恢复正常，一般不超过 24 小时，无遗留症状或体征，影像学检查无相应责任病灶。TIA 具有发作性、短暂性、可逆性、反复性的临床特征。而脑梗死发作影像常有责任病灶，常有后遗症。脑梗死患者多数有 TIA 发作病史。

（4）癫痫：一种反复发作的脑部神经元高度同步异常放电所致的脑功能失调疾病。其表现可因不同类型而有不同表现，典型表现为意识丧失、眼球上视、四肢抽搐、牙关紧闭、醒后如常人等，亦有意识不丧失者，但均具有发作性、重复性、短暂性、刻板性的共性特点。脑梗死者可继发癫痫，常有神经缺损症状遗留。

四、治疗

（一）中医治疗

1. 治疗原则

（1）急性期：急则治其标，当以祛邪为主或祛邪与扶正相结合为原则。本期常以醒神开窍、破瘀通络、涤痰通腑、平肝熄风、清热化痰等为治疗方法。闭证者宜平肝熄风、豁痰开窍、通腑泄热；脱证者宜扶正固脱；内闭外脱者，则醒神开窍和扶正固脱兼用。

（2）恢复期及后遗症期：本期患者多以虚实夹杂之证为主，当以扶正祛邪、标本兼顾为原则，可用益气活血、祛瘀通络、滋补肝肾、育阴熄风等方法进行治疗。

2. 辨证论治

（1）急性期

1）中脏腑

①痰蒙清窍证

A. 证候：意识障碍、半身不遂、口舌喎斜、言语謇涩或不语、痰鸣漉漉、面白唇暗、肢体瘫软、手足不温、静卧不烦、二便自遗、舌质紫暗、苔白腻、脉沉滑缓。

B. 治法：燥湿化痰，醒神开窍。

C. 方药：涤痰汤加减。

a. 药用：制半夏 10 g，陈皮 10 g，枳实 10 g，胆南星 6 g，石菖蒲 20 g，郁金 15 g，竹茹 5 g，茯苓 20 g，远志 10 g，生姜 3 片，灯盏花 10 g；加水 600 mL，煎至 200 mL，分早、中、晚 3 次温服。

b. 加减：四肢不温，有寒象者加桂枝；舌质紫暗有瘀斑、瘀点者加桃仁、红花、川芎等活血通络。

D. 中成药：灌服或鼻饲苏合香丸、口服复方鲜竹沥液等。

E. 针剂：醒脑静注射液每次 30～40 mL，每日 1～2 次，加入等渗液中静脉滴注。β－七叶皂苷，每次 10～20 mg，每日 1～2 次，加入等渗液中静脉滴注。

②痰热内闭证

A. 证候：意识障碍、半身不遂、口舌喎斜、言语謇涩或不语、鼻鼾痰鸣，或肢体拘急，或躁扰不宁，或身热，或口臭，或抽搐，或呕血，舌质红、舌苔黄腻，脉弦滑数。

B. 治法：清热化痰，醒神开窍。

C. 方药：羚羊角汤加减。

a. 药用：羚羊粉 0.6 g（分 2 次冲），珍珠母 30 g（先煎），法半夏 10 g，天竺黄 6 g，石菖蒲 20 g，郁金 15 g，远志 10 g，生大黄 15 g，夏枯草 10 g，牡丹皮 10 g，竹茹 6 g；加水 600 mL，煎至 200 mL，分早、中、晚 3 次温服。

b. 加减：痰多者，加胆南星、瓜蒌；热甚者，加黄芩、栀子；高热者加生石膏、知母；抽搐者加僵蚕、全蝎；呕血者加生地黄、水牛角。

D. 中成药：灌服或鼻饲至宝丸，口服安宫牛黄丸、紫雪丹或紫雪散、珠珀猴枣散等。

E. 针剂：醒脑静注射液 20～30 mL，每日 1～2 次，或血必净注射液 40～50 mL，每日 1～2 次，加入等渗液中静脉滴注。

③元气败脱证

A. 证候：神聩不知、目合口开、四肢松懈瘫软、肢冷汗多、二便自遗、舌卷缩、舌质紫暗、苔白腻、脉微欲绝。

B. 治法：益气回阳固脱。

C. 方药：参附汤。

a. 药用：人参10～15 g（另炖兑服），制附子80～90 g（先煎1.5小时，不麻为度，忌酸冷）；加水400 mL，浓煎至150 mL频服。

b. 加减：汗出不止者加山萸肉30 g，黄芪30 g，煅龙骨30 g，煅牡蛎30 g。

D. 针剂：参附注射液20～40 mL，每日1～3次，加入25%葡萄糖溶液20～40 mL中静脉滴注，待血压升至正常，改用50～100 mL加入等渗液中静脉滴注维持；或参麦注射液60～100 mL，每日1～3次，加入25%葡萄糖溶液40～100 mL中静脉滴注，待血压升至正常，改用100～200 mL加入等渗液中静脉滴注维持。

2）中经络

①风火上扰证

A. 证候：眩晕头痛、面红耳赤、口苦咽干、心烦易怒、尿赤便干、舌质红绛、舌苔黄腻而干、脉弦数。

B. 治法：清热平肝，潜阳熄风。

C. 方药：天麻钩藤饮加减。

a. 药用：天麻15 g，钩藤10 g，生石决明15 g，夏枯草15 g，黄芩10 g，炒山栀子10 g，牡丹皮15 g，赤芍15 g，川牛膝15 g，炒杜仲15 g，桑寄生20 g，益母草20 g。

b. 加减：头晕头痛者加菊花；心烦不寐者加莲子、炒酸枣仁；口干口苦者加黄连、麦冬；言语謇涩者加石菖蒲、郁金；便秘者加大黄或番泻叶；苔黄腻者加胆南星、竹沥。

D. 中成药：天麻钩藤颗粒，每次1袋，每日3次。

②风痰阻络证

A. 证候：头晕目眩、痰多而黏、舌质暗淡、舌苔薄白或白腻、脉弦滑。

B. 治法：活血化瘀，化痰通络。

C. 方药：半夏白术天麻汤加减。

a. 药用：法半夏15 g，茯苓15 g，陈皮15 g，生白术15 g，天麻15 g，胆南星10 g，水蛭10 g，毛冬青15 g，香附15 g，酒大黄15 g。

b. 加减：有瘀者加桃仁、红花；兼热象者加黄芩、栀子；头痛者加菊花、夏枯草。

D. 中成药：华佗再造丸，每次1袋，每日3次；通心络胶囊，每次3粒，每日3次。

③痰热腑实证

A. 证候：腹胀便干便秘、头痛目眩、咯痰或痰多、舌质暗红、苔黄腻、脉弦滑或偏瘫侧弦滑而大。

B. 治法：化痰通腑。

C. 方药：星蒌承气汤加减。

a. 药用：生大黄15～30 g（后下），芒硝10 g（分冲），全瓜蒌15～30 g，胆南星10～15 g，羌活5 g，灯盏花15 g。

b. 加减：烦躁不安、口臭口苦者加栀子、黄芩；年老体弱者加生地黄、玄参。

D. 中成药：痰热清注射液 40 mL，静脉滴注，每日 1 次；口服安宫牛黄丸，每次 1 丸，每日 2 次；安脑丸，每次 1 丸，每日 2 次；牛黄清心丸，每次 1 丸，每日 2 次。

④气虚血瘀证

A. 证候：面色㿠白、气短乏力、口角流涎、自汗出、心悸便溏、手足肿胀、舌质暗淡、舌苔白腻、有齿痕、脉沉细。

B. 治法：益气活血。

C. 方药：补阳还五汤加减。

a. 药用：黄芪 45～120 g，当归尾 10 g，桂枝 10 g，赤芍 15 g，川芎 10 g，桃仁 15 g，红花 10 g，地龙 15 g，石菖蒲 20 g，豨莶草 15 g。

b. 加减：言语不利者，加郁金、炙远志；心悸、喘息者，加炙甘草；肢体麻木者，加伸筋草、木瓜；肢体无力者，加续断、桑寄生、杜仲；小便失禁者，加桑螵蛸；血瘀重者，加莪术、水蛭。

D. 中成药：脑心通胶囊，每次 3 粒，每日 3 次；脑安胶囊，每次 2 粒，每日 2 次；通心络胶囊，每次 3 粒，每日 3 次。

⑤阴虚风动证

A. 证候：眩晕耳鸣、手足心热、咽干口燥、舌质红而体瘦、少苔或无苔、脉弦细数。

B. 治法：育阴熄风。

C. 方药：镇肝熄风汤加减。

a. 药用：煅龙骨 20 g（先煎），煅牡蛎 20 g（先煎），代赭石 20 g（先煎），炙龟板 15 g（先煎），水牛角粉 30 g（先煎），白芍 15 g，玄参 6 g，天冬 20 g，麦冬 20 g，天麻 10 g，钩藤 10 g，夏枯草 15 g，川楝子 10 g，女贞子 20 g，茵陈 5 g，青蒿 10 g，炒谷芽 15 g，炒麦芽 15 g，山楂 15 g，灯盏花 20 g。

b. 加减：夹痰者，加天竺黄、胆南星；失眠者，加首乌藤、合欢皮；半身不遂、肢体麻木者加当归、赤芍、水蛭等。

D. 中成药：大补阴丸，每次 3 丸，每日 2 次；知柏地黄丸，每次 1 丸，每日 2 次。

E. 中经络针剂：可选用具有活血化瘀作用的中药注射液静脉滴注。如三七总皂苷注射液、灯盏细辛注射液、醒脑静注射液、疏血通注射液等可以选择使用。辨证属于热证者，选用具有活血清热作用的中药注射液静脉滴注，如血必净注射液、脉络宁注射液等。

（2）恢复期及后遗症期：本期患者的辨证论治均参照上述中经络进行。

（3）急性期常见变证的治疗：中风急性期重症患者出现顽固性呃逆、呕血等变证，需及时救治。

1）呃逆

①辨证论治

A. 如呃声短促不连续、神昏烦躁、舌质红或红绛、苔黄燥或少苔、脉细数，可用人参粳米汤加减（露洋参、粳米）以益气养阴，和胃降逆。

B. 如呃声洪亮有力、口臭烦躁，甚至神昏谵语、便秘尿赤、腹胀、舌红苔黄燥起芒刺、脉滑数或弦滑而大者选用大承气汤加减。药用：生大黄 20 g（后下），芒硝 15 g（冲服），厚朴 15 g，枳实 15 g，黑丑 50 g，白丑 50 g，沉香粉 3.5 g（冲服），以通腑泄热，和胃降逆。兼阴津不足者，加玄参 15 g、生地 20 g，以滋阴润燥。

C. 如烦热症状减轻，但仍呃声频频，可予平逆止呃汤（经验方）治疗。药用：炒刀豆 20 g，青皮 10 g，枳壳 10 g，旋覆花 10 g（包），制半夏 10 g，枇杷叶 15 g，莱菔子 10 g，生姜 10 g，以和胃理气降逆。兼有气虚者，可加生晒参。

②针刺：辨证针刺天枢、中脘、膻中、内关、足三里。

③穴位注射：氯丙嗪 5～25 mg，足三里、内关穴位交替注射。

2）呕血：出现呕血，神识迷蒙，面红目赤，烦躁不安，便干尿赤，舌质红苔薄黄或少苔、无苔，脉弦数者，可予犀角地黄汤加减。药用：水牛角 60 g（先煎），生地黄 15 g，赤芍 10 g，牡丹皮 10 g，以凉血止血；或选用大黄黄连泻心汤；还可选用云南白药、生大黄粉或三七粉等鼻饲。如出现高热不退，可给予至宝丹、紫雪散以清热凉血。

3. 其他治疗

（1）缺血性中风病的中医药常规急救专科处理

1）凡患者无脱证者，先用三化汤通腑逐瘀以通畅气机。药用：生大黄 15 g，枳实 10 g，厚朴 15 g，羌活 5 g，加水蛭、桃仁、红花各 10 g，石菖蒲 20 g，水煎服，或鼻饲，或灌肠。

2）针刺：采用石氏醒脑开窍针法。

①腧穴组成：主穴取双侧内关、人中、患侧三阴交；副穴取患肢极泉、尺泽、委中；配穴：根据并发症的不同，配以不同穴位。吞咽困难配双侧风池、翳风、完骨；眩晕配双侧天柱。

②操作：主穴取先刺双侧内关，直刺 0.5～1.0 寸，采用提插捻转结合的泻法，施手法 1 分钟。继刺人中，向鼻中隔方向斜刺 0.3～0.5 寸，采用雀啄手法（泻法），以流泪或眼球湿润为度。再刺三阴交，沿胫骨内侧缘与皮肤成 45°斜刺，针尖刺到原三阴交的位置上，进针 0.5～1.0 寸，采用提撬补法；针感到足趾，下肢出现不自主抽动，以患肢抽动 3 次为度。

③时间：每周针刺 5 次。

3）常规吸氧、吸痰，口腔及前后二阴护理，预防压疮护理等。

4）可选用以下设备：多功能艾灸仪、数码经络导平治疗仪、针刺手法针疗仪、特定电磁波治疗仪及经络导平治疗仪、智能通络治疗仪等。另还可选择推拿、熏洗、物理治疗等。

（2）针灸治疗：其在脑梗死恢复方面是一种有效可行的方法，可应用于整个脑梗死过程。治疗偏瘫时多选取上下肢穴位，且以合谷、足三里、曲池、肩髃等阳明经穴为主进行治疗。若尿失禁患者可选取百会、气海、关元、三阴交、中极等穴位进行治疗。

（3）推拿治疗：其应用大大丰富了康复训练的内容，推拿手法可以增加全关节活动度、缓解疼痛、抑制痉挛、被动运动等。常可采取攘法、揉法、捏法等进行治疗。在进行推拿过程中应注意手法的力度等，避免对患者强刺激。

（4）康复训练：目前认为康复训练宜较早开始，患者在病情稳定后即可开始，轻中度的患者发病 24 小时即可进行康复训练，且在耐受度允许的情况下进行每日 45 分钟以上的康复训练。康复训练内容如下：

1）良肢位摆放及体位改变：该过程贯穿整个偏瘫时期，是以软垫将肢体摆放成抗痉挛体位的方法，从而减少肩关节半脱位等并发症的发生。鼓励患侧侧卧位，从而减少痉挛；适当健侧卧位；避免半卧位，以免造成异常痉挛模式，影响肢体功能恢复；尽量避免仰卧位，从而减少压疮的发生。体位变化应 1～2 小时进行变动 1 次。

2）被动关节活动度训练：对于意识不清、不能自主运动或病情尚未稳定的患者，应进行此项康复训练。目的是预防关节挛缩并促进患者运动功能改善。进行该项康复训练时，宜取仰卧位，先健侧后患侧，正常活动范围内缓慢、柔和地全方位活动关节（肩关节的活动度宜在正常的 50%）。

3）站立、步行康复训练：偏瘫、步态异常是影响脑梗死患者后期生活质量和日常生活能力的主要因素。研究证明，患者病情稳定后尽早开始离床进行站立、起坐等训练，可提高患者3个月后的步行能力。故脑梗死患者应积极进行抗重力训练、患侧下肢负重支撑训练、下肢迈步训练及重心转移训练，以尽早恢复行走能力。

4）语言功能康复训练：对于失语症患者，应积极与患者沟通，减少患者孤立感，并根据其听说读写及复述障碍等进行指令训练、发音模仿训练、复述训练。

5）吞咽功能障碍康复训练：对于有吞咽功能障碍的患者，应进行口轮匝肌训练、空吞咽训练、吞咽冰刺激训练、舌运动训练等，以获得安全、独立、充分摄取营养和水分的能力。

4. 名医经验

任继学教授认为，中经络者应为络塞血瘀证，相当于现代医学中的脑梗死，治疗原则为急则治其标，缓则治其本。他认为中风治要有"开闭、固脱、豁痰、潜阳、化瘀、理气、填精、药禁、预防"，且每个环节均有其自己的治疗特色。如开闭者可投白矾散等，待开闭之后再服他药；固脱者予自拟方两救固脱饮；豁痰者予自拟之涤痰散；潜阳者予自拟方潜阳熄风煎；化瘀者可投自拟方活络化瘀散、醒脑通脉散；自拟理气反正汤以理气；予自拟益脑丸以填精益髓；且禁用荆芥、防风、麻黄、独活、苏叶、细辛等解表发散之品，干姜、肉桂、鹿茸、人参再造丸、大活络丹等辛燥助阳、耗伤阴液之品应慎用，以防加重病情。

（二）西医治疗

1. 一般治疗

脑梗死患者气道功能障碍者需要保持呼吸道通畅并吸氧，进行24小时心电监测；体温升高者积极寻找原因并处理，存在感染时予抗感染治疗，体温在38.0 ℃或以上时进行降温处理；若准备血管再通处理，血压水平在180/100 mmHg或以下；若不进行血管再通，血压水平在200/100 mmHg或以下。病情稳定后应将血压长期控制在140/90 mmHg以下，可进一步降至130/80 mmHg以下，对于脑梗死后低血压患者应积极寻找原因并处理；血糖应控制在7.7～10 mmol/L；积极控制血脂，LDL－C水平遵循"1850"原则，即LDL－C可降至1.8 mmol/L，或至少降低原有水平的50%。脑水肿与颅压增高者可应用甘露醇、呋塞米、白蛋白、甘油果糖等进行治疗，若药物治疗效果不佳的大面积脑梗死病人可采取去骨瓣减压术或脑室引流术；孤立发作一次或急性期痫性发作控制后，患者不宜长期应用抗癫痫药物；卒中2～3个月后发作癫痫者应进行长期药物治疗；鼓励患者尽早活动、抬高下肢，尽量避免下肢静脉输液（尤其是瘫痪侧），减少深静脉血栓形成和预防肺栓塞。

2. 特殊治疗

（1）溶栓治疗：脑梗死患者应在时间窗内积极进行溶栓治疗。我国主要使用重组组织型纤维溶酶原激活剂（rt－PA）及尿激酶作为溶栓的药物，目前的治疗时间窗是rt－PA在4.5小时内，尿激酶在6小时内。溶栓治疗可分为静脉溶栓和动脉溶栓。静脉溶栓时rt－PA可按0.9 mg/kg（最大剂量90 mg）的剂量静脉滴注，1分钟静脉注射10%，其余1小时内静脉滴注，尿激酶100万～150万IU，溶于100～200 mL生理盐水当中静脉滴注，持续30分钟。动脉溶栓时rt－PA用量为静脉溶栓的1/3，尿激酶不超过60万IU。溶栓24小时后应尽快进行抗血小板治疗，24小时内禁用抗凝药物。

（2）抗凝治疗：若不符合溶栓治疗且无禁忌者应尽早给予口服阿司匹林150～300 mg/d；发病后24小时内的轻型脑梗死患者（NIHSS评分低于3分），可予阿司匹林联合硫酸氢氯吡格雷进行双抗治疗

3周。

（3）扩容治疗：分水岭脑梗死患者可进行扩容治疗。

（4）降纤治疗：高纤维蛋白血症者经严格评估后可进行此治疗，常用巴曲酶及降纤酶等。

（5）神经保护治疗：针对脑梗死缺血再灌注损伤及急性缺血后脑损伤机制的阻断药物均可作为神经保护治疗剂。如清除氧自由基的药物依达拉奉、促进脑细胞代谢的胞磷胆碱等药物。

此外，机械取栓、血管形成术和支架植入术等手段近年来越来越受到重视。

3. 其他治疗

（1）丁基苯酞：近年国内开发的Ⅰ类新药。研究表明，丁基苯酞可显著改善脑梗死患者神经功能缺损和生活能力。

（2）人尿激肽酶：与丁基苯酞同为近年国内开发的Ⅰ类新药。研究表明，人尿激肽酶能明显改善脑梗死患者的功能结局。

（3）出血转化治疗：心源性脑栓塞、大面积脑梗死、神经功能评分较高、占位效应、早期低密度征、年龄>70岁、伴有糖尿病的患者，应用抗栓药物（尤其是抗凝药物）或溶栓药物等易发生出血转化。此时应停用有出血风险的药物。

4. 脑梗死二级预防

脑梗死后有效的二级预防是减少脑梗死复发和死亡的重要手段，包括危险因素控制、抗血小板药物的应用、心房颤动患者的抗栓治疗、动脉狭窄的治疗。

五、转归和调护

（一）转归

中风病的转归预后与体质强弱、正气盛衰、邪气浅深、中风轻重及治疗、调护是否得当等相关。若为中经络者，则恢复良好。若初起神昏，逐渐神清者，为"顺"，预后良好；若病初起神清，渐现神昏者，为"逆"，预后不良。若出现饮水呛咳、高热、呃逆等变证时，则病势凶险，预后差。

（二）调护

一部分中风患者常常有先兆症状，常表现为多次发作的一过性头晕、肢体麻木等，应及早治疗，达到未病先防的目的。要密切观察患者病情变化，注意神志、瞳神、气息等的变化，并防治压疮、肺部感染、口腔感染、窒息等的发生。

恢复期及后遗症期的患者，条件允许的情况下可适当锻炼，如打太极拳。此外，饮食不宜辛辣，戒烟限酒，避免情志刺激，保持情绪稳定和心情舒畅。

六、疗效判定标准

（一）中医疗效判定标准

1. 计分方法

（1）神志状态：神志清醒，4分；神志恍惚（思睡、唤醒后能与人言），3分；神志迷蒙（嗜睡，呼之答不确切），2分；神昏，1分；昏聩（神昏同时兼有脱证），0分。

（2）语言表达：正常，4分；一般表达性命名不能，3分；说话成句而表达不全，2分；不能说单词、词组，1分；语言不能或基本不能，0分。

（3）上肢肩关节：正常，4 分；上举全而肌力差，3 分；上举平肩或略过肩，2 分；上举不到肩，1 分；不能动或前后略摆动，0 分。

（4）上肢指关节：正常，4 分；手指分别动作有效而肌力差，3 分；握拳伸指，2 分；屈指、握不成拳、不会伸，1 分；不会动，0 分。

（5）下肢髋关节：正常，4 分；抬高 45°以上，3 分；抬高不足 45°，2 分；摆动能平移，1 分；不能动，0 分。

（6）下肢趾关节：正常，4 分；伸屈自如、力弱，3 分；伸屈不全，2 分；略动，1 分；不会动，0 分。

（7）综合功能：生活能自理，自由交谈，4 分；独立生活，简单劳动而有部分功能不全，3 分；可行走，部分自理，尚需人辅助，2 分；可站立迈步，需人随时照料，1 分；卧床，0 分。

2. 疗效判定

满分 28 分，起点分最高不超过 18 分。其疗效判定如下：

（1）恶化：病情加重积分减少或死亡者。

（2）无效：积分增加不足 4 分者。

（3）有效：积分增加超过 4 分者。

（4）显效：积分增加超过 10 分者。

（5）基本痊愈：积分达 24 分以上者。

（二）西医疗效判定标准

通过美国国立卫生研究院卒中量表（NIHSS）、Glasgow 昏迷量表（GCS）评价神经功能缺损程度，如意识、肢体偏瘫、面瘫、失语等；通过 Barthel 指数评价日常生活能力，如吃饭、穿衣、活动能力等；通过改良 Rankin 量表评价病残程度或日常生活的依赖性。

（三）神经功能缺损症状与并发症评价

必要时针对患者出现的神经功能缺损症状和并发症进行评价，可通过实验室检查和相关量表进行评价。如简易精神状态量表（MMSE）评价认知功能；脑电图评价癫痫；洼田饮水试验评价吞咽障碍；汉密尔顿抑郁焦虑量表评价卒中后抑郁焦虑状态等。

（曹荣耀）

第三节　脑出血

一、概述

脑出血是指原发性非外伤性脑实质内出血，又称自发性脑出血，系指颅内或全身疾病引起脑实质内出血。脑出血发病率为每年（60~80）/1.0 万人，占全部急性脑血管病的 20%~30%。引起脑出血的病因中以高血压性脑出血最为常见，据流行病学调查，高血压性脑出血发病率占脑出血的 50%~70%。

中医学没有脑出血的病名，但根据其临床表现和特征，一般将其归属于中医"出血性中风病"的范畴。

二、病因病机

（一）中医病因病机

1. 病因

综合目前大多数学者的研究认为，本病病因如下：

（1）积损正衰：根据《景岳全书·非风》记载，"卒倒多由昏聩，本皆内伤积损颓败而然"。年老体弱，或久病气血亏损，气虚则血无运力，血滞脉中则瘀血内生，瘀血上扰清窍，突发本病。

（2）劳倦内伤：肝肾阴精匮乏，阴虚而虚阳上浮，引动风阳上浮，内风旋动，日久化热，气火俱浮，夹痰夹瘀、瘀血上壅，清窍经络受阻发为本病。

（3）饮食不节：过食肥甘厚味醇酒，脾胃受损，脾失健运，运化失常，痰浊内生，郁久化热，痰热互结，壅滞经脉，上蒙清窍；或脾虚肝木伐脾土，肝失条达，肝郁化火，烁津成痰，痰瘀互结，窜扰经络，发为本病。此即《丹溪心法要诀·中风》所谓"湿土生痰，痰生热，热生风也"。

（4）情志不遂：七情所伤，肝失条达，肝气郁结，血行不畅，瘀结脑脉；或暴怒则肝阳暴亢，气火俱浮，风火相煽，血随气逆，上冲犯脑，气血逆乱，上扰脑窍而发为本病。

2. 病机

本病发病内因为气血亏虚，痰浊、瘀血内生。外因为情志不遂、忧思恼怒、酒食不节、气候骤变等，从而导致脏腑功能失调、瘀血阻滞经络、痰热内蕴；或阳化而风动、气血阴阳气机逆乱，血随气逆，脉破血溢，导致瘀血、痰浊、毒邪内生损伤脑窍，脑腑气机失常，从而出现半身不遂、口眼㖞斜、言语不利等肢体功能失常病症。

本病的病机可概括为风、火、痰、瘀、虚、毒，其病机变化特点有虚（阴虚、气虚）、火、风（肝风）、痰（风痰、湿痰）、毒（毒邪内生）、血（瘀血）六端，各病理因素又相互影响，相互作用。

（二）西医病因病理

1. 病因：引起脑出血的病因较多，最常见的病因为高血压动脉粥样硬化，其次为先天性脑血管畸形、动脉瘤、血液病、脑外伤、不恰当的抗凝或溶栓治疗、脑淀粉样血管病等。

2. 发病机制：脑出血是多种因素综合所致。绝大多数脑出血是高血压小动脉硬化的血管破裂引起的。高血压引起脑出血的机制有许多学说，目前较公认的是微动脉学说，因脑内小动脉壁长期受高血压引起的张力影响，使血管壁薄弱部分形成动脉瘤，动脉瘤多分布在基底核的纹状动脉、脑桥、大脑白质和小脑中的动脉上。当血压突然升高时，这个囊性血管容易破裂造成脑出血。

最常见的出血部位是基底核（特别是壳核）、丘脑、深部小脑和脑桥。当出血发生在脑的其他部位或无高血压的患者，应高度怀疑出血性疾病、肿瘤、血管畸形和其他原因。

3. 病理：脑出血发生后，出血侧大脑半球肿胀，脑回增宽，脑沟变浅，血液可破入脑室系统或流入蛛网膜下腔。脑出血后由于血肿的占位效应及血肿周围脑组织的水肿，可引起颅内压升高，使脑组织受压移位。幕上半球的出血，血肿向下挤压丘脑和脑干，使其变形、移位和继发出血，并常出现小脑天幕疝；如中线结构下移，可形成中心疝；颅内压增高明显或大量出血时可发生枕骨大孔疝。脑疝常常是导致患者死亡的直接原因。

三、诊断和鉴别诊断

（一）诊断

1. 中医诊断标准

（1）以半身不遂，口舌㖞斜，舌强言謇，偏身麻木，甚则神志恍惚、迷蒙、神昏、昏聩为主症。

（2）发病急骤，有渐进发展过程。病前多有头晕头痛、肢体麻木等先兆。

（3）常有年老体衰，劳倦内伤，嗜好烟酒、膏粱厚味等因素。每因恼怒、劳累、酗酒、感寒等诱发。

（4）做血压、神经系统、脑脊液及血常规、眼底等检查，有条件做 CT、MRI 检查，可有异常表现。

出血性中风病是因风阳上窜，痰火内扰，气血逆乱，或因头颅受伤，内生脑瘤，使脑络破损，血溢于脑，以突然昏仆、头痛、失语、偏瘫等为主要表现的脑神经疾病。

2. 西医诊断标准

根据突然发病、剧烈头痛、呕吐、出现神经功能障碍等临床症状体征，结合 CT 等影像学检查，脑出血一般不难诊断。但原发性脑出血，特别是高血压脑出血的诊断并无金标准，一定要排除各种继发性脑出血疾病，避免误诊。做出最后诊断需达到以下全部标准：

（1）有确切的高血压病史。

（2）典型的出血部位（包括基底核区、脑室、丘脑、脑干、小脑半球）。

（3）DSA/GTA/MRA 排除继发性脑血管病。

（4）早期（72 小时内）或晚期（血肿消失 3 周后）增强 MRI 检查，排除脑肿瘤或海绵状血管畸形（CM）等疾病。

（5）排除各种凝血功能障碍性疾病。

（二）鉴别诊断

1. 中医类证鉴别诊断

（1）痫证：出血性中风病与痫证均可出现突然昏仆。但出血性中风病之昏仆，昏迷时间较长，甚至昏迷程度进行性加重，醒后可伴有半身不遂、口眼㖞斜等症。痫证之昏仆反复发作，多从幼年开始发病，部分患者发作时可有口中发出羊豕叫声，口吐涎沫，四肢抽搐，一般几秒至几分钟后苏醒，严重者可持续几小时，醒后无任何不适。

（2）厥证：患血性中风病与厥证均可出现昏仆。厥证发病之前多有诱因，昏仆时间较短，醒后无半身不遂、口眼㖞斜不适。

（3）神昏：出血性中风病与神昏初起可见神思恍惚、迷蒙、嗜睡，重者昏迷。一部分患者起病时神清，数日后渐见神昏，后期出现谵妄、躁扰不宁等不适。两者鉴别需借助头颅 CT、MRI 等影像学检查手段。

2. 西医常见病鉴别

（1）与缺血性脑血管病相鉴别：脑出血中等量以下出血，临床症状可能表现为局灶性神经功能障碍等临床症状和体征，应与缺血性脑血管病相鉴别；甚至大面积脑梗死时临床症状与脑出血症状也难以鉴别，神经影像学检查至关重要，故临床上若条件允许，应尽快完成神经影像学检查。

（2）与蛛网膜下腔出血相鉴别：以青壮年多见，起病较急，进展迅速，临床症状表现为剧烈头痛，可伴有恶心、呕吐等不适，多无局灶性神经功能缺损的症状和体征，头颅 CT 及脑脊液检查有助于明确诊断。

（3）与外伤性颅内血肿，特别是硬膜下血肿相鉴别：发病之前多有头颅外伤史，可伴有呕吐等颅内压增高的症状及体征，头颅 CT 检查有助于确诊。

（4）与脑动脉瘤和脑血管畸形相鉴别：此二种较少见，部分脑动脉瘤和脑血管畸形破裂可引起脑实质内出血，对可疑患者，应做 CTA 检查，必要时行 DSA 检查以明确诊断。对于脑叶出血，特别是伴癫痫发作的青年患者，应怀疑脑血管动静脉畸形可能，CTA、MRA、DSA 检查可做鉴别。

四、治疗

（一）中医治疗

1. 治疗原则

出血性中风病急性期以开窍醒神、解毒祛风、熄风化痰、通腑泄热为治法，待病情平稳后，可适量采用活血化瘀之法。有气虚证候之时，应及时扶助正气；元气衰脱时，当以益气温阳固脱为主。恢复期及后遗症期患者，应以扶正祛邪、标本兼治为治则，治法以补气血阴阳为主。

2. 辨证论治

出血性中风病的分证论治以疾病分期为基础：①急性期（发病 2 周以内）；②恢复期（发病 2 周至 6 个月）；③后遗症期（发病 6 个月以上）。

3. 应急处理

（1）急性期出现神志不清，属痰火闭窍者可灌服至宝丹、安宫牛黄丸化水，每次 1 丸，每日 2~3 次，鼻饲。

（2）神志不清属痰湿蒙窍者可灌服苏合香丸，每次 1 丸，每日 2~3 次，鼻饲。

（3）高热者予静脉滴注血必净注射液 20~50 mL，每日 1~2 次；意识障碍者予醒脑静注射液 20 mL，每日 1 次，静脉滴注；高热痰多者予痰热清注射液 20~30 mL，每日 1 次，静脉滴注；高热不退者，予安宫牛黄丸口服或鼻饲，或犀角磨水鼻饲或口服，每次 0.5~1 g，每日 2~3 次。

（4）腑气不通、大便秘结者可用大承气汤水煎剂，每日 1 剂，分 2 次口服或鼻饲或高位灌肠，每日 1~2 次。

（5）抽搐者，急用紫雪丹化冷开水，每日 1~3 丸，每次 1 丸，鼻饲或高位灌肠。

4. 急性期辨证论治

（1）痰热内闭证

1）证候：神昏、半身不遂、鼻鼾痰鸣、项强身热、气粗口臭、躁扰不宁，甚则手足厥冷，或频繁抽搐，舌质红绛、舌苔黄腻或干腻、脉弦滑数。

2）治法：清热化痰，醒神开窍。

3）方药：羚羊角汤加减。

①药用：羚羊角 5 g（先煎），龟板 10 g，生地黄 15~20 g，牡丹皮 15 g，白芍 15 g，夏枯草 15 g，生石决明 20 g（先煎）等。

②加减：大便秘结者可加大黄 15~30 g，芒硝 5~10 g；神昏者加石菖蒲 20 g，郁金 20 g，开窍醒神；肝阳上浮明显，有化风之象，予川牛膝 20 g，全蝎 5 g。

4）中成药：神昏者，可用至宝丹或安宫牛黄丸，每次 1 丸，每日 2~3 次（鼻饲或灌服）。

（2）元气败脱证

1）证候：神昏，肢体瘫软，目合口张，呼吸微弱，手撒肢冷，汗多，重则周身湿冷，二便失禁，舌痿不伸，舌质紫暗，苔白腻，脉沉缓、沉微。

2）治法：益气回阳，扶正固脱。

3）方药：参附汤加减或合生脉散加减。

药用：人参 15 g，附子 30 g（开水先煎），麦冬 15 g，五味子 15 g。

4）中成药：参附汤 50~100 mL；参麦注射液 20~100 mL 加入氯化钠注射液或葡萄糖注射液中进行静脉滴注治疗。

（3）肝阳暴亢，风火上扰证

1）证候：半身不遂、口舌㖞斜、言语謇涩或不语、偏身麻木、头晕头痛、面红目赤、口苦咽干、心烦易怒、尿赤便干、舌质红或红绛、舌苔薄黄、脉弦有力。

2）治法：平肝潜阳，熄风清热。

3）方药：天麻钩藤饮加减。

①药用：天麻 20 g，钩藤 20 g（后下），石决明 20 g（先煎），川牛膝 10 g，杜仲 10 g，桑寄生 15 g，黄芩 10～30 g，由栀子 10～20 g，益母草 10 g，制夜交藤 30～50 g，茯神 10～20 g。

②加减：夜寐不安者，加合欢皮 50 g，酸枣仁 20 g；肝阳上亢者加煅龙骨、煅牡蛎各 20 g；热甚者，加生石膏 30 g。

（4）痰热腑实，风痰上扰证

1）证候：半身不遂、口舌㖞斜、言语謇涩或不语、偏身麻木、腹胀、便干便秘、头晕目眩、咯痰或痰多、舌质暗红或暗淡、苔黄或黄腻、脉弦滑或偏瘫侧脉弦滑而大。

2）治法：清热化痰，熄风通腑。

3）方药：星蒌承气汤加减。

①药用：全瓜蒌 30 g，胆南星 10 g，生大黄 10～30 g（后下），芒硝 5～10 g（冲服），丹参 30 g，灯盏花 15 g。

②加减：阴亏者，加天花粉 30 g，麦冬 15 g；神昏者，加石菖蒲 20 g，郁金 20 g，开窍醒神。

4）中成药：大便秘结者，可用四磨汤口服液，每次 10 mL，每日 3 次。功用：破滞降逆，理气通便。

（5）阴虚风动证

1）证候：半身不遂，口舌㖞斜，言语謇涩或不语，偏身麻木，烦躁失眠，头晕耳鸣，手足心热，咽干口燥，舌质红绛或暗红或舌红瘦、少苔或无苔，脉弦细或弦细数。

2）治法：滋养肝肾，潜阳熄风。

3）方药：镇肝熄风汤加减。

①药用：代赭石 30 g（先煎），煅龙骨 30 g（先煎），煅牡蛎 30 g（先煎），怀牛膝 30 g，白芍 20 g，茵陈 5～10 g，青蒿 10 g，麦冬 15 g，甘草 5 g，五味子 10 g。

②加减：心中热甚者，加生石膏 30 g；尺脉重按虚者，加熟山萸肉 20～40 g。

（6）气虚血瘀证

1）证候：半身不遂，口舌㖞斜，言语謇涩或不语，偏身麻木，面色㿠白，气短乏力，口角流涎，自汗出，心悸便溏，手足肿胀，舌质暗淡，舌苔薄白或白腻，或舌边有齿痕，脉沉细、细缓或细弦。

2）治法：补益元气，活血通络。

3）方药：补阳还五汤加减。

①药用：黄芪 60～120 g，当归 10～20 g，地龙 20 g，川芎 15 g，桃仁 10 g，红花 10 g，赤芍 20 g，牛膝 25 g，水蛭 10～15 g，鸡血藤 15 g。

②加减：气虚明显者，可加大黄芪用量；下肢肢体瘫软无力，可加桑寄生 15 g，续断 15 g，木瓜 15 g；上肢偏废者，可加桂枝 10 g，桑枝 15 g。

5. 恢复期及后遗症期辨证论治

患者进入恢复期及后遗症期后，瘀、毒、痰、瘀、火渐清，部分患者仅遗留半身不遂、口眼㖞斜、语言不利等症，但仍需积极治疗。

（1）气虚血瘀证

1）证候：偏身肢体麻木，口舌㖞斜，肢软无力，少气懒言，食欲缺乏，自汗，面色萎黄，舌淡紫或紫暗或有瘀斑，苔薄白或白腻，弦涩或脉细无力。

2）治法：益气活血，化瘀通络。

3）方药：补阳还五汤加减。药用：黄芪 30～60 g，地龙 20 g，当归 20 g，川芎 15 g，桃仁 20 g，红花 15 g，赤芍 15 g，党参 20 g，牛膝 25 g，水蛭 15 g，全蝎 5 g。

4）中成药：血塞通软胶囊，每次 100～200 mg（1～2 粒），每日 3 次。功用：活血祛瘀，通脉活络。

（2）痰瘀阻络证

1）证候：肢体活动不利，口舌㖞斜，言语不利，肢体麻木，头晕目眩，咯吐痰涎，舌紫暗或有瘀斑，苔黄腻或白腻，脉弦滑或弦涩。

2）治法：祛痰化瘀，活血通络。

3）方药：化瘀通络汤加减。药用：法半夏 12 g，白术 12 g，天麻 12 g，香附 9 g，酒大黄 9 g，胆南星 9 g，水蛭 15 g，毛冬青 15 g，茯苓 15 g，陈皮 15 g，石菖蒲 20 g。

4）中成药：华佗再造丸，每次 8 g，每日 3 次，具有活血化瘀、化痰通络、行气止痛之功效，用于痰瘀阻络之中风恢复期和后遗症。

（3）肝肾阴虚证

1）证候：肢体不利，口舌㖞斜，肢体麻木，腰膝酸痛，失眠多梦，五心烦热，头晕耳鸣，舌红，苔薄白少苔，脉细。

2）治法：滋阴潜阳，平肝熄风。

3）方药：镇肝熄风汤加减。药用：代赭石 30 g（先煎），煅龙骨 15 g（先煎），煅牡蛎 30 g（先煎），怀牛膝 30 g，白芍 15 g，茵陈 5 g，麦芽 10 g，川楝子 10 g，山萸肉 15 g，甘草 5 g。

6. 其他疗法

（1）针灸治疗

1）针法

①急性期：以石学敏院士"醒脑开窍"为法，取穴手厥阴、督脉、足太阴经穴为主。主穴：内关、水沟、三阴交。副穴：极泉、尺泽、委中。

肝阳暴亢加太冲；风痰上扰加丰隆、风池；痰热腑实加曲池、内庭、丰隆；气虚者加足三里、气海；阴虚风动加太溪、风池。中脏腑者，闭证取穴水沟、十二井、太冲、丰隆、劳宫等。

②恢复期及后遗症期：中经络者，上肢取穴肩髃、臂臑、曲池、外关、合谷；下肢取穴环跳、承扶、风市、足三里、血海、委中、阳陵泉、太冲。

2）灸法：中脏腑脱证者，选用任脉穴为主，取穴关元、足三里，用大艾炷隔姜灸，神阙隔盐灸治疗。

3）电针：选患侧穴，可上肢、下肢各取两个穴位，得气后留针，接通电针仪，以肌肉出现微颤动适宜，每次 15～20 分钟。

4）头针：选取顶颞前斜线、顶旁 1 线和顶旁 2 线，针刺手法，毫针平刺入头皮下，快速捻转，每次留针 2～3 分钟，留针期间应反复捻转 2～3 次。

（2）按摩疗法：适用于出血性中风病恢复期及后遗症期患侧肢体痉挛状态，可进行中医按摩循经治疗，可使用不同手法以增加全关节活动度、缓解疼痛、抑制痉挛和被动运动等。据相关研究，主要用㨰法、掌擦法、三指捏法。操作手法为施㨰法于痉挛优势侧肌腹部获取深部组织酸胀感至优势痉挛被即刻缓解为度。快速掌擦法于痉挛劣势侧至该侧肌张力增强为度。用三指捏法子合谷穴获取深部组织酸胀感至伸指为度；于太冲穴获取深部组织酸胀感至下肢产生足背屈、屈髋和屈膝为度。应用按摩疗法以达到缓解患者肢体痉挛状态的目的。

（3）中药熏洗：主要针对常见并发症如肩 – 手综合征或偏瘫痉挛状态，予活血通络的中药为主加减局部熏洗患肢，每日 1 ~ 2 次或隔日 1 次；每次 15 ~ 30 分钟，水温宜在 37 ~ 40 ℃，浸泡数分钟后，再逐渐加水至踝关节以上。水温不宜过高，以免烫伤皮肤。

7. 名医经验

任继学教授认为出血性中风为风、火、痰、瘀、虚导致血溢脑脉外，血液稽留成积，聚而为瘀肿，毒自内生，毒害脑髓，神机受损，故设破血化瘀、泄热醒神、豁痰开窍之法治疗出血性中风病，所谓"瘀血不去，则出血不止，新血不生"。林亚明教授在此基础上，结合临床实践，应用破瘀醒神汤治疗脑出血急性期患者。组方为水蛭、桃仁、红花、酒大黄、蒲黄、石菖蒲、豨莶草各 10 ~ 15 g 以及土鳖虫 10 g 等，功能为破瘀醒神。方中以水蛭破血逐瘀，桃仁、红花活血化瘀，酒大黄活血逐瘀、泄热解毒，石菖蒲开窍醒神、宁神益志，豨莶草解毒通经。在临床应用中，破瘀醒神法除对脑出血本身有治疗作用外，还可能有助于改善脑出血患者的情绪障碍，通过改善情绪，提高患者生活质量。

（二）西医治疗

1. 院前管理：院前管理的关键是迅速识别疑似脑卒中患者并尽快将其送到附近有条件的医院。

（1）病史采集：重点询问患者或目击者脑卒中发生的时间、症状，发病时患者的活动情况、年龄及既往史。

（2）一般体格检查、神经系统体格检查与病情评估：对患者生命体征进行评估（包括气道、呼吸和循环功能）。生命体征不平稳患者应提供呼吸和循环支持，之后进行一般体格检查和神经系统体格检查，可借助量表评估病情严重程度、判断患者预后及指导选择治疗措施。

2. 神经影像学检查：CT 和 MRI 都是评价病情较好的选择，CT 对急性出血较敏感，磁敏感加权成像（SWI）序列对识别急性出血都很敏感。MRI、CT、血管造影、DSA 对发现继发性脑出血的病因，如动静脉畸形、肿瘤、烟雾病（moyamoya 病）都比较有效。

3. 急性脑出血的内科治疗

（1）一般治疗：卧床休息，避免情绪激动；常规予持续监测生命体征。保持呼吸道通畅，避免误吸，及时清除口腔内的分泌物、呕吐物及痰液。吸氧：应给予吸氧治疗，使 SaO_2 维持在 90% 以上。鼻饲：昏迷或有吞咽困难者应鼻饲。对症治疗：过度烦躁不安患者可适量使用镇静药物，便秘者可选用缓泻剂，如开塞露 10 ~ 20 mL。预防感染：加强口腔、尿道护理，及时吸痰，保持呼吸道通畅。保持水电解质平衡及营养支持治疗：对于昏迷患者和并发消化道出血患者，应严格禁食禁水，并下鼻饲管，适量补液，每日入液量可按尿量 +500 mL 给予，保证足够的能量供应，每日葡萄糖供给量大于 100 g。发热、大汗、水电解质等丢失量较大，应注意监测血电解质。

（2）调控血压：脑出血患者常常出现血压明显升高，此时不应急于降血压，应先降颅内压后，再根据血压情况决定是否进行降血压治疗。

当急性脑出血患者收缩压超过 220 mmHg 时，应积极使用静脉降压药物降低血压；当患者收缩压超过 180 mmHg 时，可使用静脉降压药物控制血压。收缩压小于 165 mmHg 或舒张压小于 95 mmHg，不需降血压治疗。药物选择有乌拉地尔、尼莫地平。

血压过低者应首先分析原因，分情况加以处理。常见原因有脱水过多，补液不足；大量呕吐、出汗导致失水；应激性溃疡导致消化道出血；并发严重感染引起的感染性休克；镇静药及血管扩展药的使用过量。血压过低者，可酌情使用多巴胺，或参麦注射液 20～100 mL 静脉滴注或微量泵入以提升血压。

（3）降低颅内压：高颅内压是脑出血患者死亡的主要原因，因此降低颅内压是治疗脑出血的重要任务。脑出血的降颅压治疗可选高渗脱水药，如 20% 甘露醇、甘油果糖、人血白蛋白，但要留意水电解质平衡，注意检测肾功能。

（4）血糖管理：脑出血患者无论是否有糖尿病病史，都应对脑出血后高血糖进行控制。低血糖可导致脑缺血损伤及脑水肿，严重时可导致不可逆性损害。故应加强血糖监测，必要时给予高糖处理。

（5）体温管理：脑出血患者早期可出现中枢性发热，特别是大量出血者。患者体温升高时，可选用冰袋或冰毯物理降温，亦可选用乙醇擦浴。

脑出血患者可因感染（如坠积性肺炎或尿路感染）引起发热，此时应完善相关检查，若出现系统感染，则根据经验或药敏结果选用抗生素。

（6）止血药物：由于止血药物的临床疗效尚不确定，且可能增加血栓栓塞的风险，故不推荐常规使用止血药物。

（7）并发症治疗：脑出血患者常见的并发症有痫性发作、深静脉血栓形成（DVT）和肺栓塞。

1）痫性发作：脑出血，尤其脑叶出血，易出现痫性发作。癫痫频繁发作，可静脉注射地西泮（参考癫痫治疗）。

2）DVT 和肺栓塞的防治：脑出血患者发生 DVT 和肺栓塞的风险很高，应鼓励患者尽早活动或腿抬高；可联合使用弹力袜加间歇性空气压缩装置预防深静脉血栓及相关栓塞事件。出血停止后可酌情考虑皮下注射小剂量低分子肝素，但应注意出血的风险。

昏迷患者应预防应激性溃疡的发生，对重症或高龄患者，可预防性使用质子泵抑制剂或 H_2 受体阻滞剂。

4. 手术治疗：外科手术以其快速清除血肿、缓解颅高压、解除机械压迫的优势成为高血压脑出血治疗的重要方法。常见手术方法有开颅血肿清除术、微创手术、去骨瓣减压术。

5. 康复训练：鉴于脑出血所造成的高致残率，所有脑出血患者都应接受多学科的康复治疗。如有可能，应尽早开始康复治疗，且以后需在社区内继续开展康复训练。

五、转归和调护

（一）转归

脑出血的预后较差，预后与出血部位、出血量及是否有并发症有关。近年来，由于诊断技术的提高和治疗方法的改进，特别是采用了中西医结合的治疗方法，脑出血的死亡率有下降的趋势。

（二）调护

1. 脑出血患者平素应控制血压、保持心情舒畅、注意生活规律、改变不良生活习惯，戒烟、慎酒。

2. 通过早期改变不健康的生活方式，积极主动地控制各种危险因素，从而达到使脑血管病不发生或推迟发病年龄的目的。控制高血压是预防脑出血的重要环节，及时调整用药或剂量，直至达到目标血压水平。乙醇摄入量与脑出血有直接的剂量相关性，男性每日饮酒的乙醇含量不应超过 20～30 g，女性不应超过 15～20 g。

3. 脑出血患者后遗症期也应采取积极的康复措施，发展肢体功能代偿训练或给予辅助措施，以尽量恢复其生活能力。

六、疗效判定标准

（一）中医疗效判定标准

1. 《中风病诊断与疗效评定标准》（二代标准）

（1）神识：正常，0 分；嗜睡，3 分；迷蒙，5 分；神昏，7 分；昏聩，9 分。

（2）语言：正常，0 分；构音不清，1 分；语句不全，3 分；字词不清，4 分；失语，6 分。

（3）面瘫：无，0 分；轻瘫，1 分；全瘫，2 分。

（4）眼征：无，0 分；二目上吊，2 分；目偏不瞬，4 分。

（5）上肢瘫：无，0 分；上举力弱，1 分；上举过肩，2 分；上举不到肩，4 分；不能动，6 分。

（6）指瘫：无，0 分；力弱，1 分；握拳伸指不全，2 分；略动，4 分；全瘫，5 分。

（7）下肢瘫：无，0 分；抬高 45°以上，1 分；抬高不足 45°，2 分；摆动平移，4 分；略动、不能动，6 分。

（8）趾瘫：无，0 分；力弱，1 分；伸屈不全，2 分；略动，4 分；全瘫，5 分。

（9）其他症征：瞳神异常，7 分；抽搐，7 分；呕血便血，8 分；二便自遗，8 分；目合口开，8 分；鼻鼾息微，9 分；脉微欲绝，9 分；手撒肢冷，9 分。

病类诊断评分是各项最高分相加而成，满分为 52 分。1~13 分为轻型；14~26 分为普通型；27~39 分为重型；40 分以上为极重型。

2. 中风病疗效判定标准

（1）疗效判定说明：治疗前评分与治疗后评分百分数折算法。公式：〔（治疗前积分 - 治疗后积分）÷ 治疗前积分〕×100%，结果用百分数表示。

（2）疗效判定标准

①基本恢复：≥81%，6 分以下。②显著进步：56%~80%。③进步：36%~55%。④稍进步：11%~35%。⑤无变化：<11%。⑥恶化（包括死亡）：负值。

（二）西医疗效判定标准

1. Glasgow 昏迷量表：主要包括睁眼反应（E）、言语反应（V）、运动反应（M）三方面的内容。记录方式为 E_ V_ M_ ，E3V4M5 表明神志清醒。

2. 改良 Rankin 量表：0~1 分为临床完全恢复或基本完全恢复，临床结局良好。1 分以上为临床结局不良。

3. 巴氏指数：评分 95 分以上者表明日常生活能力良好和功能独立，可以回归家庭或社会。一般界定 95~100 分为接近痊愈至完全恢复，临床结局良好；95 分以下为临床结局不良。

4. 美国国立卫生研究院卒中量表（NIHSS）：治疗后 NIHSS 评分减分 7 分或以上为有效；或治疗后 NIHSS 总积分 1 分或以下为临床恢复良好。

（杨喜华）

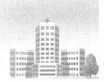

第八章 运动系统病证

第一节 行痹

一、概述

行痹又称风痹，是指卫阳不固，风邪入侵，以致经络闭阻，气血运行不畅，出现以肌肉、筋骨、关节游走性酸胀疼为主要特征的一种病证。本病多发于春季，初次发病以青少年多见。迁延日久，可出现心、肾病症，严重者危及生命。西医学中风湿性关节炎、风湿性多肌痛、过敏性紫癜及类风湿关节炎初期、筋膜炎（纤维织炎）、坐骨神经痛、系统性红斑狼疮、骨关节炎等其他风湿类疾病，出现类似行痹的临床表现时，可参照本节辨证论治。

行痹首见于《素问·痹论》。该篇曰"风寒湿三气杂至，合而为痹也。其风气胜者为行痹……"，认为"风寒湿三气杂至"为行痹基本病因病机，介绍了针刺治疗的方法，并指出"风气胜者""其人易已"，阐明了其预后转归。

近现代医家对行痹病因病机及治则治法的观点大致相同，认为行痹为卫阳不固，风邪入侵等所致，以肌肉、筋骨、关节游走性疼痛为特征，治当以祛风通络、养血和营为主。

二、病因病机

行痹的主要病因是风邪，以风寒、风湿致病为多见。但有遇疾风暴雨而不病者，提示行痹的发病除外邪侵袭之外，尚与人体卫外能力的强弱有关。如营卫不和，卫阳不固，腠理空虚，则风邪夹寒、夹湿侵入人体经络、筋骨、关节，阻滞气血，发为本病。

（一）卫阳不固

营卫不和，则卫阳不固，腠理空虚，风邪乘虚而入，闭阻经络、血脉，则成行痹。

（二）风邪入侵

摄生不慎而遇气候骤变，风邪入侵，经络气血痹阻发为行痹。风为阳邪，其性向上，故致病多发于肩背上肢等处；风善行而数变，故疼痛游走不定。风邪夹寒或湿入侵分别形成行痹之风寒证、风湿证。痹病日久，邪滞经络，蕴郁化热，而成行痹之热证或寒热错杂证。

（三）精血亏虚

或先天不足，或素体虚弱，或失治误治，致外邪深入，肝肾受损，则成虚实夹杂之行痹。日久，邪郁留滞，耗伤正气，精血亏虚愈甚，筋骨、关节失养，致病情加重。同时，精血内虚，使营卫不和尤甚，卫外失固，外邪反复入侵，导致病程缠绵。

（四）风痰阻络

或素体肥胖，痰浊内盛；或风寒湿邪痹阻经络气血，气机不利，津液输布障碍，津凝为痰；或复感风邪，风浊流注经络，阻滞气血，发为痹病。

总之，行痹发病多因营卫不和，卫阳不固，卫外失用，腠理空疏，或精血亏虚，风邪夹寒、夹湿、夹热、夹痰流注经络关节，气血运行不畅所致。其病位在经络、关节、肌肉。因致病以风邪为主，风性升发，故常以上肢、肩背部受累多见；风善行数变，故起病急，流窜游走，痛无定处，患无定所。气候骤变之时，邪得外援而行痹复发或加剧。本病日久不愈，可病及血脉、筋骨，或复感于邪，可累及心、肾等脏，出现相应的心、肾病证。

本病初起以邪实为主，风寒、风湿、风痰为患，寒、湿、痰可兼夹为病；邪蕴日久可化热，出现类似热痹的表现；病程迁延，正气日耗，肝肾不足，精血亏损，病性虚实夹杂，疾病后期可见以虚为主的证候。行痹因风邪致病，风性来之较急，去之较易，故患病之初，应及时诊断，确定证候，合理用药，邪去正安，其病常可迅速向愈。若失治、误治而致病邪深入，或痹久不愈，复感外邪，内舍其合，患者于脏，虚实夹杂，致病情缠绵，严重者可并发他病而危及生命。

三、诊断与鉴别诊断

（一）诊断要点

1. 有感受风邪病史，初起常有恶风、发热等症。
2. 肢体肌肉关节酸痛，尤以痛处游走不定更具特征性。
3. 疼痛部位以上肢及肩背部为主。
4. 可出现关节肿大，屈伸不利。
5. 舌苔薄白，脉浮缓或弦细。

（二）鉴别诊断

行痹应与痛痹、着痹、热痹、肌痹、历节风等相鉴别。

1. 痛痹：行痹与痛痹均有关节疼痛，但痛痹以寒邪为主，疼痛较剧，痛处固定，遇寒尤甚，得热痛减，全身症状呈寒象或阳气虚损表现；行痹以风邪为主，痛无定处，常见上肢及肩背受累。

2. 着痹：行痹与着痹均有关节肿胀疼痛，但着痹以湿邪为主，病程较长，肢体关节重着，常见腰以下关节重着疼痛；行痹以风邪为主，病程较短，痛处不定，常见腰以上各关节肿胀疼痛。

3. 热痹：行痹中邪化热可出现类似热痹的临床表现，但热痹起病退即见明显热象，痛处相对固定，关节触及发热，常涉及单关节或小关节；行痹在病程中可见热证，而痛无定处，常见多关节受累。

4. 肌痹：行痹与肌痹均可出现肌肉酸胀疼痛，但肌痹肌肉酸痛常呈对称性，以上臂及大腿肌肉受累为主，可见肌肉痿弱不用；行痹肌肉酸痛呈游走性，痛处不定，肌肉萎缩较少见。

5. 历节风：行痹与历节风均可出现关节疼痛，游走不定，但历节风发病遍历关节，疼痛剧烈，日轻夜重，可出现关节僵硬变形；行痹主要表现为肌肉关节游走性疼痛，痛势较轻，不出现关节变形。

中医理论与诊疗实践

四、辨证

1. 辨虚实：行痹初起，肌肉关节游走性疼痛，关节屈伸不利，甚至红肿灼热，苔薄或腻，脉浮或弦，以邪气偏盛为主，属实证；行痹日久，乏力气短，面色少华，腰膝酸软，关节隐痛，舌淡苔少，脉细或伏，以正气虚弱为主，属虚证。

2. 辨兼夹：夹寒者，疼痛较重，疼痛部位更换较慢，其痛遇寒而剧，得热痛减，苔薄白，脉浮紧；夹湿者，肌肉及肢体关节肿胀沉重，苔薄腻，脉濡缓；夹热者，身热口渴，关节红肿，局部灼热，舌质红，苔薄黄，脉濡数或滑数；夹痰者，神倦多睡，饮食无味，肢体关节走窜疼痛，肢体麻木，苔腻，脉浮滑；夹瘀者，病程较久，局部刺痛，痛处渐趋固定，可见皮肤瘀斑，关节僵硬畸形，舌有瘀斑，脉细涩或结代。

3. 辨气血：气虚者，神疲乏力，少气懒言，饮食少进，较易感冒；血虚者，面色萎黄，或见面白，唇甲不荣，舌淡脉细。

4. 辨脏腑：脾肾阳虚者，关节冷痛，肢体不温，面浮肢肿，舌淡嫩或白腻，脉沉细；肝肾阴虚者，形体消瘦，头晕耳鸣，筋脉拘急，舌红苔少，脉细数。

五、治疗

（一）分证论治

1. 风寒痹阻证：调摄不慎，冒风感寒，风寒入侵，痹阻经络气血，肌肉关节受累，发为本病。

（1）证候：肌肉关节疼痛，游走不定，遇寒痛剧，得热痛减，关节屈伸不利，局部皮色不红，扪之不热，舌淡红，苔薄白，脉浮缓或弦紧。

（2）治法：祛风散寒，温经通络。

（3）方药：防风汤加减。防风10 g、茯苓12 g、秦艽15 g、葛根12 g、麻黄10 g、桂枝10 g、当归10 g、羌活15 g、甘草4 g、生姜3片、大枣4枚。

（4）加减：痛在上肢关节者，加白芷12 g、威灵仙15 g、川芎10 g；痛在下肢关节者，加独活15 g、牛膝15 g；以腰背关节为主者，加杜仲15 g、桑寄生12 g、续断12 g。

（5）中成药：木瓜丸，祛风止痛片，寒湿痹颗粒。

（6）分析：祛风散寒应与养血和血结合，切忌祛风过燥、散寒过峻，以免耗伤精血，致筋骨关节失养而病情缠绵。

2. 风湿痹阻证：居处潮湿，或涉水劳作，或汗后冲凉，风湿痹阻经络，气血不畅，发为行痹。

（1）证候：肌肉关节游走性疼痛，局部肿胀重着，阴雨天尤甚，肌肤麻木不仁，或身微肿，小便不利，苔薄白或薄腻，脉濡缓。

（2）治法：祛风除湿，通络止痛。

（3）方药：蠲痹汤加减。羌活15 g、独活10 g、防风10 g、防己10 g、伸筋草15 g、川芎10 g、海桐皮12 g、桂枝10 g、海风藤15 g、白芷10 g、木香10 g、甘草5 g。

（4）加减：风甚加白花蛇10 g、山甲珠10 g；湿甚加薏苡仁30 g、苍术6 g；痛剧加川乌12 g、全蝎4 g；肢体麻木加路路通10 g、苏木15 g；上肢痛加威灵仙15 g、姜黄10 g；下肢痛加牛膝12 g、续断10 g；身肿者加泽泻12 g、茯苓12 g。

（5）中成药：盘龙七片。

（6）分析：祛湿与健脾结合，可明显提高疗效；燥湿不宜太过，以免伤阴。

3. 营卫不和证：起居失当，卫阳不固，腠理空疏，营卫不和，风邪入侵，正邪相争，气血失和，即发本病。

（1）证候：肌肉关节疼痛，痛处不定，周身酸楚，肌肤不仁，恶风汗出，头项强痛，或发热微恶寒，舌淡红白，脉浮缓。

（2）治法：调和营卫，祛邪通络。

（3）方药：桂枝汤合玉屏风散加减。桂枝 10 g、白芍 15 g、甘草 5 g、生姜 3 片、大枣 4 枚、黄芪 12 g、防风 12 g、白术 12 g、秦艽 12 g、海风藤 15 g、独活 12 g。

（4）加减：头项强痛加葛根 15 g、羌活 15 g；痛甚加全蝎 4 g、细辛 3 g。

（5）中成药：天麻丸。

（6）分析：营卫不和最易感受风邪，故药宜温服，药后覆被，调摄起居，其病向愈。

4. 血虚风痹证：产后血虚，或禀赋不足，或痹久伤脾化源不足，风邪乘虚而入，痹阻肌肉关节，发为本病。

（1）证候：肌肉关节酸痛乏力，时轻时重，劳累后加重，肢体麻木或肌肉萎软，面黄少华，心悸气短，筋脉拘急，舌淡苔薄白或苔少，脉细弱。

（2）治法：益气养血，舒筋通络。

（3）方药：三痹汤或独活寄生汤加减。独活 15 g、党参 12 g、黄芪 15 g、白术 10 g、当归 10 g、川芎 10 g、白芍 12 g、鸡血藤 15 g、桂枝 10 g、牛膝 12 g、茯苓 12 g、甘草 4 g。

（4）加减：气血虚较甚加西洋参 10 g、阿胶 10 g、枸杞子 10 g；肝肾不足加女贞子 12 g、墨旱莲 12 g、五加皮 10 g；邪甚痛剧者加制川乌 10 g、蜈蚣 4 g、延胡索 12 g。

（5）中成药：痹祺胶囊，人参再造丸。

（6）分析：此证宜扶正祛邪并用，扶正重于祛邪，忌动辄改方，应坚持守方治疗，根据病情适当加减。

5. 风痰阻络证：或素体痰盛，或脾虚痰浊内生，猝感风邪，风夹痰走窜，流注经络关节，痹阻气血，即成行痹。

（1）证候：肌肉关节胀痛走窜，肢体麻木或有蚁行感，神倦多睡，或纳少恶心，舌淡红，苔薄腻，脉浮滑或弦。

（2）治法：祛风逐痰，和络舒筋。

（3）方药：指迷茯苓丸加减。姜半夏 12 g、茯苓 12 g、枳壳 10 g、风化硝 6 g、白芥子 10 g、木瓜 15 g、威灵仙 12 g、穿山龙 15 g、鸡血藤 15 g、制南星 10 g、地龙 10 g、甘草 4 g。

（4）加减：肢体麻木加伸筋草 15 g、路路通 10 g、乌梢蛇 10 g；疼痛较甚加制草乌 12 g、蜈蚣 4 g；神倦多睡加藿香 10 g、石菖蒲 10 g；胃脘不适加怀山药 12 g、白术 10 g。

（5）中成药：瘀血痹颗粒，小活络丸。

（6）分析：行痹实证经治不愈，可从痰论治，常有奇效。

以上各型，若出现身热、口渴、局部红肿灼热、舌红、苔黄、脉数等类似于热痹的证候表现，可在辨证基础上合用宣痹汤或四妙散，或参照热痹论治；如出现皮肤青紫、皮下结节、痛如针刺、舌有瘀斑、脉结或代等瘀证表现，加桃仁、红花、土鳖虫、穿山甲；当病程迁延，复感外邪，内舍其合，出现心、肾等病证时，可按相应病证进行辨证论治。

（二）其他治疗

1. 单方验方

（1）养血祛风汤：当归 10 g、酒白芍 10 g、川芎 10 g、防风 6 g、秦艽 10 g、陈皮 10 g、桂枝 5 g、羌活 5 g、独活 5 g、松节 10 g，水煎服，每日 1 剂，分 2 煎；适用于风寒、风湿痹阻证。行痹呈游走性疼痛，多由风邪所致。"治风先治血，血行风自灭"这是古代医家的临床经验，所以治风除用祛风药外，不定期要加养血药；根据"气为血帅""血随气行"的道理，在应用血分药时，须加一二味气分药，才能使血分药发挥更大的作用。

（2）通痹汤：钻地风 30 g，防风、当归各 12 g，熟地黄、薏苡仁、鸡血藤各 15 g，桂枝、全蝎各 9 g，制乳香、制没药、生甘草各 5 g，每日早晚各 1 剂，水煎服；适用于风寒、风湿痹阻证。

（3）行痹验方：汉防己 30 g、麻黄 6 g、黄芪 9 g，每日 1 剂，用清水 5 碗煎成 2 碗，盛在暖水壶中作为饮料，随时进饮；适用于风寒痹阻证。

2. 针灸治疗

（1）毫针：上肢取曲池、合谷、大杼、列缺，下肢取阳陵泉、足三里、环跳、昆仑，采用浅束泻法，每日 1 次，10 次为 1 个疗程，适用于风寒痹阻证；先泻合谷、风池，次补复溜、然谷，配曲池、少商、涌泉等，每日 1 次，5 次为 1 个疗程，适用于营卫不和证；取大杼、曲池、肾俞、足三里、三阴交、昆仑等穴，深刺透穴，留针 10~15 分钟，酌情温针，每日 1 次，10 次为 1 个疗程，适用于脾肾两虚及气血两虚证。

（2）耳针：取肾、脾及患部相应压痛点，每次选 1~2 个穴，埋针 3~5 日，间日 1 次，3~5 次为 1 个疗程；适用于风寒或风湿痹阻证。

（3）拔罐：取穴同毫针穴位，或取疼痛部位，用梅花针重手法叩击，少量出血，然后用闭火法拔罐，隔日 1 次，5~7 次为 1 个疗程；适用于风寒、风湿痹阻证。

3. 外治法

（1）离子导入：将祛风、散寒、除湿中药，如制川草乌、制乳香、制没药、威灵仙、羌活、独活、鸡血藤、海桐皮等，煎液浓缩萃取，制成含有中药有效成分的药物垫，运用中频脉冲治疗仪进行中药离子导入治疗，治疗部位可选关节局部或相关穴位。

（2）中药熏蒸：利用熏蒸治疗仪进行全身或局部中药熏蒸治疗。熏蒸方法：将中药放入熏蒸机煮药锅内，加水适量，以埋住药物而又不至于煮干为度，接通电源煮药，待汽箱内温度达 40 ℃时，让患者裸体进入熏蒸机内，头伸出机外，汽箱内温度控制在 37~42 ℃，每次 20~30 分钟；每日 1 次，10 日为 1 个疗程。局部熏蒸则将中药蒸汽作用于患处即可。熏蒸处方：五加皮 30 g，乳香 25 g，没药 25 g，松节 30 g，威灵仙 30 g，马钱子 20 g，苏木 30 g，生草乌 30 g，鸡血藤 20 g。有严重心肺疾病者忌用。

（3）中药外敷与洗浴

用药：川乌、草乌各 20 g，血竭 15 g，乳香、没药各 25 g，细辛 10 g，白芷 25 g，川芎 15 g，樟脑 20 g，山奈 20 g，透骨草 20 g。外敷：将上述药物制成粉末，用陈醋调和，每部位外敷 50 g，用白胶布固定，保留 8 小时，每日 1 次，5 日 1 个疗程。洗浴：将上述药物加水 2 500 mL，煮沸后倒入盆中，将患处先熏后浸浴，每日 1 次，5 日 1 个疗程。

另外，红外线、紫外线、激光、超声、磁疗、冰疗、泥疗、沙疗、温泉浴等治疗措施，均可酌情选用。

4. 饮食疗法

（1）薏米煲粥：用薏苡仁 30 ~60 g，加大米适量煮粥，调味服食，咸、甜均可；适用于风湿痹阻证。（《世医得效方》）

（2）五加皮酒：以纱布 2 层包五加皮适量放入阔口瓶内，用米酒浸泡过药面，加盖密封 3 ~4 周后去渣，每天饮 1 ~2 次，每次 15 ~30 mL，或视各人酒量酌饮；适用于风寒、风湿痹阻证。（《本草纲目》）

（3）大枣人参汤：白参或西洋参 10 g，大枣 5 枚，放炖盅内隔水炖服，间日 1 次或每周 2 次，视病情而定；适用于精血亏虚证或气血两虚证。（《十药神书》）

（4）葱白粥：煮米成粥，临熟加入葱白，不拘时服，食后覆被微汗；适用于风寒痹阻证。（《饮食辨录》）

（5）姜葱羊肉汤：羊肉 100 g，大葱 30 g，生姜 15 g，大枣 5 枚，白醋 30 g，加水适量，做汤 1 碗，日食 1 次；适用于营卫不和证。（《痹病论治学》）

六、调摄与护理

（一）调摄

1. 克服恐惧心理，了解疾病发生发展的规律，树立信心，积极治疗，保持良好心态，做到有病早治、正规治疗、按疗程服药。

2. 注意防寒保暖，避免涉水冒雨，防止感冒，保持居处环境及衣被干燥，勿下冷水，阴雨天及气候变化时应注意局部保暖。

3. 饮食宜清淡及易于消化，忌肥甘厚味，有热象者忌酒及辛辣煎炸之品。

4. 急性发作期，关节肿胀、疼痛剧烈，应注意休息，不宜剧烈活动；疼痛缓解，病情稳定后，宜适当锻炼，增强体质，提高机体对气候、环境因素变化的适应能力，同时维护关节功能。

（二）护理

1. 向患者讲解行痹的发病规律、临床特点及防治知识，鼓励患者树立战胜疾病的信心，使其保持心情舒畅，积极面对疾病，及时治疗，并在不断沟通中使患者增强对医护人员的信任感。

2. 注意保持患者居处或病房通风、干燥、空气新鲜，衣被常晒太阳而保持干燥。对肢体功能障碍者，应多加照顾，防止跌仆外伤。对邪郁化热者应密切观察体温变化，以便做对症处理。

3. 营卫不和或外感风寒者，饮食可酌配温热性食物，如姜茶、生姜红糖汤等；有热者，可配冬瓜汤、绿豆汤、西红柿汤等；体质虚弱者可给予高蛋白、高热量饮食。注意饮食的调摄禁忌。

4. 交代药物的特殊煎服法，如先煎、后下、久煎等，注意密切观察药物疗效及毒副反应。

七、转归与预后

营卫不和及风寒风湿痹阻证多见于行痹初期，证情较轻，较易治愈。因失治、误治或调摄不当，常可转成慢性。或风寒湿邪胶结，缠绵不已；或邪郁化热成风湿热痹。但若坚持治疗，调摄得当，仍可治愈。若素体虚弱，加之患病日久，或反复感邪，则易耗伤正气，而成气血亏虚或肝肾阴虚或脾肾阳虚证。

素体强壮，感邪轻者，易于治愈，预后较好；素体虚弱，感邪重者，不易治愈，预后较差。行痹的转归与预后除取决于患者正气的强弱与感邪的轻重之外，尚与治疗是否及时有关。治疗及时者，容易治愈；治疗不及时或误治者，则易转成慢性而缠绵难愈。

（刘铁军）

第二节　痛痹

痛痹是因正气不足，风、寒、湿邪以寒邪为主侵袭人体，闭阻经络，气血运行不畅，而引起肌肉、筋骨、关节发生疼痛，痛有定处，疼痛较剧，得热痛减，遇寒痛重，肢体拘挛、屈伸不利等为主的病证。本病四季气候骤降时均可发生，多发于冬季，发病年龄以中年居多，女性多于男性。

西医学的风湿性关节炎、类风湿关节炎、系统性红斑狼疮、硬皮病、多发性肌炎、坐骨神经痛、臂丛神经痛、增生性脊柱炎、颈椎病、跟痛症、骨性关节炎等多种风湿病病程中均可出现痛痹的临床特点，可参考本节辨证论治。

《内经》对痛痹已有精辟的论述。《素问·痹论》曰："风寒湿三气杂至，合而为痹也。……寒气胜者为痛痹……"《素问·举痛论》曰"寒气客于经脉之中，与炅气相薄则脉满，满则痛而不可按也"，又说"寒气客于脉外则脉寒，脉寒则缩踡，缩踡则脉绌急，绌急则外引小络，故卒然而痛"，进一步阐明寒主收引凝滞，致经脉缩踡绌急拘挛而发急性疼痛。

痛痹病因有内外正邪两类因素。外因多与气温骤降、寒凉涉水、触风冒雨、步履冰雪、久居寒湿环境等，致使风寒湿邪以寒邪为主侵入机体有关。内因则主要与脏腑阴阳失调、正气不足为决定性因素。其病机是正气亏虚，风寒湿邪以寒邪为主侵袭肌肉、关节、经络，气血痹阻而发生痛痹。

（一）正气虚衰

正气不足是痛痹发生的内在根据，是其本；而风寒湿邪杂至以寒为主是痛痹发生的外在条件，是其标。

1. 营卫不和：卫循脉外，营荣脉中，人体防御功能与营卫关系密切。营卫不和则腠理疏松，卫外防御功能失常，风寒湿邪乘虚侵袭，邪阻经络，凝滞气血而引发痛痹。

2. 气血不足：此病发病女性多于男性，与女子经、孕、产、乳的生理有关。女子以血为本，经、孕、产、乳等以血为用，皆易耗血，气血互存互生，不足则卫外不固，腠理疏松。若起居不慎，调摄失宜，风寒湿邪乘虚侵袭，留滞肌肤、筋脉、经络、关节，闭阻血脉而成痛痹。

3. 阴阳失调：各种原因导致的阴盛阳衰，必然引起脏腑功能低下或失调，进而影响营卫气血津液的生成，使正气虚衰，抗邪能力下降，外邪乘虚内侵而发为痛痹。此外，阳气虚衰，阴气偏盛，寒自内生，感受风寒湿邪，多从阴化寒而为寒湿痹。

4. 肝脾肾亏虚：肾为先天之本，藏精而主骨。肝为罢极之本，藏血而主筋。脾为后天之本，气血生化之源，主肌肉四肢。若先天不足或后天失养或久病大病之后，元气未复，或起居不节，房劳过度，或负重劳损，或妇人、产妇失血过多等，皆可损伤肝脾肾三脏，使肾精、肝血、脾气不足，肌肉筋骨失养，外邪乘虚而入，而生痛痹。

（二）外邪痹阻

《素问·痹论》曰"风寒湿三气杂至，合而为痹也……寒气胜者为痛痹……"说明了外感风寒湿邪以寒气胜者为痛痹发病的外因。寒邪凝滞，湿性黏腻，同为阴邪最易相合，临床上寒湿痹阻亦是常见的病机与证候。

（三）痰浊瘀血

痰浊和瘀血既是病理产物，又是致病因素。饮食不节致脾失健运，聚湿生痰；或跌仆闪挫、外伤术后等，可致气血凝滞。痰瘀互结滞留局部，阻遏气血，肌肉筋脉失养，机体御邪功能低下，风寒湿邪乘虚侵袭而发痛痹。《医门法律·中风门》曰："风寒湿三痹之邪，每借人胸中之痰为相授，故治痹方中，多兼用治痰之药"。《儒门事亲》认为，痹症乃"胸膈间有寒痰之故也"，并指出"必先涌去其寒痰，然后诸法皆效"。临证所见痹与痰瘀相夹比单纯风寒湿痹更为复杂严重。另外，风寒湿痹病程日久导致脏腑经络功能失调，遂生痰瘀，痰瘀与风寒湿交阻相夹成为新的致病因素，进一步阻闭脉络、蓄滞于骨骱，出现骨节肿大、僵硬变形或剧痛难忍等症。《医学传心录》所说："风寒湿气传入肌肤，流注经络，则津液为之不清，或变痰饮，或瘀血，闭塞隧道，故作痛走注。"《类证治裁·痹证》在论述痹病日久不愈时更明确地指出"必有湿痰败血瘀滞经络"。

三、诊断与鉴别诊断

（一）诊断要点

1. 本病多以肢体关节（颈、脊、腰、髋、肩、膝、肘、腕、踝、跖）疼痛、酸楚、麻木为主。
2. 腰脊、四肢关节及肌肉冷痛，以疼痛剧烈、痛处不移为特点。
3. 其痛遇寒痛重、得温痛减，局部皮色不红，肢体关节屈伸不利，形寒肢冷，昼轻夜重。
4. 舌质淡胖，苔薄白，脉弦紧。

（二）鉴别诊断

本病应与行痹、着痹、热痹、肌痹、脉痹等相鉴别。

四、辨证与治疗

（一）分证论治

1. 寒凝痹阻证

（1）证候：肢体关节肌肉痛剧，遇寒痛增，得热痛减，痛处固定，昼轻夜重，甚则关节不能屈伸，痛处不红不热，形寒肢冷，舌淡苔白，脉弦紧。痛剧不移、得温痛减、遇寒痛重为本证辨证要点。

（2）治法：温经散寒，通络止痛。

（3）方药：乌附麻辛桂姜汤加减。制川乌15 g、熟附子10 g、干姜10 g、麻黄10 g、细辛3 g、桂枝10 g、甘草6 g。

（4）加减：寒甚加制草乌15 g；痛偏上肢加羌活15 g、威灵仙24 g、千年健15 g；痛偏下肢加独活15 g、牛膝18 g、防己24 g；痛偏于腰加桑寄生15 g、杜仲10 g、续断15 g、淫羊藿15 g。

（5）中成药：寒湿痹颗粒，尪痹颗粒，坎离砂，附桂风湿膏。

（6）分析：此证是因人体阳气不足，寒邪侵袭为患。寒为阴邪，性凝滞，主收引，寒邪阻遏气血，经脉拘挛则疼痛。遇寒冷则凝滞收引，疼痛加剧，肢节屈伸不利；遇热则寒凝暂散，气血又复流通温煦，故痛减症缓。寒邪伤阳，阳气不足则形寒肢冷，脉弦紧、舌淡苔白，也属寒凝。方用制川乌、熟附子、干姜温经散寒止痛，麻黄、细辛、桂枝疏风散寒，甘草调和诸药，共奏温经散寒、通络止痛之功。

2. 风寒痹阻证

（1）证候：肢体关节冷痛，游走不定，遇寒痛增，得热痛减，局部皮色不红，触之不热，四肢拘急、关节屈伸不利，恶风畏寒，舌质淡黯，苔薄白，脉浮紧或弦缓。疼痛游走不定、遇寒痛增、得热痛减为本证辨证要点。

（2）治法：祛风散寒，温经通络。

（3）方药：乌头汤加减。制川乌 12 g、麻黄 10 g、黄芪 18 g、白芍 15 g、甘草 10 g、蜂蜜 30 g。

（4）加减：风胜加羌活 15 g；痛以上肢为主加威灵仙 18 g、川芎 10 g；痛以腰背为主加杜仲 10 g；痛以膝踝为主加独活 15 g、牛膝 18 g。

（5）中成药：疏风定痛丸，伤湿止痛膏。

（6）分析：风寒之邪侵袭肌体，闭阻经络、关节气血。风性善行，疼痛呈游走性。寒为阴邪，性凝滞主收引，使气血凝滞，阻遏更甚，故关节冷痛，屈伸不利，遇寒痛增。寒既属阴，故局部皮色不红，触之不热，恶风畏寒。舌质淡黯，苔薄白，脉弦紧或弦缓，为筋脉拘急风寒之征。方用川乌头、麻黄温经散寒，两药配合可搜剔入骨之风寒，为方中主药，辅以黄芪益气固卫，白芍养血，甘草、蜂蜜缓痛解毒。诸药相合，共奏祛风散寒，温经通络之效。本证亦可选用麻黄附子细辛汤加减；轻症可用《济生方》防风汤加减。

3. 寒湿痹阻证

（1）证候：肢体关节冷痛重着，痛有定处，屈伸不利，昼轻夜重，遇寒湿痛增，得温热痛减，关节肿胀，舌质淡胖，苔白滑腻，脉弦滑或沉紧。关节冷痛重着、痛有定处为本证辨证要点。

（2）治法：温经散寒，祛湿通络。

（3）方药：附子汤加减。制附子 15 g、白术 15 g、白芍 15 g、茯苓 15 g、人参 10 g、肉桂 10 g、细辛 3 g、川椒 10 g、独活 15 g、秦艽 15 g。

（4）加减：寒甚加制川乌 10 g；湿重加薏苡仁 15 g、苍术 15 g。

（5）中成药：寒湿痹颗粒，尪痹颗粒，强筋健骨丸，盘龙七片。

（6）分析：风寒湿外邪致痹，寒湿邪偏重形成寒湿痹阻证。寒为阴邪，性凝滞主收引，主疼痛，气血经脉为寒邪阻遏，不通则痛，故关节冷痛；遇寒冷则凝滞加重，故遇寒痛甚屈伸不利，遇热则寒凝渐散，气血运行，故得热则痛减；湿为阴邪，重浊黏滞，阻碍气机，故肢体重着，痛处不移；寒湿日盛，留于关节，故关节肿胀；舌质淡黯、舌体胖嫩、苔白腻、脉弦紧或弦缓等皆为寒湿之象。方中重用附子温经扶阳，祛寒湿止疼痛；白术、附子相伍能温散寒湿；参、附同用温补元阳；芍药、附子同用能温经和营止痛；茯苓利水渗湿；以大辛大热之肉桂、细辛、川椒配附子温散重症寒湿；独活、秦艽以祛风除湿，和血通络。诸药合用，共奏温经散寒、祛湿通络之功。本证亦可选用桂附姜术汤加减。

4. 风寒湿痹阻证

（1）证候：肢体关节冷痛沉重，痛处游走不定，局部肿胀，关节屈伸不利，遇寒痛增，得温痛减，恶风畏寒，舌质黯淡，苔薄白或白腻，脉浮紧或弦缓。肢体关节冷痛沉重、痛无定处、遇风寒加剧、得温则减，为本证辨证要点。

（2）治法：疏风散寒，祛湿通络。

（3）方药：蠲痹汤加减。羌活 15 g、独活 15 g、肉桂 10 g、秦艽 15 g、海风藤 15 g、桑枝 15 g、当归 10 g、川芎 15 g、乳香 6 g、广木香 6 g、甘草 3 g、细辛 3 g、苍术 15 g。

（4）加减：痛甚加威灵仙 20 g、防己 15 g；风偏胜加防风 15 g，秦艽增至 20 g；寒胜加制附子 10 g；湿胜加防己 15 g、薏苡仁 20 g、萆薢 15 g。

（5）中成药：祛风止痛片，蕲蛇药酒，木瓜酒，五加皮酒。

（6）分析：风性善行，则疼痛游走不定。寒为阴邪，易伤阳气，阻遏气血，经络不通，故冷痛。

湿性重浊，阻遏气机，则肢体困重。肢体冷痛、重着，痛处游走不定，舌淡黯、苔薄白、脉浮紧，为风寒湿痹阻证主要特点。方用羌活、独活、桑枝、秦艽、海风藤祛风宣痹；肉桂、细辛温经通阳；苍术健脾燥湿；乳香、木香、川芎、当归理气活血；甘草调和诸药。全方共奏祛风散寒、除湿通络之功。本证亦可选用羌活胜湿汤加减，或用《圣济总录》海桐皮汤（海桐皮、防己、炮附子、肉桂、麻黄、天冬、丹参、生姜、甘草）。

5. 痰瘀痹阻证

（1）证候：痹病日久肌肉关节肿胀刺痛，痛处不移，关节变形，屈伸不利，肌肤紫黯，肿处按之稍硬、有硬结或有瘀斑，肢体顽麻，面色黯黧，眼睑浮肿，胸闷痰多，舌质紫黯有瘀斑瘀点，苔白腻，脉弦涩。关节刺痛、痛处不移、局部色黯肿胀有硬结瘀斑为本证辨证要点。

（2）治法：活血行瘀，化痰通络。

（3）方药：身痛逐瘀汤合二陈汤加减。桃仁10 g、红花10 g、川芎6 g、当归10 g、陈皮15 g、半夏10 g、茯苓15 g、没药6 g、五灵脂10 g、地龙15 g、秦艽15 g、羌活15 g、怀牛膝18 g、甘草6 g。

（4）加减：痰留关节，皮下结节，加制南星10 g、白芥子10 g以豁痰利气；如痰瘀不散，疼痛不已，加炮山甲10 g、白花蛇1条、蜈蚣2条、土鳖虫10 g，以搜风散结，通络止痛；痰瘀痹阻多损伤正气，若神疲乏力，面色不华，可加党参18 g、黄芪24 g；肢凉畏风冷者，加桂枝10 g、制附子10 g、细辛3 g、防风10 g以温经通痹。

（5）中成药：瘀血痹颗粒，大活络丸，小活络丹。

（6）分析：痰瘀即瘀血与痰湿互结而成，二者交结留阻经络、关节、肌肉，故肌肉关节肿胀刺痛。痰瘀留于肌肤，则见痰核结节或瘀斑；深入筋骨，致骨变筋缩，久则关节僵硬畸形。痰瘀阻滞，经脉肌肤失荣，故顽麻不仁，面色黧黑。舌质紫黯或瘀斑瘀点、脉弦涩为血瘀之象；目睑浮肿、胸闷痰多、困倦乏力、苔白腻，为痰湿为患。方用桃仁、红花、川芎、当归活血化瘀兼养血；二陈汤燥湿化痰；没药、五灵脂、地龙、香附活血祛瘀、理气通络；秦艽、羌活祛风除湿通关节；羌活善祛上肢风寒湿，怀牛膝活血通络，引血下行，补肝肾强筋骨；甘草调和诸药。诸药合用，可治痹久不愈，痰瘀互结，疼痛不已。

6. 肝肾阴虚证

（1）证候：腰膝酸软而痛，关节冷痛，关节肿胀甚至变形，屈伸不利，骨节烦痛，入夜愈甚，肌肤麻木，步履艰难，筋脉拘急，形体消瘦，口燥咽干，眩晕耳鸣，失眠，健忘，潮热盗汗，五心烦热，两颧潮红，男子遗精，女子经少或经闭，舌红少苔，脉细数或弦细数。腰膝酸软、五心烦热、关节肿痛、肌肤麻木是本证辨证要点。

（2）治法：补肝益肾，强筋健骨。

（3）方药：独活寄生汤加减。独活15 g、桑寄生15 g、杜仲10 g、怀牛膝18 g、秦艽15 g、防风10 g、细辛3 g、当归10 g、生地黄15 g、白芍15 g、人参10 g、茯苓15 g、川芎6 g、肉桂10 g、生姜3片、甘草6 g。

（4）加减：疼痛甚加制川乌10 g、地龙15 g、红花10 g，以祛寒通络，活血止痛；寒邪偏重加制附子10 g、干姜10 g；湿邪偏重加防己15 g、苍术15 g、薏苡仁15 g。

（5）中成药：尪痹颗粒，大补阴丸，龟鹿补肾丸，益肾壮骨胶囊。

（6）分析：肾主骨藏真阴而寓元阳，为先天之本。肝主筋，司全身筋骨关节之屈伸。痹久伤阴，导致肾水亏虚，水不涵木，肝木风火消灼阴精，筋骨关节脉络失养，则见关节疼痛，肢体麻木，抽掣拘急，屈伸不利，行动困难。腰为肾府，肾阴不足，则腰酸无力。肝肾阴虚，脉络不荣，血脉不通，气血凝滞，则关节肿胀变形。昼阳夜阴，邪入于阴，正邪相争，故疼痛夜重昼轻。肝肾阴虚则生内热，故五心烦热，潮热盗汗，两颧潮红，失眠健忘，口燥咽干。肾水亏损，水不涵木而头晕目眩。舌红少苔或无苔，脉细数或弦细数，均为阴虚有热。方用独活辛温发散，祛风除湿，为治痛痹主药；桑寄生、杜仲、牛膝益肝肾，强腰膝，为辅药；秦艽、防风祛风湿止痹痛，细辛发散阴经风寒，搜剔筋骨风湿而止痛，当归、生地黄、白芍养血和血，人参、茯苓、甘草补气健脾扶助正气，共为佐药；更以川芎、肉桂温通血脉，生姜发散祛寒，为使药。诸药协同，使寒邪得祛，气血得充，肝肾得补。

7. 肝肾阳虚证

（1）证候：腰膝酸软，关节冷痛，肿胀，屈伸不利，昼轻夜重，下肢无力，足跟疼痛，畏寒肢冷，面色㿠白，自汗，口淡不渴，毛发脱落或早白，齿松或脱落，面浮肢肿，夜尿频数，性欲减退，月经愆期量少，舌淡胖苔白滑，脉沉弦无力。腰膝酸软而痛、畏寒、关节冷痛肿胀为本证辨证要点。

（2）治法：温补肝肾，祛寒除湿，散风通络。

（3）方药：消阴来复汤加减。鹿茸 6 g、制附子 10 g、补骨脂 15 g、菟丝子 15 g、枸杞子 15 g、益智仁 15 g、小茴香 10 g、木香 10 g、当归 10 g、牛膝 18 g、狗脊 10 g、独活 15 g、生姜 3 片、大枣 10 枚。

（4）加减：寒重加制川乌 10 g、制草乌 10 g、麻黄 10 g；湿胜加薏苡仁 15 g、茯苓 15 g、苍术 24 g。

（5）中成药：尪痹颗粒，滋补大力丸，参茸酒。

（6）分析：肾藏精主骨生髓，肝藏血主筋，肝肾阳虚，髓不能满，筋骨失养，气血不行，痹阻经络，渐致关节疼痛、僵硬、屈伸不利。肾阳不足，温煦失司，致畏寒喜暖，手足不温。腰为肾府，肾阳不足，故腰膝酸软，下肢无力。足少阴肾经循足跟，肾虚经脉失养，致足跟酸痛。肝肾阳虚，精血失于温养，故性欲减退，月经愆期量少。舌体胖苔白滑，脉沉弦，为阳虚之象。方中以鹿茸温补肝肾、强筋骨为主药；制附子大辛大热，壮阳散寒通痹，通行十二经，补骨脂、菟丝子暖肝肾，牛膝、狗脊补肝肾固腰膝，独活祛风除湿而止痛，共为辅药；枸杞子补血养精，益智仁散寒暖肾，小茴香暖下元，木香、当归行气养血活络，使气行血畅，共为佐药；生姜、大枣调和诸药为使药。诸药合用，共奏益肾养肝、强筋壮骨、散寒通痹之效。

（二）其他治疗

1. 单方验方

（1）风痛散：马钱子、麻黄等量，同煮 4～6 小时，弃麻黄，取马钱子去皮、心，麻油炸至黄而不焦表面起泡时立即取出，擦去表面油，研末，装胶囊，每晚临睡前服 1 次，每次 0.3 g，黄酒 1 匙或温开水送服，每 3 天加 1 次量，每次递增 0.3 g，以出现轻微头晕和偶然抽搐为度，每次最多 0.9～1.2 g。本品适于风寒湿痹阻证。（上海市中医院方）

（2）金雀根汤：金雀根 30 g，桑树根 30 g，大枣 10 枚；治疗漏肩风、颈肩风、腿股风、鸡爪风等证属风寒湿痹阻证者。（上海民间单方）

（3）海风藤 24 g、地龙 12 g、炮山甲 9 g、木瓜 15 g、乌梢蛇 9 g、威灵仙 15 g、制南星 9 g、橘红 9 g、独活 12 g，水煎服；适用于痰瘀痹阻证。

2. 针灸治疗

（1）毫针

主穴：关元、肾俞、大椎、足三里、阳陵泉、丰隆、三阴交、夹脊穴，每次选用 3～4 个。配穴：肩关节取肩髎；肘、腕、掌指关节取曲池、尺泽、内关、外关、合谷；膝关节取梁丘、犊鼻、内膝眼；跖趾关节取昆仑、太溪、丘墟、解溪、承山。疼痛部位可配阿是穴。宜温针、艾灸。

（2）耳针：取心、肺、脾、肝、肾穴，配病变相应部位针刺，间日1次，3～15次为1个疗程。

（3）灸法：上述毫针处皆可加艾灸，亦可取阿是穴，艾条灸15～20分钟（预防烫伤），10次为1个疗程。

（4）拔罐：根据患病部位，选用大小相宜的火罐，在疼痛部位进行操作，可用3～5个火罐，每次留罐5分钟。

（5）刺血：取委中、委阳、足临泣或患肢静脉血管较明显处的有关穴位1～3个，用三棱针刺入穴位部小静脉使其自然出血，每1～2周治疗1次，3～5次为1个疗程。

（6）穴位注射

①野木瓜注射液，每次用2～4 mL，按针灸穴位或阿是穴分别注射。

②复方当归注射，每次用5～10 mL，每穴可注入2～4 mL，每日或隔日1次。

3. 推拿疗法

（1）点穴：背部可点大椎、肝俞、脾俞、肾俞、关元、八髎、秩边；下肢可点环跳、承扶、殷门、委中、承山、昆仑、髀关、伏兔、鹤顶、膝眼、足三里、三阴交、绝谷、太溪、内庭；上肢可点肩井、肩贞、曲池、外关、合谷。以上均用强刺激手法，然后停留镇定手法。

（2）推拿：背部用捏脊舒筋法，自八髎开始，沿夹脊两线上至大椎，推捏3遍，再沿膀胱经各推捏3遍，四肢可采用按、揉、推、㨰、提、旋转、扇打、臂叩、归挤、捋等手法，刚柔并用，以深透为主。以上二法可相结合。此外，用特定的电磁波治疗仪（又名TDP治疗仪、神灯）照射患病部位，每次30～40分钟，每日1次，10次为1个疗程。

4. 外治法

（1）熏洗法

①海桐皮、桂枝、海风藤、路路通、宽筋藤、两面针各30 g，水煎，趁热熏洗关节，每日1～2次，每次20～30分钟。（《实用中医内科学》）

②花椒、透骨草各9 g，艾叶30 g，水煎，利用其热气先熏后洗患处，每日1次。

③川、草乌各20 g，白芷50 g，伸筋草60 g，羌、独活各50 g，透骨草60 g，细辛10 g，川芎30 g，桂枝30 g，威灵仙60 g，水煎，熏洗，每日2～3次，每次15分钟，5～10天为1个疗程。（贵阳中医学院附院方）

（2）外搽法

①蜂生搽剂：蜂房（洗净，扯碎，晾干）180 g，生川乌、生草乌、生南星、生半夏各60 g，以60%乙醇溶液1 500 mL浸泡2周，去渣，用200 mL瓶分装。以药棉蘸药液搽关节肿痛处，每天3～4次，有消肿止痛之效。

②用红灵酒揉搽患肢，每日20分钟，日2次。

（3）贴敷法

①附子、干姜、吴茱萸等分研粉，蜜调敷足底涌泉穴，每日1次；用于寒凝证。

②伤湿止痛膏、痛贴灵、附桂风湿膏贴患处。

③寒痛乐外敷局部。

（4）离子导入：干姜、桂枝、赤芍、当归各2 g，羌活、葛根、川芎、海桐皮、姜黄、乳香各6 g，分袋装约25 cm×15 cm，每袋9～12 g，封口置蒸锅内加热至气透出布袋，取出降温至40～42 ℃，热敷患处加直流电导入。

5. 饮食疗法

（1）世胜酒：黑芝麻炒 20 g，薏苡仁炒 10 g，生姜 15 g，绢袋装，酒 500 mL，浸 3 ~ 7 日，每次服 25 mL，空腹临卧温服。

（2）薏米粥：生薏苡仁多于白米 2 ~ 3 倍，先将薏苡仁煮烂后入白米粥。（《饮食辨录》）

（3）鹿茸酒：鹿茸 3 ~ 6 g，山药 30 ~ 60 g，白酒 500 g，将鹿茸、山药浸泡在酒中，封固 7 天后饮用，每次 1 小盅。（《本草纲目》）

五、调摄与护理

（一）调摄

1. 本病多病程长，病情缠绵，要劝患者坚持治疗，保持身心愉快，勿神躁情急。

2. 坚持锻炼，可打太极拳、舞太极剑、做广播操及散步等，原则是循序渐进。

3. 注意保暖，避免过劳，防风寒，避潮湿。

4. 加强营养，不过食肥腻食品。

（二）护理

1. 急性期及病情较重时，以休养为主，尽量减少活动。

2. 居处干燥、向阳、空气新鲜，被褥干燥、暖温；勿在风口阴凉处睡卧。

3. 洗脸洗手宜用温水，洗脚时热水应没至踝上，促进下肢血流畅通。

4. 汗出者用干毛巾擦拭，并及时换衣。

5. 髋、膝、踝关节变形者，要注意防止跌仆。

六、转归与预后

痛痹的转归与预后取决于患者正气的强弱和感邪的轻重。素体强壮，正气不虚，感邪轻者，易于治愈，预后好。素体虚弱，正气不足，感邪重者，则不易治愈，预后较差。转归、预后与发展缓急与是否及时诊断治疗关系密切。起病急者，易早发现，治疗及时，常可痊愈；起病缓者，正虚为主，诊断困难，治疗常不及时，病情缠绵，预后较差。

风寒痹阻证、寒凝痹阻证、寒湿痹阻证及风寒湿痹阻证等多见于痛痹初中期，证多属实，治护得法，可寒祛病除，失治误治则病缠绵难愈，或转为痰瘀痹阻证或肝肾亏虚证。痰瘀痹阻证多为痛痹中晚期，常由痛痹之初、中期迁延不愈而成，病情顽重，需较长时间治疗方能治愈，否则累及肝肾，成为肝肾阴虚证或肝肾阳虚证。

肝肾阴虚或肝肾阳虚证多由素体虚弱或其他痛痹后期转变而成，为久病及脏，已值痛痹中晚期，治宜滋补肝肾为主或温补肝肾为主兼通痹止痛。此类病证日久根深，预后较差，精心治疗后病情可好转。若日趋严重，则可成阴阳俱虚危候。

病程中，痛痹诸证可交叉出现。寒凝与血瘀，寒湿与痰浊，肝肾阴虚与痰瘀，肝肾阳虚、寒凝与痰瘀均可交叉或相兼出现。证虽相兼或交叉，临证仍须明辨主次。

（魏千程）

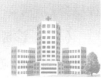

第九章 生殖系统病证

第一节　闭经

闭经是妇产科临床的一种常见症状，可以由多种原因引起，临床可分为原发闭经和继发闭经。原发闭经指女性年满16岁尚无月经来潮者或年满14岁而无第二性征发育者，约占5%；月经来潮后继之又停经6个月以上或停经3个周期者称为继发性闭经，约占95%。一般妇女初潮年龄在11～18岁之间，平均年龄13岁，但与气候、环境、种族、经济与生活条件的影响有关。生理性闭经如妊娠期、哺乳期、青春期前、绝经后不属于本证。

（一）病因

1. 下丘脑性闭经：最常见的闭经。主要原因包括神经精神因素、神经性厌食、大运动量、营养不良、全身慢性消耗性疾病、药物性（抗精神病药物、避孕药等）等。

2. 垂体性闭经：常见于垂体微腺瘤，产后大出血引起的垂体缺血缺氧坏死的席汉综合征。

3. 卵巢性闭经：单纯性性腺发育不良、特纳（Turner）综合征、睾丸女性化、卵巢抵抗等是原发性卵巢性闭经的常见病因，而卵巢功能早衰是继发性闭经的常见原因。

4. 子宫性闭经：子宫内膜受到创伤后发生的粘连是最常见的病因，先天性子宫发育不全、始基子宫、子宫内膜结核、子宫内膜炎也可引起闭经。

5. 其他：甲状腺、肾上腺等内分泌器官功能异常也会引起闭经的发生。

（二）辅助检查

1. 血激素检查：检测血中促卵泡生成素（FSH）、促黄体生成素（LH）、雌二醇（E_2）、孕酮（P）和催乳素（PRL）水平，了解卵巢以及垂体功能。

2. B超检查：了解有无卵巢肿瘤、子宫卵巢发育情况、有无卵泡发育等。

3. 染色体检查：了解有无染色体异常，尤其是性染色体异常。

4. 输卵管碘油造影检查：了解子宫腔情况，有无宫腔粘连。

5. 腹腔镜、宫腔镜检查：了解腹腔内有无性腺、性腺发育情况、有无卵巢肿瘤等，有无宫腔内病变。

6. 肾上腺、甲状腺功能检查：测定TSH、T_3、T_4、血皮质醇等。

7. CT、磁共振成像检查：对疑有垂体微腺瘤者，应行本项检查。

8. 孕激素试验：肌内注射黄体酮或口服甲羟孕酮后，如有撤退性出血，表明体内有一定的雌激素水平，为孕激素试验阳性；否则为阴性。

9. 雌激素试验：对孕激素试验阴性者，服用雌激素 22 天，后 10 天加服孕激素，如有撤退性出血，为雌激素试验阳性；否则为雌激素试验阴性，闭经原因系子宫性。

10. 垂体兴奋试验：对疑有垂体和下丘脑病变者，给予促性腺激素释放激素（LHRH），15～30 分钟后 LH 增高 2～4 倍，即为有反应性，表明病变位于下丘脑；否则为无反应性，病变位于垂体。

（三）诊断

1. 病史：应了解患者的月经状况，包括初潮年龄、月经周期、经期和经量等，智力发育状况；闭经前的生活状况，发病前可否有学习紧张、环境变迁、精神刺激、手术、疾病等诱因，闭经前有无月经周期、经期、经量的改变，有无溢乳、多毛、肥胖、头痛、视力改变及围绝经症状，接受过何种检查、何种治疗。对已婚妇女应了解其结婚年龄、避孕方法、有无口服避孕药史，有无流产、刮宫、产后大出血、哺乳史，有无感染史及不孕史。患者既往是否患过腮腺炎、结核、脑炎、脑膜炎，有无头部创伤、生殖器手术、减肥史及胃肠道疾病史。对原发闭经者，应了解其母在孕期的状况，包括患病和服药情况，有无有害物质接触史、放射性接触史等。

2. 体格检查：应注意全身发育、营养状况、智力发育、身高体重、第二性征发育，有无肥胖、多毛、溢乳等；外阴发育有无畸形，阴道、子宫、卵巢有无异常。

结合症状和体征，通过孕激素试验、雌激素试验、卵巢功能检查、血激素测定、垂体兴奋试验、甲状腺及肾上腺功能等检查，可明确诊断。闭经的诊断步骤如下：

（1）原发性闭经

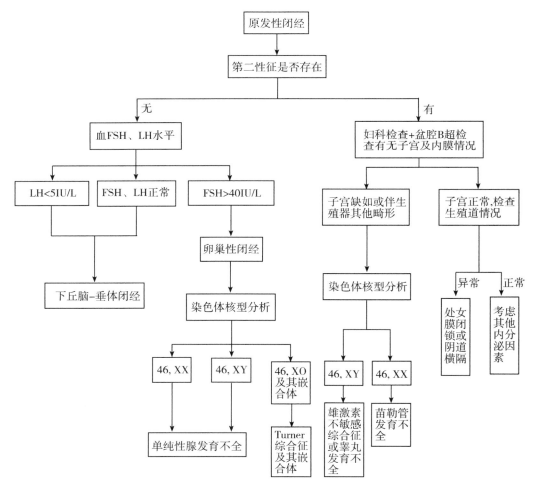

（2）继发性闭经

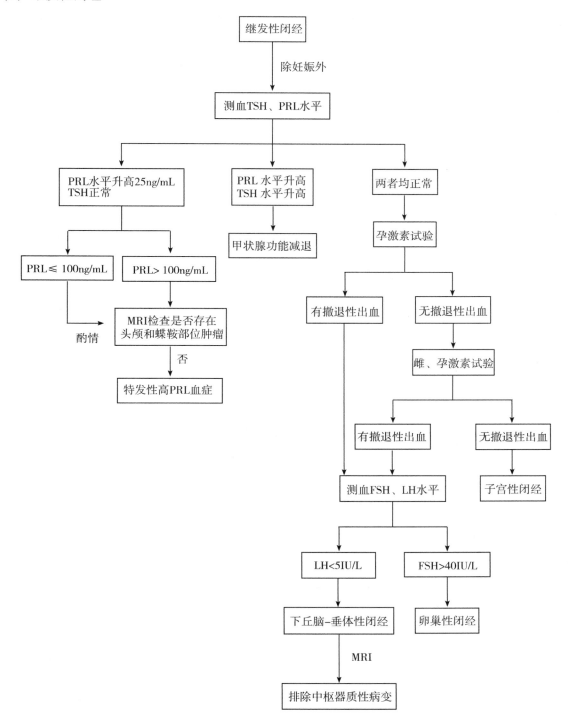

（四）治疗

1. 一般治疗：避免精神紧张和过度劳累，加强营养，对服用避孕药后闭经和短期闭经者，可先观察 3~6 个月。

2. 对症治疗：宫腔粘连者可扩张宫腔，分离粘连，放置宫内节育器防粘连，使用雌、孕激素调节宫内膜生长；对卵巢肿瘤或垂体肿瘤进行相应的手术治疗。

3. 内分泌治疗：可用雌、孕激素替代治疗，常用己烯雌酚，每日 0.5 mg，连服 20 天，后 7 天加用甲羟孕酮，每日 8～10 mg，停药后出现撤药性出血，连用 3～6 个周期。对有生育要求的患者，要给予促排卵治疗，如氯米芬、绝经期促性腺激素（HMG）、促性腺激素释放激素（GnRH）等。对高泌乳素血症患者，予溴隐亭治疗。

二、中医部分

闭经称为"女子不月""月事不来"。中医学通过天然药物内服、外用，并配合针灸、推拿、药膳等综合措施治疗闭经，对于改善全身症状，恢复自主性月经，调整卵巢功能和防止卵巢早衰等具有一定优势，并有疗效稳定、无不良反应等优点。

（一）病因病机

脏腑、气血、经络的正常生理活动是月经得以产生的生理基础，而肾气、天癸、冲任、胞宫几者之间的相互协调是产生月经和维持月经的周期性和规律性的主要环节，其中又以肾在月经产生与调节过程中发挥主导作用。以上任何一个环节发生功能性失调或器质性病变，严重者均可引起闭经。中医学对闭经的病因研究，概括起来，不外乎虚、实两类。

1. 虚证闭经：常因失血、劳损、脾虚、肾虚而致，因先天肾气不足，天癸迟至或不至，冲任不盛；或肝肾亏损，精血不足，胞失濡养；或脾胃虚弱，生化乏源，气血虚少；或久病失血，血海不满，冲任空虚，凡此皆无血可下，属于虚证。

2. 实证闭经：常因风冷、气郁、血滞、痰阻而致，因情志不畅，肝气郁结，气滞血瘀；或痰湿脂膜壅阻胞宫，冲任不通，胞脉阻隔，血不下行，此属实证。

此外，临床还有因各种慢性消耗性疾病，如痨瘵、消渴病、虫积等使营阴暗耗，虚火灼伤阴精，精亏血少，冲任不充，血海干涸；或因妇产科手术不当，直接损伤冲任与胞宫而致闭经者。

总之，闭经的病因虽然复杂，但以虚、实为纲进行归类则可执简驭繁。其发病机制可概括为：虚证为精血不足，血海空虚，无血可下；实证为邪气阻隔，胞脉不通，血不下行。

（二）辨证施治

闭经是整体机能失调在妇科的病变反映，是多种病因导致的一个共同症状。因此，治疗闭经首先要解除心理负担，加强身体锻炼，合理安排饮食起居，消除机体其他慢性疾病，提高健康水平，然后针对病因进行治疗。

中医学治疗闭经按"血枯""血隔"为纲分为虚、实两大类分别辨证论治，属虚而血枯者治宜补虚通经，属实而血隔者治宜泻实通经，因他病（如痨瘵、虫积等）而致经闭者当先治他病，病愈则经自通。

现代中医妇科治疗闭经在继承传统理论和经验的同时，多结合现代医学的病因分类，再按中医学理论原则辨证求因，审因论治。由于闭经的病因复杂，病变涉及范围较广，病程较长，证型繁多，虚实兼夹，故在确定治疗方案时，既要抓住主要病机，又常需兼顾调养脏腑、气血和冲任。无论何证，均当分清标本缓急、虚实主次，做到补中有通，泻中有养，切忌急功近利而滥用猛攻峻伐之药或以通经见血为快。

1. 内治

（1）肾气不足证：年逾 18 周岁月经尚未初潮或初潮较晚而月经不调，周期时先时后或又闭经不行，体质素弱，腰膝酸软，第二性征发育不良；舌质偏淡，苔薄白，脉弱。

①治疗原则：补肾运脾，理气调冲。

②处方：通脉大生丸（《中医妇科治疗学》）。

菟丝子60 g，杜仲30 g，续断30 g，桑寄生30 g，紫河车30 g，艾叶24 g，茯苓24 g，山药24 g，制首乌24 g，当归24 g，砂仁15 g，鹿角霜15 g，台乌15 g，肉苁蓉15 g，枸杞子15 g，荔枝核15 g，车前仁6 g；共研细末，混匀，炼蜜为丸，每丸重3 g，每日早晚各服1丸，温开水送下。

偏肾阳虚而见形寒肢冷者，去车前子、鹿角霜，加巴戟天15 g、鹿角片12 g；胞宫虚寒，婚后久不受孕者加紫石英30 g；倦怠乏力，少气懒言者加党参30 g，或人参10 g、黄芪30 g。

（2）肝肾亏虚证：大病久病或产后、流产后月经停闭不行，头晕耳鸣，心悸怔忡，腰腿酸软，或潮热心烦，或形寒肢冷，面色无华，肌肤不润，阴中干涩；舌淡黯，苔薄白，脉沉细。

①治疗原则：补肾填精，益肝养血。

②处方：加减苁蓉菟丝丸（《中医妇科治疗学》），加紫河车、山萸肉、制首乌。

肉苁蓉30 g，菟丝子30 g，枸杞子30 g，覆盆子30 g，熟地黄30 g，桑寄生30 g，制首乌30 g，当归15 g，焦艾叶15 g，山萸肉15 g，紫河车10 g；共研为细末，混匀，炼蜜为丸，如梧桐子大，每服6 g，早晚各服1次，温开水送下。如改作汤剂，宜酌情减量。

证见失眠健忘者加石菖蒲10 g、酸枣仁15 g；面红潮热汗出者加女贞子30 g、北五味子10 g；五心烦热者加龟板15 g、鳖甲15 g、白薇18 g；头晕耳鸣者加沙苑子15 g、五味子10 g；腰膝软弱无力者加杜仲30 g、续断30 g；形寒肢冷者加巴戟天15 g、淫羊藿15 g；毛发脱落、性欲淡漠者加鹿角片10 g、黄精15 g，紫河车用量加至15 g。

（3）气血虚弱证：久病大病之后，或饮食劳倦损伤心脾，月经逐渐延后，量少色淡质薄，终至经闭不行，头晕眼花，失眠心悸，气短神疲，面色萎黄，形体瘦弱，毛发不泽；舌质淡，苔薄白，脉虚细。

①治疗原则：益气养血，调补冲任。

②处方：人参养营汤（《和剂局方》）。

人参10 g，陈皮10 g，黄芪30 g，熟地12 g，当归12 g，白芍12 g，白术15 g，茯苓15 g，炙远志6 g，五味子6 g，炙甘草6 g，桂心3 g（后下）。

头晕眼花者加沙苑子15 g、女贞子15 g；心悸怔忡者加酸枣仁12 g、柏子仁12 g；失眠梦多者加夜交藤15 g、石菖蒲10 g；继发于产后大出血者加紫河车10 g、鹿角片10 g、制首乌20 g。

（4）阴虚血燥证：月经量明显减少，渐至闭经；面红潮热，五心烦热，或骨蒸劳热，或咳嗽咯血，口干舌燥，形体消瘦，睡中盗汗；舌红少苔，脉细数。

①治疗原则：养阴清热，补养冲任。

②处方：河车大造丸（《医方集解》），加女贞子、制首乌、砂仁。

紫河车（研粉冲服）10 g，人参10 g，干地黄15 g，女贞子15 g，制首乌15 g，龟板（打碎先煎）15 g，黄柏12 g，天冬12 g，麦冬12 g，杜仲12 g，怀牛膝12 g，砂仁（后下）6 g。以上为汤剂用量。

骨蒸劳热者加鳖甲15 g、银柴胡12 g；咳嗽咯血者加川贝母（研粉冲服）10 g、炙百部15 g、白及15 g；口渴喜饮者加石斛12 g、玉竹12 g、百合12 g；睡中汗出者加生牡蛎30 g、牡丹皮12 g、地骨皮12 g。若为结核性子宫内膜炎所致闭经，当以抗结核治疗为主，再配合以上方药内服减轻症状。

（5）气滞血瘀证：月经由稀发量少渐至闭经，或突然经闭不行；少腹胀痛拒按，胸胁胀满，精神抑郁，心烦易怒；舌边紫黯或有瘀点，脉沉弦涩。

①治疗原则：理气行滞，活血通经。

②处方：血府逐瘀汤（《医林改错》）。

当归 12 g，生地 12 g，桃仁 12 g，牛膝 12 g，柴胡 12 g，红花 10 g，川芎 10 g，枳壳 10 g，桔梗 10 g，赤芍 15 g，甘草 6 g。

胸胁及乳房胀痛者加青皮 10 g、香附 10 g、郁金 10 g；少腹疼痛明显者加炒川楝子 10 g、延胡索 10 g；气郁化热，口干胁痛，带下色黄者加牡丹皮 12 g、黄柏 12 g；小腹冷痛，四肢不温者去生地、桔梗，加艾叶 10 g、小茴香 10 g、台乌药 12 g。

（6）痰湿阻滞证：月经由量少稀发而渐至闭经，形体肥胖，胸脘满闷，呕恶痰多，神疲体倦，或面足水肿，带下量多色白；舌质淡，苔白腻，脉弦滑。

①治疗原则：燥湿化痰，活血调经。

②处方：加味二陈汤（《沈氏尊生书》）合桂枝茯苓丸（《金匮要略》）。

法半夏 15 g，茯苓 15 g，当归 15 g，赤芍 15 g，川芎 10 g，陈皮 10 g，桂枝 10 g，牡丹皮 10 g，桃仁 12 g，甘草 6 g。以上为汤剂用量。

体形肥胖超重多者加生山楂 15 g、海藻 15 g、昆布 15 g、决明子 12 g，另需节制饮食；胸闷痰多者加全瓜蒌 10 g、炙远志 6 g；面足水肿者加白术 12 g、泽泻 12 g、猪苓 12 g；带下量多色白者加白芷 10 g、白果 10 g、薏苡仁 30 g；苔白厚腻者加苍术 10 g、草豆蔻 10 g；舌边瘀点紫黯者加芫蔚子 12 g、川牛膝 12 g、土鳖虫 10 g。

2. 成药验方

（1）女金丹：每次 5 g，每日 2～3 次，连服 2 月；或每月服 2 周，连服 3 月。

（2）乌鸡白凤丸：每次 6 g，每日 2～3 次。

（3）紫河车胶囊：每次 3 粒，每日 2 次。

（4）益气维血颗粒：每次 10 g，每日 3 次。

（5）普瑞八珍颗粒：每次 10 g，每日 3 次。

3. 外治

（1）药物治疗

1）敷脐法

①香白芷 40 g，小茴香 40 g，红花 40 g，当归 50 g，益母草 60 g，细辛 30 g，肉桂 30 g，延胡索 30 g。

用法：上药共煎 2 次，取汁浓缩成稠状，混入适量体积分数为 95% 的乙醇浸泡的乳香没药液，烘干后研细末加樟脑备用。每次取 9 g，用黄酒数滴拌成糯糊状，外敷脐中神阙穴或关元穴，用护伤膏固定。药干则调换 1 次。

功效主治：温经散寒，活血化瘀；适用于闭经、病经、产后腹痛、恶露不下、人流术后腹痛之寒凝血瘀证。

②蜣螂 1 只（焙干），威灵仙 10 g（烤干）。

用法：二药共研细末，填神阙穴，外用膏药或胶布贴盖，约 1 小时后去药。每日 1～2 次，连用 7～10 次为 1 个疗程。

功效主治：活血化瘀通经；适用于血瘀型闭经。

③麝香、龙骨、虎骨、蛇骨、木香、雄黄、朱砂、乳香、没药、丁香、胡椒、青盐、夜明砂、五灵脂、小茴香、两头尖各等份。

用法：麝香另研备用，余药共研细末，瓷罐贮藏，切勿泄气。用时麝香先放脐心，再用面粉做一圆圈套在脐周，然后装满适量药粉，外盖槐树皮或生姜片，用艾灸之，每岁1壮，间日1次，3次为1个疗程。

功效主治：活血理气，化瘀通经；适用于实证闭经。

2）热熨法

①茺蔚子300 g，晚蚕沙300 g，大曲酒100 mL。

用法：先将前二药各150 g放入砂锅中炒热，旋即以大曲酒50 mL撒入拌炒片刻，将炒热的药末装入白布袋中，扎紧袋口热熨脐腹部；至袋中药冷，再取另一半药同法炒热再熨脐腹；连熨2次后，覆被静卧半天。每天1次，连用3天为1个疗程。

功效主治：活血通经；适用于实证闭经伴腰腹胀痛、头晕、周身乏力等症。

②绿矾15 g。

用法：将绿矾炒热，盛入布袋中，趁热熨敷脐腹部。

功效主治：破瘀消积；适用于实证闭经。

③益母草30 g，当归30 g，红花30 g，赤芍30 g，路路通30 g，五灵脂15 g，青皮15 g，炮甲珠15 g。

用法：上药共研粗末混匀，布包扎紧蒸热熨小腹部。每日1次，每次热熨30分钟，7次为1个疗程。

3）敷贴法

①仙鹤草根30 g，香附子6 g。

用法：上药捣烂调饼，敷贴脐下小腹部。

功效主治：理气活血，化瘀通经；适用于气滞血瘀闭经。

②柴胡12 g，白术10 g，白芍10 g，当归12 g，茯苓10 g，薄荷3 g，三棱6 g，牛膝20 g。

用法：将上药研细末，调拌凡士林，然后外敷贴关元穴。

功效主治：同上。

加减法：虚证加香附12 g，陈皮10 g，牛膝12 g；实证加半夏12 g，红花6 g，桃仁12 g。

（2）针灸治疗

1）毫针疗法

①虚证闭经

取穴：取肝俞、脾俞、肾俞、膈俞、关元、足三里、三阴交。

配穴：腰膝酸痛加命门、腰眼、阴谷；潮热盗汗加膏肓俞、然谷；纳呆腹泻加天枢、阳陵泉、中脘；心悸怔忡加内关。

操作：针刺行补法，酌情用灸法。

②实证闭经

取穴：取中极、地机、三阴交、合谷、太冲、丰隆。

配穴：小腹胀满加气海、四满；胸脘闷胀加期门、支沟；小腹冷痛加灸关元、中极；白带量多加次髎。

操作：针刺行泻法，酌用灸法。

2）皮肤针疗法

部位：取腰骶部、脊柱两侧。

配穴：神疲乏力者加刺足三里、大椎；失眠、心悸、盗汗者加刺四神聪、风池、大椎及神庭。

操作：重点叩打带脉区、腹部、期门、三阴交、关元及有阳性物反应处。叩打顺序应由上而下，从外到里，中度刺激，头颈部可用轻度刺激。每日1次，连续治疗10天为1个疗程。

3）皮内针疗法

取穴：血海、足三里。

操作：先将穴位局部及针具消毒，然后将环柄型皮内针刺入穴位，沿皮刺入0.5~1.0寸深，针柄贴在皮肤上，用胶布固定，埋针2~3天，秋冬季节埋针时间可适当延长。7次为1个疗程，疗程间隔7天。

注意：皮内针埋藏处应保持干燥、清洁，切勿沾水。

4）温针疗法

取穴：关元、肾俞、三阴交、曲骨、足三里。

操作：将毫针刺入穴位，得气后，取约2 cm长艾卷1节套在针柄上，艾卷距皮肤2~3 cm。将艾卷下端点燃，待其燃尽，再留针10分钟左右，随后将针拔出。每日1次，10次为1个疗程。

注意：此法适用于气滞血瘀及痰湿阻滞型闭经，虚证闭经偏寒者也可应用本法。

5）电针疗法

取穴：①关元配三阴交。②归来配足三里。③中极配血海。

操作：每次选穴1~2对，用毫针刺入。接通电针仪，以疏密波或断续波中度刺激。每次15~20分钟，每日1次，10次为1个疗程，间隔5~7天进行下一个疗程。

6）子午流注针法

取穴：复溜、大都；阳辅、行间。

操作：对虚证闭经，应于午时补大都，戌时补复溜；对实证闭经则应于子时泻阳辅，丑时泻行间。间日1次，10次为1个疗程。

7）穴位注射疗法

处方：质量浓度为50 g/L（5%）的当归注射液或100 g/L（10%）的红花注射液。

取穴：肾俞、气海、三阴交、足三里、关元、中都。

操作：取以上注射液任一种，选穴2~3个，每穴注入1 mL药液。每日1次，5次为1个疗程。间隔5~7天进行下一个疗程。适用于实证闭经。

8）耳针疗法

取穴：子宫、内分泌、卵巢、皮质下、肝、肾、脾、胃、三焦、脑点。

操作：每次选穴3~4个，毫针中等强度刺激，留针20~30分钟，间歇捻针2~3次。每日1次，两耳交替施治，10次为1个疗程。间隔5~6天开始下1个疗程。如月经来潮，还应继续治疗1~2个疗程，以巩固疗效。也可采用耳穴埋针或压丸法。

9）灸疗法

取穴：中极、关元、三阴交、肾俞、归来、气海、血海。

配穴：虚证闭经配肝俞、脾俞、膈俞、足三里。实证闭经配太冲、合谷、丰隆、内关、阴陵泉。

操作：

①艾条悬灸：取穴5~6个，每穴灸15~30分钟。

②隔药艾炷灸：于关元穴上放置胡椒饼加丁香粉、肉桂粉，然后以艾炷点燃灸之，每次灸6壮，每

日 1 次，7 次为 1 个疗程。中极穴用毫针刺入，得针感后出针，再以姜片隔艾炷灸 3～5 壮。余穴可直接用 0.2 cm 厚鲜姜片用针穿刺数个小孔，置所选穴位上。再置黄豆粒大小艾炷于姜片上点燃。每次选 3～4 穴，每穴灸 4～5 壮，以施灸处皮肤红晕、温润为度。每日 1 次，10 次为 1 个疗程，疗程间隔 5 天。

③灯火灸法：实证闭经用明灯爆灸法，每穴灸 1 壮，每次选穴 4～5 个；虚证闭经用明灯灼灸法，每穴灸 1～2 壮。均每天施灸 1 次，连续 10～15 次为 1 个疗程。施灸后应保持局部清洁，如发生小泡，可用甲紫药水涂搽。

④烟草灸法：取带脉区、腰骶部、关元、曲骨、足三里、血海。用香烟代替艾卷施灸。每穴灸 7～10 分钟，隔日 1 次，10 次为 1 个疗程。此法主要用于实证闭经。

4. 其他疗法

（1）推拿疗法

1）常规按摩法

①小腹部操作：取关元、气海穴。用按摩法、按法、揉法。

②下肢部操作：取血海、三阴交、足三里穴。用按法、揉法。

③腰背部操作：取肝俞、脾俞、肾俞穴。用一指禅推法、按法、揉法、擦法。

辨证加减：

A. 虚证闭经：横擦前胸中府、云门及左侧背部脾胃区，腰部肾俞、命门，以透热为度；直擦背部督脉，斜擦小腹两侧，以透热为度。

B. 实证闭经：肝气郁结证按揉章门、期门各半分钟，按、掐太冲、行间，以患者觉酸胀为度；斜擦两胁，以微热为度。寒凝血瘀证直擦背部督脉，横擦骶部，以小腹透热为度；按揉八髎，以局部温热为度。痰湿阻滞按揉八髎穴，以酸胀为度；横擦左侧背部及腰骶部，以透热为度。

2）耳穴按摩术

取穴：肝、肾、心、脾、内生殖器、内分泌、皮质下、神门。

操作：以直压或对压法强刺激 3～5 分钟，每日 3 次。

（2）药膳疗法

1）肝肾亏虚证

①鳖 1 只、瘦猪肉 100 g（或白鸽 1 只），共煮汤，调味服食。每日 1 次，每月连服数天。

②新鲜胎盘 1 个，洗净，瓦上焙干，研末，黄酒调服。每次 15 g，每日服 2 次，每月服胎盘 1 个。

③常春果 200 g、枸杞子 200 g、白酒 1 500 mL，将上药捣破，盛于瓶中，注酒浸泡 7 天后即可饮用。每次空腹饮 1～2 杯，每日 3 次。

2）气血虚弱证

①当归 30 g、黄芪 30 g、生姜 65 g、羊肉 250 g，将羊肉洗净切块，生姜切丝，当归和黄芪用纱布包好，共放瓦锅内加水适量炖至羊肉烂熟，去药渣，调味服食。每天 1 次，每月连服 5～7 天。

②墨鱼 1 条（重 200～300 g）、桃仁 6 g，将墨鱼洗净切块，同桃仁共煮汤服食。每日或隔日 1 次，每月连服 5～6 次。

③鸡血藤 30 g、白砂糖 20 g、鸡蛋 2 枚，把鸡血藤、鸡蛋二味同煮至蛋熟，去渣及蛋壳，放入白糖，待白糖溶化即成。顿服，每日 1 次，连服数日。

3）气滞血瘀证

①鸡蛋 2 个、川芎 9 g、红糖适量，加水同煮，鸡蛋熟后去壳再煮片刻去药渣，加红糖调味，吃蛋喝汤。每天 1 剂，每月服 5～7 剂。

②益母草 50～100 g、橙子 30 g、红糖 50 g，加水煎服。每日 1 剂，每月连服 5～7 剂。

③山楂 60 g、鸡内金 9 g、红花 9 g、红糖 30 g，加水煎服。每日 1 剂，分 2 次服，每月连服 7 剂。

④红花 9 g、黑豆 90 g、红糖 60 g，加水煎服，每日 1 剂，分 2 次服，每月连服 7 剂。

4）痰湿阻滞证

①云苓 50 g、红花 6 g、红糖 100 g，前二味水煎取汁，冲化红糖温服。每天 1 剂，每月连服 5～7 剂。

②鲤鱼头（或乌鱼头）数个、陈酒适量，将鱼头洗净晒干，火上烧炭存性，研成细末，用陈酒送服。每次 15 g，日服 3 次。

③薏苡仁 60 g、炒扁豆 15 g、山楂 15 g、红糖适量，上药同煮粥食。每天 1 剂，每月连服 7～8 剂。

（三）预防与调护

1. 加强身体锻炼，增加营养，增强体质。

2. 保持心情舒畅，保证充足的休息和睡眠。

3. 积极治疗原发疾病及全身性慢性疾病。

4. 坚定信心，主动配合医生，坚持正规治疗。

（刘　鑫）

第二节　痛经

一、西医部分

痛经是年轻女性常见的病症之一，指在经期或在行经前后出现下腹部疼痛或伴腰骶部疼痛，常伴有头痛、乏力、头晕、恶心、呕吐、腹泻腹胀、腰骶痛等症状，严重者出现呕吐、面色苍白、手足厥冷等。痛经分为原发性痛经和继发性痛经。前者指月经期腹痛但无盆腔器质性病变者，常见于初潮后 6～12 个月；后者指生殖器有明显病变者，常常在月经初潮二年后出现，如子宫内膜异位症、盆腔炎、肿瘤等。痛经的发病年龄在 16～18 岁达顶峰，30～35 岁以后逐渐下降，性生活的开始和分娩可降低痛经的发病率。本节主要介绍原发性痛经。

（一）病因

1. 子宫颈管狭窄：主要发生在月经来潮之前，经血外流受阻可能是痛经的原因。

2. 子宫发育不良：血管供应异常，导致组织缺血而发生疼痛。

3. 子宫位置异常：极度前屈或后屈时，子宫峡部成角，阻碍经血流出而发生痛经。

4. 精神神经因素：各种原因导致的精神紧张。

5. 内分泌因素：经期腹痛可能与黄体期孕酮升高有关。

（二）临床表现

原发性痛经常见于年轻女性，一般 30 岁后发生率开始下降，常在月经来潮前后出现，持续 48～72

小时，疼痛呈痉挛性，剧烈，有时需卧床休息。疼痛集中在下腹部，有时伴腰痛、恶心、呕吐、腹泻、头痛等，严重者还有面色苍白、四肢发冷甚至虚脱症状。

（三）诊断

原发性痛经者首先要排除盆腔病变的存在，根据病史、详细的查体，尤其是妇科检查，可初步了解盆腔内有无粘连、肿块、结节或增厚。疑似患者可做 B 超、腹腔镜、输卵管碘油造影、宫腔镜等检查，以排除子宫内膜异位症、子宫肌瘤、盆腔粘连、感染等疾病。

（四）治疗

1. 一般治疗：主要是对症治疗，以止痛、镇静、解痉为主。可热敷下腹部，避免精神紧张，并需注意经期卫生。

2. 口服避孕药：去氧孕烯炔雌醇片每日 1 次，可抑制子宫内膜生长以及排卵，缓解痛经。

3. 其他：前列腺素拮抗物，前列腺素合成酶抑制剂。

二、中医部分

本病在中医学中也称为痛经，又称之为"月水来腹痛""经来腹痛""经行腹痛"等。根据病因不同，痛经可分为原发性和继发性两种。

（一）病因病机

本病总由七情过激，肝郁气滞，或六淫中寒、热、湿邪搏结于血，或肝肾亏损，精血不足，或脾肾亏虚，冲任不盛所致，但其发病又与经期及行经前后冲任气血变化急骤的特殊生理以及体质因素有密切关系。归纳痛经的发病机制，其可分为虚证和实证两个方面。

1. 实证痛经：如气滞血瘀、寒湿凝滞、湿热壅阻等，均为邪气阻滞气机，使冲任血气运行受阻，经血泻而不畅，"不通而痛"。

2. 虚证痛经：如气血不足、肝肾亏损、脾肾两虚等，皆属脏气本虚，血海空乏，经血外泄以后血海更虚，使胞宫、胞脉失于濡养或温煦，"不荣而痛"。

（二）辨证施治

治疗痛经，首先应辨别证候属性，要根据疼痛发生的时间、性质、部位、程度，结合月经的期、量、色、质，素体情况以及全身兼证、舌脉征象等综合分析。治疗应分阶段进行，周期性调治，经期疼痛发作时应以调血止痛治标为主，平时疼痛缓解后仍应辨证求因治本。总的来说，应以冲任气血调畅，胞宫、胞脉得到温养，疼痛彻底消失为目的。

1. 内治

（1）气滞血瘀证：经前或正值经期小腹胀痛拒按，伴胸胁、乳房胀痛，月经行而不畅，经色紫黯夹有血块，血块排出疼痛缓解；舌质紫黯有瘀斑或瘀点，脉弦或涩。

①治疗原则：理气化瘀，调经止痛。

②处方：膈下逐瘀汤（《医林改错》）。

桃仁 10 g，红花 10 g，川芎 10 g，牡丹皮 10 g，枳壳 10 g，香附 10 g，延胡索 10 g，五灵脂（包煎）10 g，当归 15 g，赤芍 15 g，乌药 12 g，甘草 6 g。

疼痛剧烈者加炙乳香 6 g，炙没药 6 g，或另以三七粉冲服，每次 3 g；胸胁乳房胀痛明显者，加青皮 10 g、郁金 10 g；经行不畅，量少夹块者，加生蒲黄（包煎）15 g、川牛膝 12 g；月经量多者，加益母草 15 g、炒蒲黄（包煎）15 g、仙鹤草 15 g；宫内膜呈片状排出不畅者，加血竭末 10 g、土鳖虫 10 g、川牛膝 12 g；痛甚呕吐者加法半夏 12 g，生姜汁每次 1 小匙冲入药中同服。

（2）寒湿凝滞证：经前或行经期间，小腹坠胀冷痛，喜温熨拒揉按，月经量少，色紫黯或夹小血块，伴面色青白，四肢不温；舌黯淡，苔白润，脉沉紧。

①治疗原则：温散寒湿，活血止痛。

②处方：少腹逐瘀汤（《医林改错》）加苍术、藿香。

当归 15 g，赤芍 15 g，小茴香 10 g，干姜 10 g，延胡索 10 g，川芎 10 g，五灵脂（包煎）10 g，生蒲黄（包煎）12 g，没药（炙）6 g，肉桂（后下）5 g，苍术 12 g，藿香 12 g。

小腹坠胀冷痛甚者，加艾叶 10 g、橘核 10 g、乌药 10 g；痛甚呕吐、四肢厥冷者，加法半夏 12 g、生姜汁 1 匙冲服；肢体困重者加石菖蒲 10 g、厚朴 10 g；经行不畅、血块多者，加牛膝 10 g、泽兰 10 g；大便溏薄者加草豆蔻（后下）8 g、薏苡仁 30 g。

（3）湿热蕴结证：平时小腹闷胀不适，经前及经期腹痛加剧，不喜揉按，得热反剧，月经量多或经期延长，经色深红质黏稠，平时带下黄稠或有臭气，或伴外阴及阴中灼热瘙痒，肢体倦怠，小便黄少；舌质红，苔黄腻，脉滑数或弦数。

①治疗原则：清热除湿，活血止痛。

②处方：清热调血汤（《古今医鉴》）去黄连，加红藤、败酱草、车前仁。

桃仁 10 g，红花 10 g，生地 10 g，牡丹皮 10 g，香附 10 g，莪术 10 g，川芎 10 g，延胡索 10 g，当归 10 g，赤芍 15 g，车前仁（包煎）15 g，红藤 30 g，败酱草 30 g。

月经量多者去当归、莪术，加炒地榆 20 g、炒贯众 20 g；经血夹块者加益母草 15 g、蒲黄（包煎）15 g；带下量多黄稠秽臭者，加椿根皮 15 g、黄柏 15 g、薏苡仁 30 g；舌苔黄腻，尿黄灼热者加茵陈 15 g、栀子 10 g、滑石 30 g。

（4）阳虚寒凝证：正值经期或经净前后小腹冷痛而喜揉按，得热痛减，月经延后量少，色淡质稀，形寒肢冷，腰膝酸冷，纳差腹胀，大便溏薄，或小便清长，夜尿频多；舌淡红，苔薄白，脉沉细迟。

①治疗原则：温经散寒，暖宫止痛。

②处方：艾附暖宫丸（《沈氏尊生书》）。

艾叶 10 g，香附 10 g，干生地 10 g，白芍 10 g，川芎 10 g，当归 15 g，黄芪 15 g，续断 15 g，肉桂（后下）6 g，吴茱萸 6 g。

小腹冷痛喜热熨者加乌药 10 g、小茴香 10 g；腰脊冷痛者加制附片（先煎 1 小时）15 g、巴戟天 15 g、枸杞 15 g；纳差便溏者加广木香 10 g、砂仁（后下）6 g、补骨脂 12 g；月经稀薄量少者加菟丝子 15 g、枸杞子 15 g、鹿角片 10 g；夜尿频多者加益智仁 10 g、覆盆子 10 g。

（5）气血两虚证：正值经期或经净前后小腹绵绵作痛，或有空坠感，喜揉按，月经色淡质稀薄，头晕心悸，面色萎黄，神疲气短；舌淡红，苔薄白，脉细弱。

①治疗原则：益气补血，调经止痛。

②处方：归脾汤（《校注妇人良方》）加香附、鸡血藤。

人参 10 g，炒枣仁 10 g，广木香 10 g，生姜 10 g，大枣 10 g，炒黄芪 30 g，鸡血藤 30 g，炒白术 12 g，茯神 12 g，当归 12 g，桂圆肉 12 g，炒香附 12 g，炙远志 6 g，炙甘草 6 g。

小腹空坠、气短乏力者加柴胡 10 g、炙升麻 10 g；月经先期量多者加仙鹤草 20 g、炒艾叶 12 g；月经后期量少者加制首乌 20 g、鹿角胶（烊化冲服）12 g；纳差腹胀者加砂仁（后下）8 g、陈皮 12 g。

（6）肝肾不足证：经期或经净以后小腹绵绵而痛，腰膝酸软，头晕耳鸣，月经先后无定，量少色淡质稀，或有面红潮热，口干咽燥；舌质偏淡，苔少，脉细弱。

①治疗原则：补益肝肾，调经止痛。

②处方：调肝汤（《傅青主女科》）加制首乌、桑寄生、香附。

当归 15 g，白芍 15 g，山药 15 g，桑寄生 15 g，山萸肉 12 g，巴戟天 12 g，阿胶（烊化冲服）12 g，制首乌 20 g，香附 10 g，甘草 6 g。

腰膝酸软而痛者加续断 15 g、杜仲 15 g、菟丝子 15 g；头晕耳鸣者加五味子 10 g、枸杞子 15 g、女贞子 15 g；面红潮热者加白薇 15 g、地骨皮 12 g；口干咽燥者加石斛 12 g、玉竹 12 g、麦冬 12 g；经量少者加菟丝子 15 g、桑葚子 15 g、黄精 15 g；大便秘结者加肉苁蓉 15 g、怀牛膝 15 g、胡麻仁 15 g。

2. 成药验方

（1）田七痛经胶囊：每次 3 粒，每日 3 次。

（2）妇康宁片：每次 3 粒，每日 3 次。

（3）痛经口服液：每次 10 mL，每日 3 次。

（4）延胡索止痛片：每次 3 片，每日 3 次。

3. 外治

（1）药物治疗

1）热熨法

①食盐（研细）300 g，生姜（切碎）120 g，葱头 1 根（洗净）。

用法：上药用干净白布包裹，葱头改成葱白亦可，炒热熨腹部痛处阿是穴。

功效主治：温经散寒止痛。适用于虚寒性痛经。

②香附 12 g，延胡索 10 g，桂枝 8 g，官桂 8 g，木香 6 g，鸡血藤 20 g。

用法：上药共捣烂，炒热，布包裹，外敷小腹丹田穴，然后配合按揉或温灸。气滞血瘀证加桃仁 12 g，赤芍 10 g，加敷关元、命门穴；寒湿凝滞证加小茴香 12 g、蒲黄 6 g，加敷八髎穴、肚脐。

功效主治：温经散寒，行气止痛。适用于痛经气滞血瘀，寒湿凝滞证。

③老陈醋 9 g，香附 30 g（研末），青盐 500 g。

用法：先将青盐炒爆，加入香附末拌炒半分钟，再将老陈醋均匀地洒入盐锅，随洒随炒，半分钟后起锅装入布袋中，趁热熨脐下。

功效主治：行气止痛。适用于气滞血瘀型痛经。

2）点滴法：肉桂 30 g，公丁香 30 g，樟脑（可用冰片代替）30 g。

用法：上药共研细，以白酒 500 mL 浸泡 1 个月后去渣，置瓶中密闭备用。用时用滴管点滴舌面 5～10 滴，先含后咽。

功效主治：温经散寒，行气止痛。适用于寒湿凝滞型痛经。

3）发泡法：斑蝥 20 g，白芥子 20 g。

用法：上两药研极细末，用浓度为 500 g/L（50%）的二甲基亚砜调成软膏状，贮瓶备用，用时取麦粒大小一团置于 2 cm×2 cm 的胶布中心，贴于中极或关元穴（两穴交替）。每于经前 5 天贴第一次，经潮腹痛时贴第二次，两个月经周期为 1 个疗程。

功效主治：适用于各型痛经。

注意事项：一般贴 3 小时揭去药膏，当时或稍后即出现水泡者，避免擦破水泡，若不慎擦破，可用甲紫涂搽。需注意局部清洁，一般不会感染，愈后不留瘢痕。

4）敷贴法

①丁香、肉桂、延胡索、木香各等份。

用法：上药共研末，用100目筛网过滤，和匀，贮瓶备用。于经前或疼痛发作时，取药末2 g置胶布上，外贴关元穴；若疼痛不止，加贴双侧三阴交。隔日换药（夏季每日换药）1次，每月贴6次为1个疗程。

功效主治：温经散寒，行气活血止痛。适用于寒湿凝滞和气滞血瘀型痛经。

②七厘散、香桂活血膏。

用法：于月经来潮时用七厘散少许撒于香桂活血膏上，外贴关元穴。每天换药1次。

功效主治：活血止痛。适用于实证痛经。

5）熨脐法：石菖蒲30 g，香白芷30 g，公丁香10 g，食盐500 g。

用法：前三味药研成细末，将食盐炒至极热，再将药末倒入炒片刻，起锅装入白布袋内，扎紧袋口。熨时嘱患者仰卧床上，用药袋趁热熨脐部及小腹部疼痛处，待药袋不烫时，将其敷脐上，覆被静卧。若1次未见效，可再炒热后熨敷1次。

功效主治：温经散寒止痛。适用于寒湿凝滞型痛经。

6）熏脐法：白芷6 g，五灵脂6 g，青盐6 g。

用法：共研细末，将患者脐部用湿布擦净后放药末3 g于脐上，上盖生姜1片，用艾炷点燃灸之，以患者自觉脐内有温暖感为度。每2天1次，腹痛时用，疼痛解除则停用。

功效主治：活血化瘀，散寒行气止痛。适用于实证痛经。

7）敷脐法

①当归50 g，吴茱萸50 g，乳香50 g，没药50 g，肉桂50 g，细辛50 g，樟脑（研末）3 g。

用法：先将当归、吴茱萸、肉桂、细辛共水煎2次，滤液浓缩成稠状，混入溶于适量体积分数为95%的乙醇的乳香、没药药液中，烘干后研细末加樟脑备用。于经前3天取药粉3 g，用黄酒数滴拌成糊状，外敷脐中，用护伤膏固定，药干则调换1次，经行3天后取下。每月1次，连续使用，至治愈或仅有微痛为止。

功效主治：温经散寒止痛。适用于寒凝血瘀型痛经。

②五灵脂、蒲黄、香附、丹参、台乌药各等量。

用法：共研细末，混匀，瓶贮封好备用。用时取药末适量，以热酒调成厚膏状，摊于数层纱布上贴敷患者脐孔，外以胶布固定。每天换药1次，病愈停药。

功效主治：理气活血，止痛。适用于气滞血瘀型痛经。

8）塞耳法：用体积分数为75%的乙醇50 mL，或大蒜捣汁适量。

用法：用消毒棉球蘸药液塞耳孔中，5～30分钟见效。

功效主治：活血行气止痛。适用于气滞血瘀型痛经。

9）坐药法：吴茱萸9 g，当归9 g，干姜3 g。

用法：上药共研极细末，用软绸布缝1个6 cm左右长的绢袋，将药末装入袋中，一头留一根长线，经高压蒸汽消毒后纳入患者的阴道内，长线留在外面，24小时后取出。于经前使用1～2次，经期停用。

功效主治：温经散寒止痛。适用于寒凝血瘀型痛经。

（2）针灸治疗

1）毫针疗法

①气滞血瘀证

取穴：气海、血海、三阴交、太冲、曲泉。

配穴：小腹痛而拒按加天枢、地机；胸闷加内关；胁痛加阳陵泉、光明。

操作：针刺用泻法，宜反复运针以加强针感，每天针1～2次，留针20～30分钟，或在腹痛缓解后出针，亦可加灸。

②寒湿凝滞证

取穴：中极、水道、三阴交、地机。

配穴：痛连腰骶加命门、肾俞；痛剧加次髎、归来。

操作：针刺用平补平泻法，并用灸法。

③湿热蕴结证

取穴：中极、次髎、阴陵泉、血海。

操作：针刺用泻法，不可灸。

④气血两虚证

取穴：关元、气海、足三里、三阴交、脾俞。

操作：针刺行补法，并用灸法。

⑤肝肾不足证

取穴：肝俞、肾俞、足三里、关元、照海。

配穴：头晕耳鸣加悬钟、太溪；腹痛加大赫、气海穴。

操作：针刺行补法，并用灸法。

2）皮肤针疗法

①虚证痛经

取穴：肾俞、脾俞、关元、气海、中脘、照海、隐白、大敦、命门、夹脊（胸$_{11}$～骶$_4$）。

操作：痛时强刺激，缓解时中度刺激。每日1次。

②实证痛经

取穴：三阴交、气海、合谷、居髎、腰眼、肝俞、地机、曲骨、八髎、夹脊（胸$_{11}$～骶$_4$）。

操作：同上。

3）电针疗法

取穴：关元、合谷、三阴交、气海、足三里、太冲。

操作：每次取穴1～2对，于经潮前2～3天开始治疗至不痛为止。选用G6805治疗仪，用疏密波，输出频率为30次/分。针刺得气后通电约30分钟，每日1次。疼痛正剧者可选用连续波，输出频率为160次/分，中等刺激。

4）温针疗法

取穴：关元、肾俞、三阴交、曲骨、足三里。

操作：用毫针刺入所选穴位，得气后取约2cm长艾卷1节，套在针柄上，艾卷距皮肤2～3cm，从艾卷下端点燃，待其燃尽，再留针10分钟左右。每日1次，10次为1个疗程，疗程间隔5～7天。此法尤其适用于寒凝血滞型痛经。

5）激光针疗法

取穴：关元、中极、足三里、三阴交、命门。

操作：用小功率氦－氖激光照射以上各穴，每穴照射 5 分钟。于经前 1 周开始，每日 1 次，10 次为 1 个疗程。

6）埋线疗法

取穴：三阴交、中极、关元。

操作：以 1 cm 长消毒羊肠线埋植于三阴交或中极透关元。于经前或经后埋植，每个月经周期埋线 1 次，第 2 次可续用上次有效穴位，也可另选其他穴位。

7）中药注射法

处方：浓度为 50 g/L（5%）的当归注射液。

取穴：三阴交、内关。

用法：每次用该注射液 2 支，分别注射于双侧三阴交、内关穴。隔日 1 次，一般治疗 3 次后见效。以后 3 个月，每月行经前 10 天内用此法治之，至痊愈。

8）艾灸疗法

取穴：关元、曲骨、三阴交、气海、中极、外陵。

操作：

①艾条温和灸：每次选穴 3 个，每穴施灸 10~20 分钟，每日 1 次。于经潮前 3 天起连续治疗 5~6 天为 1 个疗程。

②艾炷隔姜灸：每次选穴 2~4 个，每穴隔姜片灸 5~10 壮，艾炷如枣核或蚕豆大，每天 1 次。于经前疼痛明显时开始，连续治疗 5~6 次。

功效主治：艾灸疗法有温养冲任、补益气血的作用。适用于寒证与虚证痛经。

9）灯照疗法

设备：电磁波治疗仪。

用法：照射患者腹痛部位，距离以患者能耐受热度为宜。每次照射 30 分钟，从痛经前 1 周开始，每次治疗 10 天，连用 3 个月经周期为 1 个疗程。

功效主治：温经养血止痛。适用于虚寒型痛经。

4. 其他疗法

（1）推拿疗法

1）常规按摩法

①腹部操作：取气海、关元；常用一指禅推法、摩法、揉法。

患者取仰卧位，医者坐于右侧，用按摩法按顺时针方向在小腹部治疗，时间约 6 分钟。然后用一指禅推法或揉法在气海、关元治疗，每穴约 2 分钟。

②腰背部操作：取肾俞、八髎穴；常用一指禅推法、捣法、按法、擦法。

患者俯卧位，医者站于右侧，用捣法在腰部脊柱两旁及骶部治疗，时间约 4 分钟。然后用一指禅推法或按法施于肾俞、八髎穴，以酸胀为度，在骶部八髎穴用擦法施术，以透热为度。

2）实证痛经的特殊治疗方法：腰$_1$ 或腰$_4$（大部分在腰$_4$）有棘突偏歪及轻度压痛者，对偏歪棘突用旋转复位或斜扳的方法予以纠正，直擦背部督脉及横擦腰骶部八髎穴，以透热为度。

在月经来潮前 1 周治疗 2 次，连续 3 个月，治疗 6 次为 1 个疗程。

3）药物加穴位按摩法

取穴：气海、关元。

药物：麝香风湿油。

操作：在二穴上各加麝香风湿油 2～3 滴，然后按摩 3～5 分钟，患者自觉小腹发热且内传，腹痛即止。此法通经活血、镇痛，适用于各型痛经。

（2）药膳疗法

1）生姜 25 g、花椒 9 g、红枣 10 个、红糖 30 g，月经来潮前煎水服。每日 1 剂，每剂煎 2 次分服，连服 3～5 天。适用于痛经寒凝血瘀证。

2）桂皮 6 g、山楂肉 9 g、红糖 50 g，经潮前水煎温服，每天 1 次，连服 2～3 天。

3）益母草 30～60 g、延胡索 20 g、鸡蛋 2 个，加水同煮，鸡蛋熟后取出再煮片刻，去药渣，吃蛋饮汤。每天 1 剂，水煎 2 次分服，于经前连服 5～7 天。适用于痛经气滞血瘀证。

4）红花 100 g，体积分数为 60%（60 度）的白酒 400 mL，红糖适量，将红花放入细口瓶内，再加白酒浸泡 1 周，兑入凉开水 10 mL 和红糖少许调服。于经前连服 5～7 天，每天 2 次，每次 10 mL。适用于痛经寒凝血瘀证。

5）肉苁蓉、大米、羊肉各适量。选用肉苁蓉嫩者，刮去鳞叶，用酒洗，煮熟后切薄片，与大米、羊肉同煮粥，调味服食，可常服。适用于妇女寒性痛经，不孕。

6）艾叶 10 g、生姜 15 g、鸡蛋 2 枚，以上三味同煮至蛋熟，每日 1 剂，连服 7 天。适用于经后寒瘀腹痛。

7）玉簪花 12 g、红糖 45 g、鸡蛋 3 枚，将玉簪花与鸡蛋同煮至蛋熟，去壳及药渣，加入红糖搅匀即成，每日 1 剂，在行经前连服 3～5 剂。适用于气血瘀阻之痛经，月经不调。

（三）预防与调护

1. 经前、经期不宜淋雨、涉水，避免感冒，不宜参加游泳、剧烈运动和重体力劳动。
2. 经前、经期不宜进食寒凉生冷或辛辣香燥之品。
3. 经期注意保暖和多休息。

（刘　聪）

第三节　崩漏

一、概述

崩漏是指经血非时暴下不止或淋漓不尽，前者称崩中，后者称漏下，由于崩与漏二者常相互转化，故概称崩漏。崩漏是月经周期、经期、经量严重紊乱的月经病。

"崩"首见于《素问·阴阳别论》："阴虚阳搏谓之崩"。"漏下"首见于《金匮要略·妇人杂病脉证并治》："妇人有漏下者，有半产后因续下血都不绝者，有妊娠下血者"。至于晋代《脉经》和隋代《诸病源候论》均有"五崩"的提法，根据其描述，颇似异常带下，后世论崩漏未见沿用此说。《诸病源候论》首次简要概括了崩中、漏下的病名含义，如："非时而下，淋漓不断谓之漏下""忽然暴下，谓之崩中"。

有关崩漏的范围，古代多认为凡阴道下血证，其血势如崩似漏的皆属崩漏范围，至明代始有不同看法，如《景岳全书·妇人规》云："崩漏不止，经乱之甚者也"。故本节将崩漏限定在月经病范围。至于因明显器质性病变或妊娠期、产褥期表现为如崩似漏的下血证，在诊断崩漏时应进行鉴别。

西医学的排卵障碍性异常子宫出血（医学英文简称 AUB－O）之无排卵性异常子宫出血可参照本病治疗和处理。

二、病因病机

崩漏的病因较为复杂，但可概括为虚、热、瘀三个方面；其主要发病机制是劳伤血气，脏腑损伤，血海蓄溢失常，冲任二脉不能约制经血，以致经血非时而下。常见具体病因有血热、肾虚、脾虚、血瘀等。

1. 血热：素体阴虚，或久病失血伤阴，阴虚内热，虚火内炽，扰动血海，加之阴虚失守，冲任失约，故经血非时妄行；血崩失血则阴愈亏，冲任更伤，以致崩漏反复难愈。素体阳盛，肝火易动，或素性抑郁，郁久化火，或感受热邪、过服辛温香燥助阳之品，热伏冲任，扰动血海，迫血妄行而成崩漏。如《傅青主女科·血崩·血海太热血崩》云："冲脉太热而血即沸，血崩之为病，正冲脉之太热也。"

2. 肾虚：少女禀赋不足，天癸初至，肾气稚弱，冲任未盛；育龄期因房劳多产伤肾，损伤冲任胞脉；绝经期天癸渐竭，肾气渐虚，封藏失司，冲任不固，不能调摄和约制经血，因而发生崩漏。若肾阴亏损，则阴虚失守，虚火内生，扰动冲脉血海，迫血妄行而成崩漏。如《兰室秘藏·妇人门·经漏不止》云："妇人血崩，是肾水阴虚不能镇守胞络相火，故血走而崩也。"

3. 脾虚：忧思过度，或饮食劳倦损伤脾气，脾气亏虚，统摄无权，冲任失固，不能约制经血而成崩漏。如《妇科玉尺·崩漏》云："思虑伤脾，不能摄血，致令妄行。"

4. 血瘀：情志所伤，肝气郁结，气滞血瘀；或经期、产后余血未尽又感受寒、热邪气，寒凝热灼而致血瘀，瘀阻冲任，旧血不去，新血难安，发为崩漏。也有因元气虚弱，无力行血，血运迟缓，因虚而瘀或久漏成瘀者。

崩漏为经乱之甚，其发病常非单一原因所致。如肝郁化火之实热，既有火热扰血、迫经妄行的病机，又有肝失疏泄，血海蓄溢失常的病机。如肝气乘脾，或肝肾亏虚，可有脾失统摄、肾失封藏而致冲任不固的病机夹杂其中。又如阴虚阳搏，病起于肾，而肾阴亏虚不能济心涵木，以致心火亢盛，肝肾之相火，挟心火之势，亦从而相煽，而成为心、脾、肝、肾同病的崩漏证。

三、诊断要点

1. 病史：详细询问病史，需排除与妊娠和产褥有关的病变、全身性和器质性疾患。

（1）既往多有月经先期、先后无定期、经期延长、月经过多等病史。

（2）年龄、孕产史、目前采取的避孕措施、激素类药物的使用史。

（3）肝病、血液病、高血压以及甲状腺、肾上腺、脑垂体病史。

2. 症状：主要是月经不按周期而行，出血量多如山之崩，或量少淋漓漏下不止。出血情况可有多种表现形式，如停经数月而后骤然暴下，继而淋漓不断；或淋漓量少累月不止，突然又暴下量多如注；或流血时断时续、血量时多时少。常常继发贫血，甚至发生失血性休克。

3. 检查：目的是排除生殖器官器质性病变、与妊娠和产褥有关的各种病变，判断病情轻重及有无恶性病变。

（1）妇科检查：出血来自子宫腔，生殖器官无器质性病变，无妊娠迹象。

（2）辅助检查

①B超检查：了解子宫大小及内膜厚度，排除妊娠、生殖器肿瘤或赘生物等。

②血液检查：如血常规、血小板计数、出凝血时间和凝血功能检查等，以了解贫血程度并排除血液病。

③卵巢功能及激素测定：基础体温呈单相型；血清雌、孕激素及垂体激素测定等。有性生活史者，应做妊娠试验。

④诊断性刮宫：可止血并明确诊断。对育龄期和绝经过渡期患者可在出血前数天，或出血6小时之内诊刮；对大出血或淋漓不净或不规则出血者，可随时诊刮取子宫内膜送病理检查，以明确有无排卵及排除子宫内膜恶性病变。但对未婚患者，仅在药物治疗失败或疑有器质性病变，并征得本人或其家长知情同意后方可诊刮。

四、辨证论治

（一）出血期治疗（塞流为主，结合澄源）

1. 辨证要点：崩漏辨证首先要根据出血的期、量、色、质辨明血证的属性，以分清寒、热、虚、实。一般经血非时崩下，量多势急，继而淋漓不止，色淡质稀多属虚；经血非时暴下，血色鲜红或深红，质地稠黏多属实热；淋漓漏下，血色紫红，质稠多属虚热；经来无期，时来时止，时多时少，或久漏不止，色黯夹血块，多属瘀滞。出血急骤多属气虚或血热，淋漓不断多属虚热或血瘀。

一般而言，崩漏虚证多实证少，热证多寒证少。即便是热亦是虚热为多，但发病初期可为实热，失血伤阴即转为虚热。

2. 治疗原则：临证治疗崩漏，应根据其病情缓急和出血时间长短的不同，本着"急则治其标，缓则治其本"的原则，灵活掌握"塞流、澄源、复旧"三法。

（1）塞流：即止血。暴崩之际，急当止血防脱，首选补气摄血法。如用生脉散（《内外伤辨惑论》：人参、麦冬、五味子）以人参大补元气、摄血固脱，麦冬养阴清心，五味子益气生津、补肾养心、收敛固涩。若见四肢厥逆，脉微欲绝等阳微欲脱之证，则于生脉散中加附子去麦冬，或用参附汤（《校注妇人良方》：人参、附子）加炮姜炭以回阳救逆，固脱止血。同时针刺人中、合谷、断红穴，艾灸百会、神阙、隐白。血势不减者，宜输血救急。血势渐缓者应按不同证型塞流与澄源并用，采用健脾益气止血，或养阴清热止血，或养血化瘀止血治法。出血暂停或已止，则谨守病机，行澄源结合复旧之法。

（2）澄源：即正本清源，根据不同证型辨证论治。切忌不问缘由，概投寒凉或温补之剂，专事止涩，致犯"虚虚实实"之戒。

（3）复旧：即固本善后，调理恢复。但复旧并非全在补血，而应及时地调补肝肾、补益心脾以资血之源，安血之室，调经固本。视其病势，于善后方中寓治本之法。调经治本，其本在肾，故总宜填补肾精，补益肾气，固冲调经，使本固血充，则周期可望恢复正常。

3. 分型论治：本节分型论治着重介绍崩漏出血阶段的中医药治疗方法，即塞流结合澄源的治法和方药，至于复旧固本、善后调理的具体方药应与月经不调类病、闭经等病症的辨证论治相互参照学习。

（1）血热证

1）虚热证

①主要证候：经血非时而下，量少淋漓，血色鲜红而质稠；心烦潮热，小便黄少，或大便结燥；舌质红，苔薄黄，脉细数。

②证候分析：阴虚失守，冲任不固，故经血非时而下；阴虚生热，虚热扰血，热迫血行，阴虚血少则量少淋漓，质黏稠；心烦潮热，尿黄便结，舌红苔黄，脉细数，均为虚热之象。

③治法：养阴清热，止血调经。

④方药：加减一阴煎（《景岳全书》）合生脉散（《内外伤辨惑论》）加山茱萸、阿胶。

加减一阴煎：生地、熟地、麦冬、白芍、知母、地骨皮、甘草。

生脉散：人参、麦冬、五味子。

方中以熟地、山茱萸补肾滋阴；生地、麦冬、知母、地骨皮养阴清热；白芍、五味子敛阴；人参补气摄血；阿胶养血止血。全方共奏"资血之源，安血之室"的功效，阴血足、虚火除而血气宁。

如暴崩下血者，加仙鹤草、乌贼骨涩血止血；淋漓不断者，加茜草、三七化瘀止血；心烦少寐者，加炒枣仁、柏子仁养心安神；烘热汗出，眩晕耳鸣者，加龟甲、龙骨育阴潜阳；血久不止，面色苍白，心悸气短，血色淡而质清者，加黄芪、枸杞、当归益气养血。

2）实热证

①主要证候：经血非时暴下，或淋漓不净又时而增多，血色深红或鲜红，质稠，或有血块；唇红目赤，烦热口渴，或大便干结，小便黄，舌红苔黄，脉滑数。

②证候分析：阳盛血热，实热内蕴，热扰冲任，血海不宁，迫血妄行，故血崩暴下或淋漓不净；血热则色鲜红或深红，热灼阴津则质稠或有块；舌脉均为实热之象。

③治法：清热凉血，止血调经。

④方药：清热固经汤（《简明中医妇科学》）。

清热固经汤：生黄芩、焦栀子、大生地、地骨皮、地榆、阿胶（烊化）、生藕节、陈棕炭、炙龟甲、牡蛎粉、生甘草。

方中以生黄芩、栀子泻火清热止血；地榆、藕节清热止血；生地、地骨皮清热凉血；阿胶养血止血；龟甲、牡蛎育阴敛血；陈棕炭收涩止血；甘草调和诸药。全方于养阴凉血之中行泻火清热止血之法。

因外感热邪或过服辛燥助阳之品酿成实热崩漏，证见暴崩、发热、口渴、苔黄、脉洪大有力者，加贯众炭、蒲公英、马齿苋清热解毒，凉血止血；实热耗气伤阴，出现气阴两虚证者，合生脉散加沙参益气养阴；如实热已除，血减少而未止者，当根据证候变化塞流佐以澄源，随证遣方中酌加仙鹤草涩血止血，茜草、益母草化瘀止血。

（2）肾虚证

1）肾阴虚证

①主要证候：经乱无期，出血淋漓不净或量多，色鲜红，质稠；头晕耳鸣，腰膝酸软，或心烦。舌质偏红，苔少，脉细数。

②证候分析：肾阴亏虚，阴虚失守，封藏失司，冲任不固，故经乱无期，量多或淋漓不尽；阴虚生内热，热灼阴血，则血色鲜红、质稠；阴血不足，不能上荣于脑，故头晕耳鸣；阴精亏虚，外府不荣，作强无力，则腰腿酸软；水不济火，故心烦。舌红、苔少、脉细数亦为肾阴亏虚之象。

③治法：滋肾益阴，止血调经。

④方药：左归丸（《景岳全书》）去牛膝，合二至丸（方见月经先期）。

左归丸：熟地、山药、枸杞、山茱萸、川牛膝、菟丝子、鹿角胶、龟甲胶。

方中熟地、龟甲胶滋阴养血，枸杞、山茱萸、菟丝子补肝肾、益精血，鹿角胶温养精血，山药健脾益精，川牛膝引血下行故去之；合二至丸滋肾养阴。全方有滋肾益阴、止血调经之功效。

如胁胀痛者，加柴胡、香附、白芍疏肝解郁柔肝；咽干、眩晕者，加玄参、牡蛎、夏枯草养阴平肝清热；心烦、眠差者，加五味子、柏子仁、夜交藤养心安神；阴虚生热而热象明显者，参照崩漏虚热证治疗。

2）肾阳虚证

①主要证候：经来无期，出血量多或淋漓不尽，色淡质清；畏寒肢冷，面色晦暗，腰腿酸软，小便清长，舌质淡，苔薄白，脉沉细。

②证候分析：肾阳虚弱，肾气不足，封藏失司，冲任不固，故经来无期、量多或淋漓；阳虚火衰，胞宫失煦，故经血色淡质清。余证均为阳虚失煦之象。

③治法：温肾固冲，止血调经。

④方药：右归丸（《景岳全书》）去肉桂，加补骨脂、淫羊藿。

右归丸：制附子、肉桂、熟地、山药、山茱萸、枸杞、菟丝子、鹿角胶、当归、杜仲。

方中制附子、补骨脂、淫羊藿温肾助阳，补命门之火，杜仲、菟丝子补助肾气，鹿角胶温肾养精固冲任，熟地、山茱萸、枸杞、当归补养精血，山药健脾补肾。因肉桂宣通血脉而辛温行血，出血期宜去之。

（3）脾虚证

①主要证候：经血非时而至，崩中暴下继而淋漓，血色淡而质薄；气短神疲，面色㿠白或面浮肢肿，手足不温，舌质淡，苔薄白，脉弱或沉细。

②证候分析：脾虚气陷，统摄无权，故忽然暴下，或日久不止而成漏下；气虚火不足，故经血色淡而质薄；中气不足，清阳不升，故气短神疲；脾阳不振，则四肢不温、面色㿠白；脾虚水湿不运，泛溢肌肤，则面浮肢肿。舌淡、脉弱均为脾虚阳气不足之象。

③治法：补气升阳，止血调经。

④方药：举元煎（方见月经不调）合安冲汤（《医学衷中参西录》）加炮姜炭。

人参、炙甘草、升麻、黄芪、白术、生地、白芍、续断、乌贼骨、茜草、龙骨、牡蛎。

方中人参、黄芪、白术补中益气健脾、固冲摄血，生地、白芍滋阴养血，炒续断、姜炭温中止血，升麻升阳举陷，乌贼骨、龙骨、牡蛎涩血止血，茜草化瘀止血。

久崩不止，证见头昏、乏力、心悸、失眠者，酌加桑寄生、五味子养心安神；脘腹胀闷者，加黑荆芥、煨木香、炒枳壳宽中行气；崩中量多者，加山茱萸、仙鹤草、血余炭敛阴涩血止血。

（4）血瘀证

①主要证候：经血非时而下，时下时止，或淋漓不净，色紫黑有块，或有小腹疼痛；舌质紫黯，苔薄白，脉涩或细弦。

②证候分析：胞脉瘀滞，旧血不去，新血难安，故经乱无期，离经之血时停时流，故经血时来时止；冲任瘀阻，新血不生，旧血蓄极而满，故经血非时暴下；瘀阻则气血不畅，故小腹作痛；血色紫黑有块，舌紫黯，脉涩均为有瘀之征。

③治法：活血化瘀，止血调经。

④方药：桃红四物汤（方见月经不调）加三七粉、茜草炭、炒蒲黄。

若崩漏患者月经久闭不行，B超提示子宫内膜较厚者，加川牛膝、泽兰、莪术活血通经；少腹冷痛，经色黯黑夹块，为寒凝血瘀，加艾叶炭、炮姜炭温经涩血止血；血多者，暂去当归、红花，加乌贼骨、仙鹤草、血余炭收涩止血；口干苦，血色红而量多，苔薄黄者，为瘀久化热，加炒地榆、贯众炭、夏枯草凉血止血；气血虚兼有瘀滞者，改用八珍汤加益母草、鸡血藤、香附调补气血，化瘀生新。

（二）血止后治疗

1. 辨证求因、治本调经：在崩漏发病过程中常因病机转化而气血同病，多脏受累，甚而反果为因，故在治疗过程中除要辨证求因、审因论治外，更要抓住本病肾虚为主的基本病机，始终不忘补肾治本调经。一般来说，可在血止后根据患者不同年龄运用中药调整周期，多以调补肝肾佐以理气和血之法，方用大补元煎合寿胎丸、二至丸加减；通过B超监测卵泡发育接近成熟时，佐以活血通络之品，如茺蔚子、红花、路路通、鸡血藤、丹参等，同时酌加巴戟天、肉苁蓉、补骨脂等温补肾阳。如BBT监测体温上升，说明已排卵，此时当温肾暖宫，调肝养血以维持黄体功能，方用加减苁蓉菟丝子丸（《中医妇科治疗学》）化裁，药用肉苁蓉、菟丝子、熟地、山药、山萸肉、当归、桑寄生、淫羊藿、艾叶、台乌、巴戟天、砂仁等。

2. 中药周期疗法：中药调整月经周期节律法简称"调周法"。"调周法"周期性用药的原则为：行经期，着重活血调经，根据经量多少随证用药；经后期着重补益肝肾养，阴填精血，促进卵泡发育成熟；经间期着重理气活血，促进阴阳转化，诱发排卵；经前期着重补肾助阳，维持黄体功能；一般连续治疗3~6个周期，可望逐渐建立正常月经周期，并恢复排卵。临床运用"调周法"时，应根据患者的证候与体质特点，辨病与辨证结合，因人、因证、因时制宜，以补肾、养肝、扶脾和调理气血为治疗大法，调经治本。用中药周期调经和促排卵时，要针对卵泡发育和排卵障碍的根本原因，借助卵巢功能检查的方法动态监测卵泡发育、成熟与排卵情况，适时调整方药。若仅通过简单机械地计算周期时间来用药，则可能难以收到预期的治疗效果。

3. 确定复旧的目标：治疗崩漏还应结合患者的年龄与生育情况来确定治疗所要达到的最终目标。如治疗青春期崩漏的目标是使肾气充盛，冲任气血充沛，建立月经周期；治疗育龄期崩漏的目标是使肾气平均，肝肾精血旺盛，生殖功能正常，恢复卵巢排卵功能与月经的周期；治疗更年期崩漏的目标则是重在减少出血量，恢复肾的阴阳平衡，促使肝肾、脾肾、心肾功能协调，延缓衰老进程。

五、临证思路

崩漏类似于无排卵性异常子宫出血，诊断时必须排除与妊娠和产褥有关的病变以及全身性和器质性疾患。将崩漏确定在月经疾病范围的目的是将其作为一个独立的病证进行规范和深入的临床研究，否则，如将崩漏泛指各种阴道大出血或不规则出血，就成了多种疾病影响女性生殖系统的一个共同症状，而非独立病证。

崩漏发病的基本病机是脏腑功能失调，冲任不固、血海蓄溢和胞宫藏泻失常，经血从胞宫非时妄行。而冲任不固的原因，或肾气不足，封藏失司，冲任不能约制经血；或肾阴亏虚，阴虚阳搏，虚火内炽，扰动血海，血海不宁。至于脾虚不能统摄血液，阳盛血热迫血妄行，瘀血阻滞血不归经，一般都会与肾气不足或肾阴亏虚合并发生，进而引起冲任不固，导致崩漏发生。

由于崩漏是月经周期、经期和经量严重紊乱的病证，其病程往往较长，新病常见血热证为主。无论实热或虚热，随着病情发展和迁延难愈，出血量多或日久不净，常因伤及阴血而见气血两虚或气阴两伤。而漏下淋漓，又多合并瘀血阻滞，旧血不去，新血难安。故崩漏的病机特点是因果相干，气血同病，多脏受累，其本在肾，常常造成病势迁延，病情反复难愈。

临证时，本着"急则治其标，缓则治其本"的原则，在急性出血期热象不明显者，常采用塞流之法固冲止血。对绝经过渡期血势汹涌者，应采用诊断性刮宫止血并排除宫内膜恶性病变；血势减缓后，则辨证求因，止血结合澄源。如属肾气不足、肾阳虚弱者，治以补肾固冲、止血调经；如属肾阴亏虚、虚火内炽者，治以滋肾养阴、止血调经。以上两证兼有脾失统摄者，治以补肾滋肾，辅以补气摄血，养血调经；兼有肝郁血热者，治以补肾滋肾，辅以疏肝清热，调经止血；如出血淋漓日久不净，B超提示子宫内膜仍厚达 0.8 cm 以上者，为瘀血不去，新血难安，治以活血祛瘀、止血调经。止血后，根据患者不同年龄运用中药调整周期，促进排卵或减少出血量。

总之，临证治疗崩漏一定要分清病情轻重缓急、病程长短和血量多少，遵循"塞流、澄源、复旧"三大法则分阶段、分步骤进行。但三法又不可截然分割，往往塞流需结合澄源，澄源应结合复旧。出血量多势急阶段以治标为主，应塞流止血为先；量少势缓以治本为要，应塞流结合澄源；血止以后还应继续澄源固本、善后复旧，以恢复冲任气血蓄溢的周期，胞宫定期藏泻规律，达到调整治愈之目的。

六、转归与预后

崩漏就病之新久而言，"暴崩者，其来骤，其治亦易；久崩者，其患深，其治亦难"（《景岳全书·妇人规》）。就其疗效而言，止血塞流稍易，调经复旧较难。正如《女科证治约旨》所谓："崩中者势急症危，漏下者势缓症重，其实皆属危重之候。"崩漏虽属妇科危急重症，但只要治疗得当，并坚持善后调理，预后一般较好。

（朱亚楠）

参考文献

［1］李峰，董昌武．中医诊断学［M］．北京：科学出版社，2017.

［2］何建成．中医诊断学［M］．北京：人民卫生出版社，2017.

［3］曲敬来，高雪．呼吸系统疾病中医特色疗法［M］．北京：人民卫生出版社，2018.

［4］薛博瑜，吴伟．中医内科学临床研究［M］．北京：人民卫生出版社，2017.

［5］林亚明，陈维，胡璘媛．中医脑病学［M］．北京：科学出版社，2018.

［6］周慎．脑病临证精要［M］．长沙：湖南科学技术出版社，2017.

［7］孙忠人，尹洪娜．神经系统疾病辨治思路与方法［M］．北京：科学出版社，2018.

［8］谢晶日，刘朝霞．肝脾胃病辨治思路与方法［M］．北京：科学出版社，2018.

［9］余泽云，李世辉．中医脾胃病学［M］．北京：科学出版社，2017.

［10］李惠林．内分泌及代谢系统疾病中医特色疗法［M］．北京：人民卫生出版社，2017.

［11］马建．内分泌代谢疾病辨治思路与方法［M］．北京：科学出版社，2018.

［12］倪青．内分泌代谢病中医诊疗手册［M］．北京：科学技术文献出版社，2018.

［13］陈志强，杨关林．中西医结合内科学［M］．北京：中国中医出版社，2016.

［14］彭江云，李兆福，汤小虎．中医风湿病学［M］．北京：科学出版社，2018.

［15］杨素清，王远红．皮肤病辨治思路与方法［M］．北京：科学出版社，2018.

［16］张伟．中医肺十病［M］．济南：山东科学技术出版社，2017.

［17］刘学兰．中医内分泌代谢病学［M］．北京：科学出版社，2017.

［18］韩明向，李泽庚．现代中医呼吸病学［M］．北京：人民卫生出版社，2005.

［19］张伯礼，吴勉华．中医内科学［M］．北京：中国中医药出版社，2017.

［20］张伯庚．中医内科学［M］．上海：上海科学技术出版社，2020.